임상의를 위한
멘탈한방 입문

항우울제, 항불안제를 사용하기 전에

지은이 **宮內倫也**
옮긴이 **장재순, 권찬영**

임상의를 위한
멘탈한방 입문

첫째판 1쇄 인쇄 | 2021년 4월 6일
첫째판 1쇄 발행 | 2021년 4월 16일

대 표 저 자 宮內 倫也
역   자 장재순, 권찬영
발 행 인 장주연
출 판 기 획 김도성
책 임 편 집 안경희
편집디자인 조원배
표지디자인 김재욱
발 행 처 군자출판사(주)
          등록 제 4-139 호 (1991. 6. 24)
          본사 (10881) **파주출판단지** 경기도 파주시 회동길 338(서패동 474-1)
          전화 (031) 943-1888 팩스 (031) 955-9545
          홈페이지 | www.koonja.co.kr

GENERALISTO NO TAME NO "MENTARU KANPO" NYUMON
ⓒ Tomoya MIYAUCHI 2014
Originally published in Japan in by Nihon-Iji-Shinpousha Co., Ltd.
Korean translation rights arranged through Imprima Korea Agency, SEOUL..

* 파본은 교환하여 드립니다.
* 검인은 역자와의 합의하에 생략합니다.

ISBN 979-1-5955-686-9
정가 25,000원

임상의를 위한
멘탈한방 입문

항우울제, 항불안제를 사용하기 전에

역자 소개

장 재 순

　한방신경정신과 전문의. 경희의료원 한방병원 신경정신과에서 전문의 과정을 마치고 동대학원 경희대학교 한의과대학 한방신경정신과 교실에서 박사과정을 수료하였다. 현재 수면장애, 우울증, 치매, 공황장애 등 신경정신과질환을 치료하는 더쉼한의원(https://www.theshym.com) 대표원장이다.

- 부산대학교 한의학전문대학원 졸업
- 경희대학교 한방병원 한방신경정신과 전문의 수료
- 경희대학교 한의과대학원 한방신경정신과 박사 수료
- 대한한방신경정신과학회 평생회원
- 대한스트레스학회 평생회원
- 일본 동양의학회 특별회원
- 일본 기타사토대학 동양의학종합연구소 연수
- 일본 치바대학교병원 화한진료과 연수

권 찬 영

　한의학 박사, 한방신경정신과 전문의. 강동경희한방병원 한방신경정신과에서 전문의 과정을 마치고 동대학원 경희대학교 한의과대학 한방신경정신과 교실에서 박사학위를 취득하였다. 현재 동의대학교 한방신경정신과에서 진료과장으로 근무하고 있다. 대표 역서로는 〈비뇨기질환의 한방치료〉(2020, 물고기숲)가 있고, 근거기반의학, 노인의학, 환자중심의학에 관심을 가지고 있으며, 한방신경정신과, 노인의학, 보완통합의학 분야의 논문을 약 50편 저술했다.

- 동의대학교 한의학과 졸업
- 강동경희한방병원 한방신경정신과 전문의 수료
- 경희대학교 한의과대학원 한방신경정신과 박사
- 대한한방신경정신과학회 평생회원
- 대한스트레스학회 평생회원
- 한의증례연구학회 간사
- 한국명상학회 정회원

머리말

이 책은 일차진료에서 볼 수 있는 정신증상에 대해 한약의 사용을 설명한 책입니다. 기본적인 한방의학의 이론에 대해서도 다루고 있지만, 일본 한방의학의 전통적인 '실증(實證)'과 '허증(虛證)'으로 보는 방식에서 탈피하여, 그 틀을 분리해서 바라보려고 하였습니다. 또한 복수의 한약 본초를 조합하여 만든 처방례를 다채롭게 소개하고 있습니다.

따라서 전통적인 한방의학 사고방식에 따른 처방과는 달리 다소 생소하게 생각될지도 모릅니다. '이런 방식으로도 한약을 선택할 수 있구나'라고 생각해주시면 감사하겠습니다.

한방의학 이론을 제대로 배우려고 한다면 연단위의 시간이 걸립니다. 이 책은 어디까지나 입문서적인 입장에서 어려운 부분은 과감히 버리고 일차진료 현장에서 활용하기 쉬운 핵심적인 한약처방(몇 가지 구결 문구를 포함)을 선택하고 한약의 작용을 이해하고 이렇게 한약 처방을 선택할 수 있다는 형식으로 기록했습니다.

일차진료 현장에서 정신증상을 호소하는 환자는 실로 많습니다. 이러한 환자에 대해 세심한 대응이 필요하고 쉽게 항정신약물을 투여하는 경우는 되도록 피하고 싶습니다. 항우울제 중단 증상이나 벤조디아제핀계 약물의 의존, 금단 증상은 결코 간과 할 수 있는 것이 아니기 때문입니다.

더욱이 경도의 정신증상은 일상의 고뇌와 걱정거리, 스트레스와 인접하는 부분이라서 명확하게 정신증상이라고 선을 긋는 것이 어렵다고 느끼는 경우가 종종 있습니다. 그러한 때에, 한약을 사용해 보는 것은 나쁘지 않은 선택이라고 생각합니다(물론 한약도 부작용에 대한 주의가 필요합니다).

꼭 정신증상의 치료 선택지 중 하나로 한약치료를 도입해보시길 바랍니다. 정신증상의 치료에서 한약를 포함해서 사용할 수 있는 무기는 많은 편이 좋다고 생각합니다. 마지막으로 삶의 방식과 삶에 대해 가르쳐준 저의 모든 환자분들과 가족, 신세를 진 실험동물들 그리고 일본의사신보사(日本醫事新報社) 편집부 모두에게 깊은 감사를 드립니다.

2014년 8월 미야우치토모야(宮内倫也)

역자 머리말

나날이 항불안제, 항우울제의 사용이 증가되고 있는 현실에서 기분장애나 불안장애, 수면장애, 치매 등을 치료하고 관리하는 다른 선택지는 없을까? 이 책은 일본의 한 정신과 의사가 그러한 물음에 답하는 책이다. 항불안제나 항우울제는 내성과 의존성이 큰 약이다. 습관성으로 복용하게 되고, 갈수록 용량이 증가한다. 하지만 우리나라와 일본 모두 벤조디아제핀을 대량으로 처방하는 것이 문제시 되고 있다. 국내 65세 이상 고령자에게 벤조디아제핀계 항불안제 처방이 경제협력개발기구(OECD) 국가 평균의 3.3배에 달한다고 하는 조사 결과가 있지만 거기에 대해 뚜렷한 대안은 없는 실정이다. 고령자가 아니더라도 주변에 불면증이나 기분장애, 불안장애에 항불안제를 복용했다가 약을 끊지 못하고 계속 복용하는 주변 사례를 쉽게 접할 수 있다. 이 책이 주는 메시지는 간단하다. 항불안제, 항우울제를 사용하기 전에 한약을 활용해보자는 것이다. 한약 치료로 모든 문제가 해결될 수는 없지만 몇 가지 장점을 꼽을 수 있다.

① 한약 치료는 항불안제로 나타나는 대표적인 부작용인 졸음이 적다.
② 양약으로는 진정 효과가 너무 강할 때 한약으로 섬세한 효과를 낼 수 있다.
③ 한약은 양약에 비해 부작용 위험이 적고 양약과 병용 시 양약 용량의 증가를 예방할 수 있다.
④ 한약은 의존성이 없고 증상 개선 시 약의 감량·중지가 쉽다 등이다.

이러한 장점을 최대한 살려서 신경정신과 질환에 한약을 단독으로 활용하거나 한약, 양약의 병용치료를 통해 환자에게 최선의 치료를 제공하자는 책의 내용에 주목해보자.

추천사

한방신경정신과는 현대인에게 각종 질환을 유발하는 스트레스는 물론 불안장애, 우울장애, 중독, 화병 등과 같은 정신과 질환과 치매, 두통, 현훈 등과 같은 신경과 질환을 주 치료 대상으로 하는 한의학의 전문 진료 분야이다. 그 중 치매는 미래에 한의치료의 역할이 제일 기대되는 질환이다. 초고령화 사회에 들어선 우리나라에서 치매와의 전쟁은 이미 시작되었지만, 여전히 한약을 활용한 치매의 치료 및 관리는 정부지원이나 공공의료에 정착되지 못한 상황이다. 일본을 살펴보면, '일본신경학회'에서 2010년 치매치료 가이드라인에 치매환자의 수면장애, 행동정신증상(BPSD)에 한약치료를 권고하고 있으며, '일본노년의학회'에서도 치매의 행동정신증상과 치매약물 부작용에 한약치료를 권고하고 활용하고 있다. 이 모든 권고 사항은 실험적, 임상적 근거에 기반한 것이며, 보험 급여화된 한약제제로 실제 치매의 신체적, 정신적 증상 관리를 하고 있다. 일본에서는 이 같은 양, 한방 협진이 치매 환자에게 최선의 치료로 자리 잡은 지 오래이다. 그런 일본의 상황에서 치매를 포함한 신경정신과 질환에 대해 일본 정신과 의사의 활용한 한약의 증례들과 양, 한방의 협진에 대한 내용이 이 책에 실려 있다. 임상현장에서 신경정신과 환자를 보는 임상의라면 눈 여겨볼만한 내용이 많은 책으로 추천하는 바이다. 그리고 한약치료의 근거를 보여주는 연구 결과는 이미 충분하다. 한의학의 근거를 의심하는 쓸모없는 논쟁을 버리고, 한의학도 다양한 치료 분야에서 국가제도권에 실제적으로 적용되어 치료 및 관리에 힘이 되길 바란다.

경희대학교 한방병원 신경정신과

조성훈 교수

목차

제**4**장　　**환자를 지탱해주는 멘탈한방**

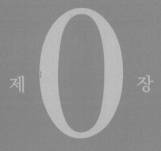

이 책의 구성

∴ 한방의학을 이해한다고 하는 것

이 책은 일차 진료현장에서 자주 볼 수 있는 정신증상에 대한 한방치료를 제시하고 있습니다. 물론 한방치료만으로는 "모든 정신증상을 진찰하고 처치하기"에 충분하지 않습니다. 정신증상 그 자체에 대해서 이해하고, 서양의학적인 치료와 정신요법에 관해서도 제대로 알아야, 정신증상 초기에 시행 할 수 있는 한방치료의 유용성을 알 수 있게 됩니다.

즉, 한방치료를 이해하기 위해서는 한방치료가 아닌 내용까지도 이해하는 것이 필수적입니다! 이 책에서는 한방치료에 중점을 두고는 있지만, 일차 진료현장에 있어서 볼 수 있는 정신증상 대응 전반에 대해서도 함께 언급하였습니다. 한방치료에 대한 내용만을 기대하여 이 책을 펼쳤던 독자들로서는 다소 실망스러울지 모르겠습니다만, '일차 진료현장에서 정신증상을 어떠한 식으로 바라봐야 하는가'에 대한 것도 아울러 한 번쯤 더 생각해봤으면 좋겠습니다.

1

✛ 한방의학은 어떤 방법으로 공부해야 하나요?

한방의학을 활용하기 위해서는 한방의학 나름의 공부가 필요합니다. 저는 독학으로 한방의학을 공부했기에 처음에 사람들이 흔히들 말하는 "구결"(口訣, 역자주 : 한문 원문에다 선대 의사들의 임상경험을 토를 달 듯이 붙여놓은 문구를 이르는 방식)을 사용한 공부법으로 공부하며 한방의학을 시작했습니다. 여기서 구결이란, 「이러이러한 증상에는 이러한 한약 처방으로 치료한다!」와 비슷한 방식의 문구를 말합니다.

이러한 공부법만으로도 어느 정도 진료할 수 있었습니다만, 한방의학의 심화 단계로는 나아가기가 어려웠습니다. 그래서 마지못해 한방의학 이론과 한약을 뒤늦게 공부하게 되었습니다.

많은 의사선생님들이 「한약은 환자에게 인기가 좋지만, 정작 어떤 처방을 선택해야 할지 전혀 모르겠어」라고 생각할 수도 있습니다. 첨부된 설명서를 살펴보아도 「왜 이 증상과 이 증상, 둘 다에 효과가 있는 걸까?」라고 의문이 드는 일이 자주 있습니다.

'공부해볼까'라고 마음먹어도 맥(脈)으로 환자의 상태를 알아낸다던가, 음양오행론 등 우리들이 학습해 온 서양의학과는 이론적인 기반이 달라서 한방진료의 단서를 잡기가 힘듭니다. 예를 들면, 한방의학에서 말하는 「심(心)」이나 「비(脾)」는, 서양의학에서의 「심장(heart)」과 「비장(spleen)」과는 다른 뜻이어서 이러한 것들을 처음 접하시는 분은 혼란스러울 수 밖에 없습니다.

✛ 본서의 구성

이 책은 처음 한방의학을 학습하는 분들께 "실타래를 푸는 하나의 실마리"로 생각하고 읽어주시면 좋겠다고 생각하며 책을 썼습니다. 그래서 어려운 이론과 용어, 상세한 역사 등은 과감히 생략하였습니다. 한방치료의 예도 책 내용 중에 담았습니다만, 그 내용을 상당히 간략화하여 의학정보로써는 부족할지도 모릅니다. 하지만 우선은 한약에 익숙해지는 것에 목표를 두고 다음 같은 차례로 구성했습니다.

제1장은 이전에 제가 공부하기 꺼려했던 한방의학 기초이론입니다. 다시 생각해보면 기초이론을 학습하지 않고 한방의학을 이해한다는 것은 불가능에 가깝습니다. 한방의학의 복잡한 개념은 될 수 있는 한 쉬운 용어로 바꾸고, 제가 과거에 학습해 온 서양의학의 입장과도 비교해가면서 이야기 해보려 합니다. 물론, 서양의학의 시각으로 한방의학을 다룬다는 것에는 한계가 있습니다.

제2장은 한약의 작용에 대해 다루었습니다. 한약은 여러가지 본초로 구성되어 있습니다. 본초의 작용을 알아두면 그 한약이 어떠한 병에 효과가 있는지에 대해 유추가 가능해집니다. 이것은 "구결"의 한약 사용법에서 심화 단계로 나아가기 위해서 빼놓을 수 없는 과정입니다.

단지, 본초의 설명을 처음부터 마지막까지 읽고 기억한다는 것은 고된 훈련일지도 모릅니다. 그렇기 때문에 먼저 제4장부터 읽기 시작해서 거기에 나오는 본초를 제2장에서 골라 읽는 방법도 좋을 것입니다.

제3장은 일차 진료현장에서의 정신증상 진찰 방법, 그리고 정신과 진단과 향정신성 의약에 대한 최소한의 정보를 알려드립니다.

제4장은 정신증상에 효과가 있는 대표적인 한약을 소개하면서 일차 진료현장에서 다루는 정신과 영역에서의 한방의학적 대응과 서양의학적 대응, 그리고 정신요법에 대해 설명합니다. 실제 치료 예시를 소개하고 있으므로 환자에게 적절한 처방을 고려할 때 참고해주시기 바랍니다.

❖ 신체질환에서도 정신증상에 대한 고려가 필요합니다.

최근에는 우울과 불안 등의 정신증상이 있을 때, 그 정도가 경도의 증상이라면 꼭 정신과가 아니라도 좋으니 진료를 받는 것이 좋다고 이야기합니다.

정신증상이 있는 상황에서 무엇보다도 중요한 것은 신체질환과 함께 존재하는 우울증이나 기타 정신증상이 그 신체질환의 전체적인 경과를 악화시킬 수 있다는 것입니다! 특히 급성관상동맥증후군(acute coronary syndrome, ACS)에서 이에 관련된 연구가 진행되고 있으며 급성관상동맥증후군의 경과 중 대표적인 악화요인으로 우울증을 꼽을 수 있습니다.[1]

이것은 신체를 대상으로 진찰하고 진단하는 해당과에서도 정신증상에 대한 고려가 필요하다는 것을 시사하는 좋은 사례입니다.

그렇다고 해도 종종 향정신성약물을 너무 쉽게 생각하고 사용하여 피해를 보는 경우도 있습니다. 벤조디아제핀에는 의존과 금단증상이 따를 수 있고 고령자에게서는 낙상이나 흡인, 인지기능저하 등의 문제가 나타날 수 있습니다. 또한 항우울제는 그 적절한 사용방법과 중단시 발생할 수 있는 증상에 신경을 써야 합니다.

애당초 정신질환의 메커니즘이나 기본원리는 아직까지도 구체적으로 알려져 있지 않아서 사실 항정신성 약물의 다수는 "가설"을 기반으로 만들어지고 있습니다.

물론 한약에도 부작용이 있기 때문에 절대 안전하다고는 말할 수 없습니다. 다만 한약을 확실히 이해하고 상황에 맞게 활용한다면 기존의 벤조디아제핀을 사용할 때보다 환자에게 좋은 경우가 있으며, 또한 양약으로 대응 할 수 없던 증상에도 효과적으로 작용할 가능성이 있습니다.

---

1   Lichtman JH, et al. Depression as a risk factor for poor prognosis among patients with acute coronary syndrome: systematic review and recommendations: a scientific statement from the American Heart Association. *Circulation* 2014 Mar 25;129(12):1350-69

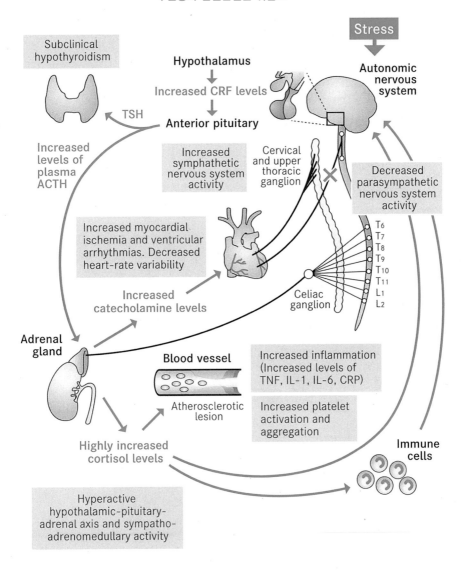

우울증과 심혈관질환 위험도

Nemeroff CB, et al. Heartache and heartbreak—the link between depression and cardiovascular disease. Nat Rev Cardiol 2012; 9(9); 526–39

❖ "멘탈한방"이라고 하는 것

우선 강조하고 싶은 것은 정신질환은 도무지 감을 잡기 어렵다는 것입니다. 우울과 불안이라는 감정은 누구나 느끼는 것이지만 그것이 어느 정도 수준에서「질환」으로 구분되어야 하는지 명확하지 않습니다. 심지어는 정신과 영역 내의 질환끼리도 구분하기가 힘듭니다. 즉,「건강 상태와 이상 상태의 경계」,「이상 상태와 다른 이상 상태의 경계」, 이러한 경계가 실로 애매하다는 것입니다(「이상」이라는 표현이 적절한지는 추후의 문제입니다).

일차 진료현장에서는「건강 상태와 이상 상태의 사이」에 있는 수많은 사람들이 진찰받고 있다고 생각합니다. 이러한 사람들에게 한약을 사용하여 더 이상 상태가 악화되지 않게 하거나 정신건강이 나쁜 방향으로 흘러가게 되는 것을 미리 방지할 수 있습니다. 이는 명확하지 않은 애매한 정신증상에 곧바로 항우울제와 항불안제를 사용하는 것이 아니라 먼저 한약과 적절한 정신요법을 시도하는 방법입니다. 이러한 발상에서 "멘탈한방"이라고 하는 이름으로 책 제목을 정하였습니다.

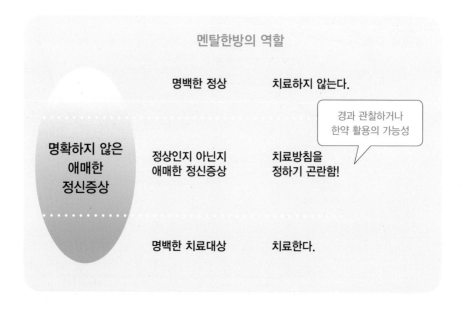

멘탈한방의 역할

명확하지 않은 애매한 정신증상	명백한 정상	치료하지 않는다.
	정상인지 아닌지 애매한 정신증상	치료방침을 정하기 곤란함!
	명백한 치료대상	치료한다.

경과 관찰하거나 한약 활용의 가능성

가벼운 정신증상의 초기치료나 서양의학적 치료와 함께하는 병용요법으로 한약치료를 활용해보는 것은 나쁘지 않은 선택입니다. 최근에는 정신병원에서도 초진 시에 가벼운 증상을 나타내는 환자가 종종 보입니다. 특히 그런 환자에게 실제로 한약을 활용해보면 '한약치료의 효과가 매우 좋구나!'를 느낄 수 있습니다.

증상이 중등도 이상의 환자에게는 좀처럼 한약치료를 적용하기 힘든 어려운 부분도 있습니다. 하지만 한약을 서양의학적 치료와 함께 병용할 경우 단독치료보다 더 효과적이고 부작용도 적습니다. 이러한 점이 한방치료를 활용할 때의 장점이 아닌가 싶습니다. 간혹 효과가 없는 경우도 있지만 그 이유 중 하나는 아직 부족한 저의 한방의학 숙련도 때문일 것 같습니다. 계속된 공부를 통해 개선 여지가 필요하다고 느낍니다.

한약은 저와 같이 아주 뛰어난 한방의학의 대가가 아니어도 놀랄 정도의 효과를 보여주는 경우가 상당히 많습니다. 이러한 효과를 더 크게 나타낼 수만 있다면 보다 많은 환자에게 도움이 될 것입니다. 그러기 위해서 다함께 배우고 노력합시다.

덧붙여 말하면, 이 책에서의 소개하는 한약은 널리 이용되고 있는 의료용 엑스제제를 말합니다. 본초 구성에 가감을 하거나 탕전을 통해 만들어진 탕제는 좀 더 한약을 전문적으로 사용하는 전문가에게 맡기고, 이 책에서는 일반병원과 클리닉에서 취급하여 활용할 수 있는 한약 엑스제제에 한정하여 설명하겠습니다.

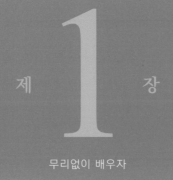

제 **1** 장

무리없이 배우자

쉽게 이해하는 **기초이론**

이번 장에서는 한방이론을 조금 이야기하겠습니다. 독자의 스트레스가 적도록 서양의학적인 입장도 빠트리지 않고 설명하겠지만, 서양의학과 중의학은 역시 다른 문화적 기반에서 출발합니다. 다른 문화를 이해하기 위해서는 그 문화 속에 들어가는 것이 필요하지만, 좀처럼 그럴 수 있는 시간이 없을 수도 있기 때문에 타협점으로 '다른 전문가와도 해석의 차이가 적고 크게 다르지 않은 보편적인' 설명을 하려고 주의하였습니다.

또한, '멘탈한방'이라는 책의 특성상, '상한론(傷寒論)'이나 '온병조변(溫病條辨)'의 사고체계(온병학은 일본에서 활발하지 않았지만 급성 감염증에 활용되는 이론이다)를 깊이 설명하지는 않겠습니다. 중의학이 아닌 일본에서 발달한 '일본한방'에는 '상한론'의 개념을 만성질환이나 정신질환에 적용하는 사고체계도 존재합니다만, '상한론'은 어디까지나 급성 열성질환의 치료를 대상으로 설명한 것입니다.

'상한론'을 그대로 따르며 여러 질환에 확대하여 적용한다는 것이 과연 괜찮을 것인지, 효과적일지 생각해 볼 필요가 있을 것 같습니다.

다음으로 음양오행론도 생략하겠습니다. 책의 첫 부분에 이야기 했듯이, 한방에서 말하는 '심(心)'이나 '비(脾)'나 '신(腎)'은 서양의학의 심장(heart), 비장(spleen), 신장(kidney)과 다르기 때문에 다시 기억하려고 하면 헷갈릴 수 있습니다. 음양오행론을 전부 확실히 알아두면 유용하겠지만 처음에 학습할 때 난해한 이론이 자꾸자꾸 나와 더 어려워질 수 있습니다. 이 이론에 흥미가 있다면, 다른 이론서를 참고해보시기 바랍니다.

이 장에서는, 기본적인 개념으로서 아래의 내용들을 배워나가겠습니다.

한방의학은 '항상성 의학(homeostatic medicine)'이라고도 말할 수 있어서, 환자들이 가진 증상에 대해 전체적인 관점을 고려하여 처방할 한약을 결정합니다. 그럼 차례대로 살펴보겠습니다.

· 기(氣) 혈(血) 수(水) ············신체를 구성하는 요소들의 관점

· 음(陰)과 양(陽) ··············· 물질대사(metabolism)에서 균형적 관점

· 열(熱)과 한(寒) ············· 한방의학의 독특한 관점

· 허(虛)와 실(實) ················· 병인(病因)과 생체반응의 관점

1-1 기(氣)와 혈(血)

해부학을 중심으로 한 서양의학, 기능학을 중심으로 한 중의학

중학교 사회 교과서에, 스기타 겐파쿠(杉田玄白)가 번역한 『타펠 아나토미아 (Ontleedkundige Tafelen)』의 해부도가 실려 있었습니다. 그 비교대상으로 실려 있던 것이 중국 의학서의 그림이었는데 폐나 간이 방처럼 여러 개 있었고, 모르는 장기가 있어서 '이게 뭐야'하면서 의문을 가졌던 기억이 납니다.

해부학은 동서양을 불문하고 학문으로서는 정착된지 오래되지 않았습니다. 서양에서는 오랫동안 갈레노스(Galēnos)라고 하는 아주 오래 전의 그리스 의사의 이론을 맹신하고 있었습니다. 그러다 16세기에 베살리우스(Andreas Vesalius)가 상세한 해부도를 기록하면서 갈레노스 신봉으로부터 겨우 벗어나 의학이 급속하게 발전했다고 합니다. 중국에서는 해부학적으로 그러한 계기가 되는 사건이 없었으며, 인체를 실제로 보는 것보다 기능적으로 생각하는 경향이 강했습니다. 동서양의 의학서에 실린 그림의 차이에는 이러한 배경이 있습니다.

이에 따라 필연적으로 의학의 관점도 달라질 수밖에 없었습니다. 해부에 중심을 두기 시작한 서양에서는 질환을 눈으로 보는 것이 중요해졌습니다. 결과적으로, 정확한 대상이나 소견으로 나오지 않는 것은 제대로 된 취급을 받지 못했습니다. 반대로 중국에서는 "증상이 있으니까 질환으로써 지켜보자"는 관점입니다. 즉, 눈에 보이는 장기의 변화가 아니라, 눈에 보이지 않는 기능에 대한 관점을 버리지 않은 것입니다. 중의학의 강점은 여기에 있다고 할 수 있습니다.

이론적으로는 이해하기 어려운 부분이 없지 않습니다만 만물이 목(木), 화(火), 토(土), 금(金), 수(水) 5원소로부터 만들어졌다는 오행적인 관점을 인체에 적용한 음양오행론(각각 간(肝), 심(心), 비(脾), 폐(肺), 신(腎)에 대응)은 체계적으로 이루어진 이론입니다.

이러한 관점에 따라 서양의학에서 다소 경시되는 "검사에서 이상이 없으니 신체적으로 문제없다고 하는 증상"에 대하여 중의학은 기능적인 관점으로 접근하여 이 상황에 대해 어떻

게든 대응하려고 노력합니다. 그것을 장점으로 한다면 환자의 만족도도 올라갈 것입니다.

따라서, 일단은 한방의학의 중요한 개념인 "기(氣)"에 대해서 배워봅시다. 중의학이 중시한 "기능"이라는 것은 실은 이 "기(氣)"에 해당하는 부분이 많습니다.

❖ 기허(氣虛)와 기체(氣滯)

"기(氣)"의 병태에는 "기허(氣虛)"와 "기체(氣滯)"라는 2가지 병태가 있습니다. 전자는 "기능저하", 후자는 "기능이상"이라고 생각할 수 있습니다. 기(氣)는 생명에너지라고 할 수 있으며 휘발유처럼 연료 같은 것입니다. 양이 적당히 있고 순환이 잘 된다면 문제가 없으나, 양이 적어지면 움직임이 약해지고, 순환이 나빠지면 생각한 대로 움직이지 않게 되어 운동이 정체되거나 역행하게 됩니다.

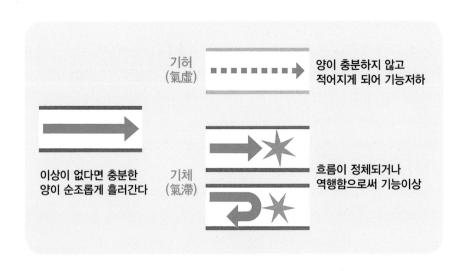

그럼, 영역별로 "기(氣)"의 이상을 살펴봅시다.

호흡계 기능이 저하되면 조금 움직인 것만으로도 숨이 찹니다. 기능이 이상해지면 기침이나 호흡곤란이 생깁니다.

소화계 기능이 저하되면 소화불량 및 그에 동반하는 설사, 식욕부진, 내장하수, 이완성 변비 등이 나타납니다. 기능이상이 되면 이른바 히스테리구(목에 무언가 막힌 듯한 느낌), 딸꾹질, 속쓰림, 구역질, 구토, 탄산(呑酸), 복부팽만감, 복통, 과민성 대장증후군 등이 나타납니다.

요로계 기능이 저하하면 복압성요실금이나 방광염이, 기능이상이 생기면 절박성요실금 등이 나타납니다.

정신과 영역에서는 기능저하와 기능이상을 명확하게 나눌 수는 없습니다만, 기능저하에서는 의욕 저하, 식욕 감퇴, 목소리에 힘이 들어가지 않는 등의 증상이, 기능이상에서는 우울, 불안, 초조함이나 짜증, 불면 증상 등이 더 두드러지게 나타납니다. 인지기능장애나 권태감은 어느 경우에서도 나타날 수 있습니다.

"기(氣)"라는 것이 어떠한 개념인지 대략적으로 감이 오나요? 기체(氣滯)를 복강내 기관으로 보자면 연축, 역류 등으로 이미지화하는 것이 좀 더 이해하기 좋을 듯합니다. 상기 증상 중에는 서양의학에서 대처가 어려운 증상이 많기 때문에 어떻게든 한방의학으로 조금이라도 개선할 수 있으면 좋겠다고 생각합니다.

치료는 당연하게 기허(氣虛)에는 기(氣)를 보강하는 "보기(補氣)"라는 것을 하며, 기체(氣滯)에는 기(氣)를 원활히 순환하게 하는 "이기(理氣)"라는 것을 합니다. 어느 장부의 기(氣)가 부족한지 또는 정체되어 있는지를 생각합시다.

기(氣)의 순환이 원활하지 않을 때도, 기가 소모되거나, 기의 양이 줄어드는 것을 예상할 수 있습니다. 따라서 기허(氣虛)와 기체(氣滯)가 동시에 나타나는 경우도 물론 있습니다. 그러한 경우, 먼저 보기(補氣)를 하거나, 보기(補氣)와 이기(理氣)를 동시에 합니다. 기허(氣虛)를 고려하지 않고 이기(理氣)만 하면 휘발유가 적은 상태에서 헛도는 것과 같은 상태가 되어 기허(氣虛)가 더욱 심해질 가능성이 있습니다.

✣ 혈허(血虛)

다음은 "혈(血)"이라는 개념입니다.

기능을 중시한 "기(氣)"와 달리 "혈(血)"은 눈으로 보이는 물질(육체)을 자양하는 것입니다. 또한, 기(氣)라는 에너지가 있어 물질을 자양하는 혈(血)이 만들어집니다만, 그 혈(血)이 없어지면 에너지도 생기지 않으므로 기(氣)와 혈(血)은 긴밀한 관계가 될 수 밖에 없습니다.

여기서는 "혈(血)"의 이상으로 "혈허(血虛)"를 다루겠습니다. "어혈(瘀血)"에 대해서는 추후 다른 항목에서 다루겠습니다(17페이지).

혈허(血虛)에서는 피부의 건조와 탈모, 야윔, 피하지방 감소, 근육량 감소, 마비, 조갑층상분열증(onychoschsis), 골다공증, 척추후만증(둥근등, 거북이등) 등이 나타납니다. 혈허(血虛)는 물질적인 부족이라고 이해합시다. 정신과 관련 영역이라면 뇌위축(brain atrophy)을 혈허(血虛)라고 볼 수 있습니다. 물질적인 부족은 노화에 의해 나타나기도 하며, 물질대사 균형에서 이화 작용이 동화 작용보다 커서 발생하기도 합니다(물질대사 균형은 음양(陰陽) 부분에서 다루겠습니다).

혈허(血虛)에서 중요한 것은, 월경, 임신, 산후, 갱년기 등으로 대표되는 내분비 불균형입니다. 산후에 나타나는 제반 증상이나 월경이상, 정신증상, 예를 들어 월경전증후군에는 혈허(血虛) 증상과 관련 있습니다. 이를 고려하여, 여성 환자는 특히 내분비적인 관점에서 "보혈(補血)"이나 뒤에서 설명할 "어혈(瘀血)"을 치료 선택지로 염두에 둡니다. 월경전후 증상 변화에 대해서 문진을 확실히 해둘 필요가 있으며, 산후에 증상이 나타났다면 그것은 "혈(血)"을 고려해야 할 중요한 포인트입니다.

남성에게도 "혈(血)"을 고려한 치료를 통해 증상이 개선되는 경우도 많습니다. 정신과 영역에서도, 내분비 불균형이 우울이나 불안 등 다양한 증상에 연관되어 있음을 알 수 있습니다(특히 기의 이상과 함께).

이처럼 단순한 물질적 영양이라고는 쉽게 단언할 수 없는 특성을 "혈(血)"이 가지고 있습니다.

혈허(血虛)의 치료는 혈(血)을 보충하는 "보혈(補血)"입니다.

또 위에서 설명한 것과 같이 기(氣)와 혈(血)은 뗄래야 뗄 수 없는 관계입니다. 기(氣)의 기능이 저하하면, 머지않아 곧 육체부분도 쇠퇴하며, 그 반대의 경우도 마찬가지입니다. 임상적으로는 어느 쪽이 더 허증 인가를 판단합니다.

기허(氣虛) 증상이 별로 없을 때 혈허(血虛) 증상이 보인다면 기(氣)라는 에너지가 있어 환자는 곧 건강해질 수 있습니다. 따라서, 혈(血)을 중점적으로 보충합니다.

양쪽이 모두 허한 "기혈양허(氣血兩虛)"라면, 기와 혈 양쪽을 동시에 보충합니다. 빈혈이나 저알부민혈증, 욕창 등은 기혈양허의 증상입니다. 물질적인 면만 부족한 경우라고 생각할 수 있습니다만, 빈혈이 되면 바로 피곤해지거나 왠지 모르게 기운이 나지 않습니다. 이것은 기허(氣虛) 증상이 강하게 나타난 것으로 볼 수 있습니다. 저알부민혈증도 동일하며, 욕창이 생긴다는 것도 기혈(氣血)이 모두 부족한 조건에서 쉽게 발생합니다. 이러한 상태에서는 보혈(補血)을 해도 개선되지 않는 경우가 있으므로 생명에너지인 기(氣)도 확실히 보충합니다.

❖ 기(氣)와 혈(血)의 관계

기능저하 뿐만 아니라, "순환"의 측면에서도 기와 혈은 관계가 깊습니다. 혈은 기의 흐름에 따라 순환하며, 기의 순환이 안 좋은 "기체(氣滯)" 상태가 되면 혈(血)의 순환도 나빠지며, 나중에 설명할 "어혈(瘀血)" 상태가 됩니다. 육체를 자양하는 흐름이 정체가 되면서 공급이 부족해지므로 "혈허(血虛)"도 나타나게 됩니다. 이는 "기체(氣滯)"에 의해 이차적으로 "기허(氣虛)" 증상이 발생하는 것과 동일합니다. 그렇게 발생한 혈허(血虛)와 기허(氣虛)가 합쳐지게 되면 더욱 병태(病態)가 변화합니다.

따라서, 치료시에는 기와 혈의 상태가 어떤지, 어떻게 연결되어 있을지를 주의 깊게 생각해야 합니다.

기(氣)와 혈(血)의 관계

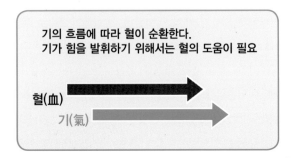

기의 흐름에 따라 혈이 순환한다.
기가 힘을 발휘하기 위해서는 혈의 도움이 필요

혈(血)

기(氣)

기체(氣滯)가 발생하면...

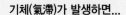

기(氣)

기체가 발생한 부분에서 기
가 소모된다.
결국 기가 약해진다.

혈에 대해서도 동일하게...

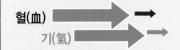

혈(血)

기(氣)

혈의 정체로부터 기의 정체 발생
기의 정체로부터 혈의 정체 발생
결국 소모/약해짐

1-2 어혈(瘀血)

혈류장애, 만성염증에 의한 조직 리모델링

　"어혈(瘀血)"의 개념은 한방의학의 여러 개념 중에서도 특히 중요하며, 만성질환의 치료에는 반드시 필요합니다. "어(瘀)"라는 글자는 정체하는 것을 나타내며, 어혈(瘀血)은 "기체(氣滯)와 같이 혈(血)이 정체된 상태"라고 볼 수 있습니다.

⁂ 혈류장애로서의 어혈(瘀血)

　어혈 상태로 바로 떠올릴 수 있는 것으로는 울혈(congestion), 내출혈(internal bleeding), 정맥류(varicose) 등이 있습니다. 이들 모두 확실히 혈류가 지체되어 있는 상태입니다. 그리고 혈허(血虛) 부분에서도 나왔지만, 월경과 관련된 제반증상이나 산후의 제반증상에도 어혈(瘀血) 상태가 관계되어 있습니다. 월경이나 산후에 혈(血)이 허(虛)하며 동시에 순환도 안 좋아지고 있는 상태를 어렵지 않게 상상해볼 수 있습니다. "산후 오로가 끝없이 나온다"는 예도 있습니다.

⁂ 만성염증을 배경으로 하는 어혈(瘀血)

　그 정도라면 "흐—음, 꽤 어렵겠군" 이라는 생각만 들 수 있으나, 어혈(瘀血)은 더 중요한 병태(病態)와도 관련되어 있습니다. 귀납적인 관점입니다만, 어혈을 완화시키는 구어혈제(驅瘀血劑)는, 예를 들면 악성종양(malignant tumor), 간경변(liver cirrhosis), 피부경화증(scleroderma) 등의 교원병(collagen disease), 신경병증성 통증질환 등을 개선한다고 알려져 있습니다. 이러한 질환의 공통분모는 만성염증입니다.

　따라서 필자는 어혈(瘀血)이 "만성염증에 의한 조직 리모델링" 상태가 아닐까 생각합니다. 그렇게 생각해본다면 구어혈제의 특징이 좀 더 보이지 않을까요?

17

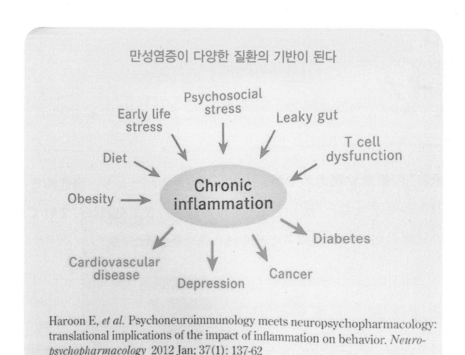

만성염증이 다양한 질환의 기반이 된다

Haroon E, *et al.* Psychoneuroimmunology meets neuropsychopharmacology: translational implications of the impact of inflammation on behavior. *Neuropsychopharmacology* 2012 Jan; 37(1): 137-62

발열, 열감, 동통, 종창을 특징으로 하는 급성염증은 외적요인에 대한 일과성 사이토카인 반응이라고 할 수 있습니다. 한편 만성염증은 외적요인 및 내적요인에 천천히 반응하며, 그 반응 방식이 급성염증과는 질적으로 다릅니다. 딱 정해진 메커니즘은 없습니다만, 사이토카인이 사라지지 않고 남아버리는 상태입니다. 그 결과, 혈관신생 및 면역세포의 침윤, 섬유화, 장기 기능장애 등이 발생합니다. 이것이 조직 리모델링이라고 불리는 병태입니다.

왜 이런 말씀을 드리는가 하면, 최근 정신질환과 만성염증이 관계되어 있다는 점이 시사되고 있기 때문입니다. 예를 들면, 만성염증에 의한 미세아교세포(microglia)의 활성화가 우울증에서 하나의 메커니즘으로 주목을 받고 있습니다. "뇌의 만성염증" 상태라고 생각하시면 될 것 같습니다. 사이토카인에 지속적으로 노출되면, 시냅스가소성이나 신경내분비기능에 장애를 일으킵니다. 따라서 장기간 정신치료에서는 어혈 상태를 고려할 가치가 있다는 생각이 듭니다.

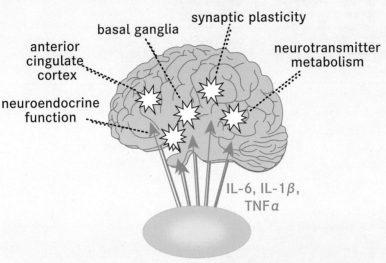

사이토카인의 영향

synaptic plasticity

basal ganglia

anterior
cingulate
cortex

neurotransmitter
metabolism

neuroendocrine
function

IL-6, IL-1β,
TNFα

Lucile Capuron, *et al.* Immune system to brain signaling: neuropsycho-pharmacological implications. *Pharmacol Ther* 2011 May; 130(2): 226-38

어혈의 원인으로는 수술, 외상, 월경, 출산, 면역이상, 정신적 스트레스 등, 혈류장애를 일으키는 상황과 사이토카인이 만성적으로 나타나는 상황이 있습니다.

증상이나 소견으로는 울혈, 내출혈, 월경 관련 제반증상, 산후 제반증상, 만성 동통(특히 찌르는 듯한 통증), 저림이나 마비, 정맥류, 경색, 혈전, 섬유화, 종양, 자가면역질환, 시림, 정신상태의 지체 등이 있습니다. 치료가 어려울 때는 어혈이라 상정하고 이를 완화할 수 있는 구어혈제가 핵심이 됩니다.

그러나, 여혈과 함께 혈허가 있을 경우 구어혈제만을 고려한다면 환자는 더욱 피폐해집니다. 기와 혈 중 "허(虛)"한 부분을 먼저 채워주던지, 동시에 채워주는 것이 무난할 것입니다. 상황에 따라서는 먼저 구어혈제를 사용하고 이후 바로 보혈(補血)하는 방법도 있습니다만, 일차 진료현장에서 정신증상을 치료할 때 먼저 보할지 동시에 보할지를 미리 생각해두면 좋을 듯합니다.

1-3 수(水), 진액(津液)
날씨와 관련 있는지도 고려한다

기, 혈과 같이 신체를 구성하는 요소로 "수(水)", "진액(津液)"을 이야기 하는데, 이를 크게 세포내액과 세포외액으로 생각해봅시다.

❖ 수체(水滯)

건강한 상태에서는 세포내액과 세포외액의 균형이 잘 잡혀있지만 이것이 만일 무너진다면 부종, 흉수, 복수, 폐수종, 수두증, 설사, 관절액 저류, 내이(內耳) 림프수종 등의 병태로 나타날 수 있습니다. 또한, 습성해수(濕性咳嗽)나 삼출액이 많은 습진도 수(水)의 균형이 무너지면서 발병합니다. 이러한 병태는 "수체(水滯)"라고 일컬으면 이해하기 쉬울 것입니다. 이 외에도 "습(濕)"이나 "담음(痰飮)" 등 중요한 개념이 있으나, 이 책에서는 "수체(水滯)"에 대해서 우선 이해하시길 바랍니다.

수체(水滯) 증상으로는 신체가 무겁거나 저림, 통증, 어지럼증 등이 있습니다. 잊으면 안되는 점은 날씨와의 관련성이며, 이는 한방의학적으로 매우 중요합니다.

수체 증상은 대부분 날씨가 안 좋아지거나 저기압이 되거나 하면 쉽게 악화됩니다. "비가 내리기 전에 어지럽거나 두통이 심하다"는 병력이 있다면 그것이 바로 수체 증상이며, 한방적으로 수(水)의 밸런스를 맞추는 전략이 필요하게 됩

일기예보 같은 현기증

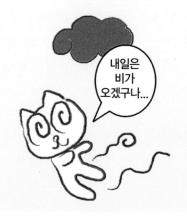

내일은 비가 오겠구나...

니다.

당연하게도 수(水)의 불균형을 원래대로 돌려놓는 치료를 합니다. 어떤 식으로 돌려놓는 가 하면, 여분의 수분을 혈관 내로 끌어와 소변으로 배출하는 "이수(利水)"라는 것을 합니다. 부종이라면 세포간질에서 수분을 끌어내고, 설사 증상이라면 장관내 수분을 끌어냅니다.

소위 말하는 이뇨제와는 다르며, 수분을 마구잡이로 끌어내지는 않습니다. 필요한 만큼 만 소변으로 배출한다는 점이 항상성을 고려하는 한방의학의 재밌는 부분입니다.

❖ 진허(津虛)

수(水)가 공급받거나 만들지 못하거나 소모되면, 양적으로 감소되어 "진허(津虛)"라고 하 는 상태가 됩니다. 발한이나 입마름, 소변량 감소 등의 탈수 증상을 생각하시면 됩니다. 이것 은 "수(水)의 관점에서 기허(氣虛)나 혈허(血虛) 같은 상태"로, 치료는 수(水)를 모으는 "생진 (生津)"을 합니다.

❖ 기(氣), 혈(血), 수(水) 정리

지금까지 말씀드린 것과 같이 기(氣), 혈(血), 수(水)의 이상 상태는 어느 하나가 단독으로 존재하는 것이 아니라 복잡하게 연결되어 있습니다. 기(氣)는 혈(血)과 수(水)를 만들고 순환 시킵니다. 한편, 기(氣)가 힘을 발휘하기 위해서는 혈(血)과 수(水)가 충분해야 하고 원활한 순환이 되어야 합니다. 정리하자면,

부족함은 부족함을 만들고, 정체는 정체를 만든다

고 할 수 있습니다. 기허가 계속되면 혈허도 생긴다, 기체가 계속되면 어혈도 생긴다는 등 의 예를 임상에서 종종 경험합니다. 또한,

부족함은 정체를 만들고, 정체는 부족함을 만든다

고 할 수 있습니다. 예를 들어, 어혈이 있으면 혈의 흐름이 더 정체되기 때문에 기허나 혈허, 진허가 생길 수 있습니다. 그러한 경우 보(補)하는 치료도 필요하고, 어혈을 치료하는 구어혈(驅瘀血)도 해야 합니다.

기, 혈, 수에서 부족과 정체는 여러 가지 원인에 따라 복합적으로 발생합니다. 기, 혈, 수에 어떤 이상이 있는가를 고려하여 한약을 선택해야 합니다.

"결국 어떠한 병태가 돼버린다"는 것 아니냐고 생각하실 수 있으나, 그러한 병태를 풀어나 갈 때 어디에 중점을 두고 치료해야 하는가를 생각해야 합니다. 그리고 어떤 장부가 타겟이 되는가를 상정합니다(한약 중에는 "이 장부에 유효하다"는 설명도 있으므로 참고하시길).

기, 혈, 수를 표로 정리해보았습니다. 환자의 증상으로부터 기, 혈, 수의 항상성이 어떻게 흐트러져 있는지를 추측하고 그것을 개선할 수 있는 치료법을 생각하는 것이 한방의학의 기본적인 관점입니다.

기(氣), 혈(血), 수(水) 정리

신체 구성요소	병태	명칭	치료
기(氣) (장부의 기능)	부족	기허(氣虛)	보기(補氣)
	정체	기체(氣滯)	이기(理氣)
혈(血) (육체, 내분비)	부족	혈허(血虛)	보혈(補血)
	정체	어혈(瘀血)	구어혈(驅瘀血)
수(水), 진액(津液) (세포내액과 세포외액)	부족	진허(津虛)	생진(生津)
	정체	수체(水滯)	이수(利水)

1) 어느 장부의 기, 혈, 수가 부족한지, 정체되어 있는지?
2) 부족과 부족, 정체와 정체, 부족과 정체를 생각한다.
3) 이상이 있는 부분을 개선하는 한약을 고른다.

1-4 음(陰)과 양(陽)
대사균형(밸런스)

"음(陰)과 양(陽)"이라는 개념은 대사균형과 관련 있습니다. 균형(밸런스)을 맞춘다고 하면 지금까지 말씀드린 기, 혈, 수도 마찬가지 입니다. 이들의 적절한 균형은 신체의 건강 상태를 의미합니다.

따라서, 음양(陰陽)과 기, 혈, 수는 서로 관련이 없지 않습니다. 양(陽)은 이화작용을 의미하고, 에너지(열(熱), 기(氣))를 만들어냅니다. 음(陰)은 동화작용을 의미하며, 물질(혈(血), 수(水))을 만들어냅니다.

물질을 분해해서 에너지를 만든다.

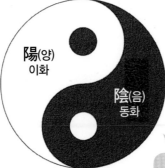

陽(양) 이화

陰(음) 동화

에너지를 사용해서 물질을 합성한다.

⬦ 양허(陽虛)

대사작용이 떨어지는 경우를 "양허"라고 하며, 이화작용이 감소됨으로써 열(熱)의 발생이 줄어들고 기(氣)가 허(虛)해집니다. 열이 적어지므로 나중에 설명할 "한(寒)"의 상태가 되며, 수(水)가 정체하기도 합니다(한(寒)과 수(水)는 세트가 되기 쉽습니다). 즉, "기허(氣虛)와 한(寒)"이 양허(陽虛)를 의미합니다. 언뜻 떠오르는 인상으로, 갑상선기능저하증을 앓는 환자분을 떠올리면 될 것 같습니다.

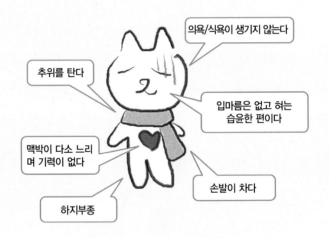

양허(陽虛) = 갑상선기능저하증 ?

❖ 음허(陰虛)

대사작용이 항진된 상태를 "음허(陰虛)"라고 하며, 활발한 이화작용을 동화작용이 쫓아가지 못해 물질합성이 상응하지 않는 상태를 말합니다. 쉬운 예로 "마른 대식가"를 생각해볼 수 있고, 이들은 음허(陰虛) 상태일 때가 많습니다. 열(熱)이나 기(氣)는 있으나 건조해지고 혈(血)이 허해지는, 즉 "혈허(血虛)와 열(熱)"이 음허(陰虛)를 뜻합니다. 떠오르는 인상으로, 갑상선기능항진증 환자분을 상상하시면 될 것 같습니다.

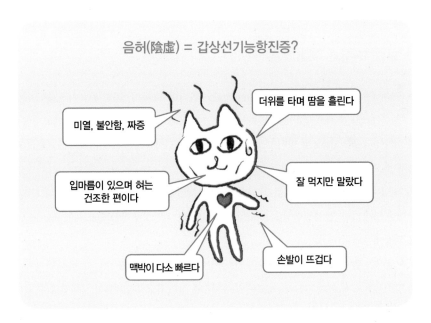

음허(陰虛) = 갑상선기능항진증?

미열, 불안함, 짜증

더위를 타며 땀을 흘린다

입마름이 있으며 혀는 건조한 편이다

잘 먹지만 말랐다

맥박이 다소 빠르다

손발이 뜨겁다

고령이 되면 전체적인 생리기능의 저하로 인해 음(陰)도 양(陽)도 허해지는 경향이 있습니다. 이것을 "음양양허(陰陽兩虛)" 라고 합니다.

치료는, 양허(陽虛)에는 양(陽)을 보강합니다. 양허(陽虛)는 기허(氣虛)와 한(寒)이므로, 기(氣)를 보해서 신체를 따뜻하게 합니다. 음허(陰虛)에는 음(陰)을 보하는데 혈허(血虛)와 열(熱)이므로, 혈(血)을 보해서 열을 식힙니다. 이러한 치법은 아주 당연한 이야기입니다.

25

1-5 열(熱)과 한(寒)
뜨거운 열기인지 차가운 냉기인지

"열(熱)과 한(寒)"이라는 개념은 한방의학 병태의 한 가지 특성이라고 말할 수 있습니다. 특히 "한(寒)"은 한방의학 특유의 개념이기 때문에 서양의학의 시각에서 설명하는 것이 매우 어렵습니다.

❖ 실열(實熱)과 허열(虛熱)

"열(熱)"이라고 하면 역시 염증(inflammation)입니다. 다음의 2가지 종류가 있습니다.

"실열(實熱)"은 서양의학에서 말하는 급성염증(acute inflammation)이라 생각하시면 됩니다. 폐렴(pneumonia)으로 열이 뜨고 기침을 하는 것도, 화농성관절염(pyogenic arthritis)으로 붉게 붓고 아픈 것도 그렇습니다.

"허열(虛熱)"은 한 가지 예를 들자면 약간의 스트레스로도 염증이 계속되거나 반복되는 상태를 말합니다. 만성중이염(chronic otitis media)이나 만성부비동염(chronic sinusitis)이 대표적인 예시입니다.

허열에는 앞서 기술한 음허(혈허와 열) 증상이 크게 관여하고 있습니다. 음허의 경우 대사가 항진됨으로써 수(水), 진액(津液)이 부족해지며 상대적으로 열(熱)이 강해집니다.

또한, 음허증이 아니더라도 기허증이 있는 환자분은 면역기능이 약해져 있어 약간의 스트레스로도 미열이 계속되기도 합니다. 심인성발열(psychogenic fever)이라고 하는 병태나 만성피로증후군(chronic fatigue syndrome)의 발열도 아마도 허열(虛熱)의 하나일 것입니다. 이와 같이, 허열은 체질적인 요인이 크게 관여하고 있으며 외부 자극이 약해도 발생하는 것이 특징입니다.

치료는, 실열(實熱)은 열을 내리는 "청열(淸熱)"을 합니다. 허열(虛熱)의 치료에도 열을 식히는 것이 있으나, 음허증이라면 보음(補陰)을 하고 기허라면 보기(補氣)를 하는 배려가 필요합니다.

✥ 장부(臟腑)의 한(寒), 경락(經絡)의 한(寒)

"한(寒)"은 한방의학 특유의 개념으로 내장(장부(臟腑))의 한과 신체표면(경락(經絡))의 한
으로 분류할 수 있습니다.

전자는 차가운 것을 먹거나 마시면 복통이 생겨 설사를 하거나, 몸이 차가워질 때 재채기
나 콧물이 많이 나오거나, 입이 마르지 않고 침도 고이기 쉬우며 소변량도 많아지고 월경통
이나 희발월경 등이 나타나는 증상입니다.

후자는 사지말단이 시리고 추위로 인해 더욱 악화되거나, 핫팩을 붙이거나 목욕을 해서
따뜻해지면 개선되는 통증이나 저림 등을 말합니다.

치료는 신체를 따뜻하게 하는 작용의 한약을 사용합니다. 한약에 따라 내장(장부)을 따뜻
하게 하는 작용이 강한 것과 신체표면(경락)을 따뜻하게 하는 작용이 강한 것이 있기 때문
에, 환자분이 어느 경우인지를 판단하여 한약을 결정합니다.

월경주기로 본다면, 월경주기가 짧은 것은 열증(熱證)이고 긴 것은 한증(寒證)입니다. 여
성 환자분의 경우에는 월경주기도 참고할 수 있습니다.

다만, 최근의 치료 경향으로 보면 별다른 고려없이 따뜻하게만 하는 것 같습니다. 어떠한
경우든지 "냉증(冷症)"은 나쁘다고 생각해서 따뜻하게만 하는데 급성 감염증인 경우에 신체
를 따뜻하게 하는 치료를 하면 시기에 따라서 급성염증이 악화될 수도 있으며, 열에 약한 폐
가 도리어 나빠지는 경우도 있습니다. 냉증 상태의 사람도 급성염증 시기라면 식히는 치료
가 필요할 수도 있다는 것입니다. 병태를 파악해서 적절한 치료를 하는 것이 바람직합니다.

1-6 허(虛)와 실(實)

병인과 그에 대한 신체의 반응

"허(虛)"와 "실(實)"에는 여러 정의가 있습니다. 일본 한방의학에서는 "허증(虛證)" "실증(實證)"이라는 용어로 환자의 대략적인 체격이나 체력으로 허와 실을 판단하는 특유의 방법을 사용합니다.

한약의 사용에서도 "허증용"과 "실증용"으로 분류해서 그로부터 처방을 찾아내는 것이 주된 처방의 선정과정입니다. 예를 들면, 대시호탕이나 시호가용골모려탕은 실증용 한약 처방이며, 체력이 있고 튼튼한 실증 환자에게 적합합니다.

❖ 정기(正氣, 저항력)와 병사(病邪, 병인) 간의 균형을 고려한다

그러나 환자나 한약을 막연하게 "실증", "허증"으로 나누는 것은 오히려 한약의 적응증을 제한하는 것이 아닌가 생각합니다. 일본 한방의학에서는 환자의 "정기(면역력, 저항력)"를 살펴보지만, 그 방법은 아직 막연하고 애매하다는 느낌을 부정할 수 없습니다.

본래 "허"와 "실"은, 병인(病因)인 "병사(病邪)"를 고려해야 합니다. 정기(正氣)에도 허와 실이 있고, 병사(病邪)에도 허와 실이 있으며, 그 교차점에서 환자를 살펴봐야 합니다.

예를 들어 감염증 등 이른바 "외감병(外感病, 급성열성질환)"의 경우, 면역기능인 정기(正氣)의 허와 실, 그리고 병사(病邪)의 허와 실을 생각합니다. 이때, 총 4가지 조합이 나옵니다.

정기(正氣)의 실(實) vs 병사(病邪)의 실(實)

반응이 강하며 한 걸음도 물러나지 않는다. 『상한론』에서는 "양병(陽病)" 이라고 한다. (드래곤볼 천하제일무도회에서 오공 vs 피콜로 같은 느낌)

정기(正氣)의 실(實) vs 병사(病邪)의 허(虛)

발병하지 않거나, 발병하더라도 금방 회복된다(트랭크스 vs 프리저 같은 느낌).

정기(正氣)의 허(虛) vs 병사(病邪)의 실(實)

강한 반응은 일어나지 않으며, 병사(病邪)에 압도된다. 『상한론』에서는 "음병(陰病)" 이라고 한다. 처음 정기가 실(實)이어도 소모되어 허(虛)가 되면 양병(陽病)에서 음병(陰病)으로 변한다(야무치 vs 인조인간 20호 같은 느낌).

정기(正氣)의 허(虛) vs 병사(病邪)의 허(虛)

녹농균 감염 등의 기회감염(병원성이 없거나 미약한 미생물이 극도로 쇠약한 환자에게 감염되어 생기는 질환, 일반인 사이의 싸움 느낌).

❖ 한방의학의 병인론(病因論)

『상한론』에는 "정기의 실 vs 병사의 실"의 상태가 계속되어 정기가 약해지면, "정기의 허 vs 병사의 실"이 되어 양병(陽病)에서 음병(陰病)으로 변한다고 말하고 있습니다. 원래부터 정기가 약한 환자라면 양병이 되지 않고 처음부터 음병이 되는 경우도 있습니다.

감염증에 대해서는 "외사(外邪, 바이러스나 세균)"가 신체 표면으로부터 내부로 들어간다고 하는 견해가 있습니다. 오한발열, 두통, 관절통 등, 일단 신체 표면에서 증상이 나타납니다. 정기가 좋지 않아 외사가 내부에 침입하면 고열이 되며, 신체의 수분이 땀 등으로 배출되고, 입마름, 구토, 소변량 감소, 그리고 장관마비에 이르게 됩니다. 점차 서서히 신체의 내부에 들어가는 느낌이 드는군요. 한방의학에서는 각각 시기에 맞는 치료를 합니다.

한편, 많은 만성질환이나 정신질환은 "잡병(雜病)"이라고 불리며, 이러한 경우에는 신체에서의 변화를 중시합니다. 지금까지 말씀드린 기, 혈, 수의 이상도 물론 그 중 하나입니다.

정신과에서 정기(正氣)는 마음의 유연성이나 부드러움(resilience라고도 합니다)을 가리킨다고 생각하시면 될 것 같습니다. 병사(病邪)는 면역이상이나 정신적 부하에 의한 항상성이 흐트러진 상태라고 볼 수 있겠습니다.

✢ 치료의 원칙은 "부정거사(扶正祛邪)"

치료의 대전제는 "부정거사(扶正祛邪)"입니다. 약해진 정기(正氣)를 북돋아 병사(病邪)를 쫓아내는 방법을 취합니다.

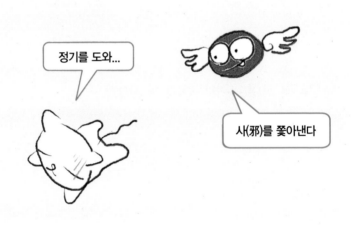

정기를 도와...

사(邪)를 쫓아낸다

즉, 정기가 허(虛)해지면 "보(補)" 합니다. 구체적으로는 음양(陰陽), 기혈수(氣血水)의 부족을 보충합니다.

한편 병사(病邪)에 대해서는 신체에 과잉 축적된 것을 내보내거나, 막히고 정체된 부분을 뚫어내는 등의 치료를 합니다. 즉, 기혈수의 정체를 소통시킨다든지, 따뜻하게 하거나 차게 하거나, 정체되고 쌓인 나쁜 것들을 대변으로 내려보내는 등의 "사(瀉)"를 합니다.

❖ 정기에는 "보(補)"를, 병사에는 "사(瀉)"를

이 두 가지 방법을 사용해서 항상성을 회복시키는 것이 한방치료의 기본적인 치료관점입니다.

다만, 사(瀉)는 정기를 상하게 한다고 여겨져서 "사(瀉)"만 하게 되면 환자분이 약해질 우려가 있습니다. 이는 항암제 치료를 생각하시면 좀 더 이해가 쉽겠습니다. 항암치료에서 항암제는 매우 중요한 치료이지만, 이것이 환자분의 체력도 상하게 합니다.

따라서 환자분의 상태를 고려해서 먼저 사(瀉)를 하고 이후에 보(補)를 할지, 먼저 보(補)를 할지, 또는 보와 사를 동시에 할지 등을 고려하여 한방 처방을 결정합니다.

그러므로 일본 한방의학에서 말하는 "허증용" 한약과 "실증용" 한약을 병용하는 것도 물론 가능합니다. 예를 들어 도핵승기탕(桃核承氣湯)과 보중익기탕(補中益氣湯)을 병용하는 것이 어떤 상태에서는 매우 적절한 처방입니다.

막연하게 "실증"과 "허증"으로 구분하는 것이 아니라, 병태부분을 개선하는 한약처방을 사용하기 위해 구분하는 것이 가장 중요합니다.

1-7 한방의학 진찰법

환자를 진료할 때의 흐름은 보통 우리가 행하는 서양의학적 진찰법과 별반 큰 차이는 없지만 한방의학적 병태를 머리에 그려가면서 환자를 대해봅시다.

❖ 시진(視診)

우선 환자의 전체적인 분위기를 잘 봅니다.

대기실에서 어떤 자세로 기다리고 계신가요? 왠지 거만한 느낌인지, 피곤해서 등을 기대고 있는지, 다리를 떨고 있는지, 두리번거리며 불안해하거나 침착하지 않은 모습인지 등을 관찰합니다.

환자를 부를 때 반응은 어떤가요? 이 쪽을 돌아보는 속도나 시선, 대기실 의자에서 일어나는 속도에 주목합니다.

진료실에 들어올 때의 모습은 어떤가요? 신체 움직임에 문제는 없는지, 손은 떨고 있지 않은지, 몸이 무거워 보이지 않는지, 시선은 어디를 향하고 있는지 등을 살핍니다.

그리고 의자에 앉을 때 천천히 앉는지를 봅니다. 의자에 털썩 앉는다면 진료받기가 싫어서 기분이 안 좋은 것인지, 혹은 자세반사 장애로 그렇게 앉은 것인지 등 다양한 이유를 추측합니다.

의자에 앉은 후는 어떤 느낌인가요? 의사와의 거리는 가까운지, 먼지, 나이에 맞는 복장인지, 분위기는 어떤지, 목소리의 크기는 적당한지, 말투가 어리지는 않은지, 조리 있게 말하는지, 어디를 보고 말하는지, 긴장감이 느껴지는지, 주위 환경에 민감한지 등을 파악합니다.

선생님들은 이러한 관찰을 매일 무의식적으로 하고 계실거라 생각합니다.

✥ 문진(問診)

문진(問診)은 보통 하는 양의학적 질문에 한방의학적인 관점을 추가합니다.

환자분의 증상이, 어느 장부의 기능저하나 기능이상에 의한 것인지, 날씨나 월경주기와의 관련성이 있는지, 추워지면 악화된다거나 따뜻해지면 가벼워진다던지, 음허증상이나 양허증상이 있는지 등을 물어봅니다.

주된 증상 이외의 다른 증상도 함께 주의를 기울여 묻고 찾아가는 것이 핵심입니다. 평소늘 하던 것보다 더욱 자세하게 물어보게 된다는 것입니다. 구체적인 접근방식은 다음 문진 예시에서 소개하겠습니다.

✥ 한방의학 특유의 진찰법

한방의학 진찰법으로서 맥진(脈診), 설진(舌診), 복진(腹診)이 있습니다.

맥진(脈診)은 요골 동맥부를 만지면서 진찰하는 것인데 달인의 기술처럼 지속적으로 연습해야 하며, 초심자가 바로 파악하기는 어렵습니다. 개인적으로는 특히 만성질환에서 "맥진으로 얼마나 많은 정보를 파악 해낼 수 있는지" 회의적이며, 제 몸에 대해서도 맥이 빠른지 느린지, 약한지 강한지 정도만 볼 때가 많습니다.

복진(腹診)은 일본에서 발달한 진찰법입니다만, 개인적으로 실력이 충분하지 않고 약간 의문스러운 점도 없지 않아서 크게 중시하진 않습니다. 보조적인 단서는 될 수 있겠지만, 복진에만 연연하면 적절한 한약 처방을 할 수 없다고 생각합니다.

따라서, 처음에는 설진(舌診)을 시도해봅시다. 설진은 간단히 할 수 있는 진찰법으로 저도 자주 합니다. 다만, 자세히 분류하면 어려울 수 있으므로 익숙하지 않을 때는 아래에서 설명하는 항목으로 좁혀서 살펴봅시다.

혀의 단단함이나 긴장된 정도 : 축 늘어진 듯한 혀는 기능저하나 수(水)의 편재로 인해 기허(氣虛)나 수체(水滯) 경향이 있는 것으로 판단합니다. 혀의 가장자리에 이빨 자국이 있는 경우나 "바짝" 위축되어 있는 것처럼 보인다면 물질적인 혈(血) 부족이나 수(水) 부족으로 인한 혈허(血虛)나 진허(津虛)로 판단할 수 있습니다.

혀의 색깔 : 색이 연하면 한(寒)의 경향으로, 붉은기가 강하면 열(熱)의 경향이 있는 것으로 볼 수 있습니다.

혀의 건조 혹 습윤도 : 축축하고 흰 설태가 많은 것은 수체(水滯)의 경향으로, 건조하고 설태가 적은 것은 진허(津虛)의 경향이 있는 것으로 볼 수 있습니다.

예를 들어 "혀가 단단하며 붉고 건조하며 설태도 적은" 경우에는 "혈허(血虛), 열(熱), 진허(津虛)"의 조합이므로 음허(陰虛)로 판단됩니다.

다만, 혀의 상태가 완벽하게 환자분의 병태를 나타낸다고는 할 수 없으므로, 어디까지나 참고로만 합니다. 또한, 음식이나 음료(커피 등), 혀를 닦는 행위 등은 평상시 혀의 상태를 잘못 판단할 수 있는 원인이 되므로 주의하십시오.

⊹ 이학적 검사

빈혈이나 저알부민혈증의 존재는 기혈양허(氣血兩虛)를 의심할 수 있습니다.

탈수소견(UA상승, BUN/Cr 비율 상승, Hb 상승)은 수체(水滯)나 진허(津虛)를 시사합니다.

갑상선기능의 이상은 음허(陰虛)나 양허(陽虛)를 고려합니다.

지질수치가 높으면 혈류이상 등을 고려하여 어혈(瘀血)로 볼 수도 있습니다만, 신뢰성은 낮을지도 모릅니다.

혈압이 높을 경우, 식히거나 구어혈 작용을 하는 한방치법으로 치료할 수 있겠다고 판단할 수 있습니다.

CT나 MRI에서 허혈성 변화가 나타난다면 어혈(瘀血)을 생각할 수 있고, 뇌의 위축은 혈허(血虛)라고 할 수 있습니다.

이처럼 주된 증상 뿐만 아니라, 기타 증상이나 진찰, 검사를 통해 환자분이 어떠한 상태에 있는지를 파악합니다. 그리고 증상이 있는 장부에 효과를 내는 한약을 포함한 처방을 선택하는 것이 대략적인 치료전략이 됩니다.

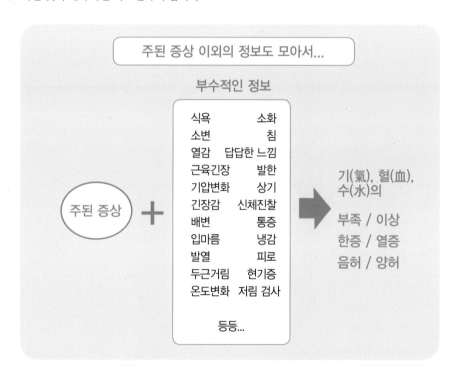

1-8 진료의 흐름

"멘탈한방"이라는 한방의학과 정신과 진료의 흐름을 소개하겠습니다. 주된 증상과 부가적 정보(신체 소견 등)로부터 한방의학적, 정신과적인 접근방법으로 문진(問診)을 하며 진단, 치료로 이어지는 모습을 살펴봐주십시오.

❖ 인후부의 위화감으로 진료 받은 30대 여성

30대 여성 A씨는 목 부분의 위화감으로 진료를 받았습니다. 처음에 이비인후과에 가서 검사를 했으나 특별한 이상이 없다는 말을 들었습니다.

우선 주된 증상에서 천천히 넓혀갑니다.

Dr. 목의 위화감이라고 하셨는데, 구체적으로 어떤 느낌인가요?

Pt. 뭐랄까, 뭔가 걸려있는 듯한…

Dr. 뭔가 걸려있는 듯한. 머리카락이 엉켜있는 것 같은 느낌인가요?

Pt. 맞아요. 그런 느낌이에요.

Dr. 식사하실 때도 느껴지나요?

Pt. 네, 계속 신경 쓰이는지 식사 때도 느껴져요.

Dr. 왠지 모르지만 그런 느낌을 받고 계시는 군요. 최근에 생각나는 스트레스나 신경 쓰이는 일 같은 것이 있나요?

Pt. 3개월 전부터 그랬던 것 같은데, 그 때쯤 직장이 바뀌어서 조금 힘든 상사가…

Dr. 직장이 바뀌고 나서 새로운 상사가 대하기 힘든 사람이었군요.

Pt. 네.

Dr. 목의 위화감을 느끼는 것도 그때부터인가요?

Pt. 네.

Dr. 그랬군요. 환경도 바뀌었고, 지금은 목의 상태도 좋지 않고요. 그다지 마음의 여유도 없나
요?

Pt. 네, 많이 바빠져서요, 일할 때는 마음을 놓을 수가 없어요.

Dr. 바빠져서 쉬거나 여유를 갖지 못했네요. 그런 와중에도 힘을 다해서 열심히 일해오셨군요.

Pt. 감사합니다.

Dr. 아마도 일상생활에서 신경이나 근육이 긴장하고 풀어지지 못해서 목에도 영향을 끼치고
있는 것 같네요.

Pt. 아, 그럴 수도 있겠네요.

Dr. 여유가 없는 상황에서는 식욕이 없어지는 경우도 있는데 A씨는 어떠세요?

Pt. 식욕은 괜찮아요.

Dr. 좋아하는 음식을 먹고 맛있다고 느낄 수 있으신가요?

Pt. 네.

Dr. 다행이네요. 수면상태는 어떠한가요? 잠이 잘 안 온다거나 잘 때, 몇 번이나 눈이 떠진다
던가 하는 일은 없나요?

Pt. 잠도 괜찮아요. 푹 자고 있어요.

Dr. 식사와 수면은 괜찮으시군요. 취미생활이나 여가활동은 어떠한가요? 바쁘면 여유가 없어
지는데 스트레스 푸는 활동을 하고 있나요?

Pt. 취미는 쇼핑인데 휴일에 가서 기분전환 해요.

Dr. 충분히 기분전환이 되나요? 피로감이 남아있다든지 하지는 않고요?

Pt. 그런 거는 없어요.

Dr. 그럼 목의 위화감은 신경 쓰이지만 식사나 수면은 괜찮은 상태고 취미생활인 쇼핑도 한다
는 거군요.

Pt. 네.

Dr. 생활하는 것이 피곤하다거나 귀찮다고 느껴질 때가 있나요?

Pt. 약간 피곤하긴 하지만 일 때문에 피곤한 것 같아요.

Dr. 보통 수준의 피로감이군요.

Pt. 네.

여기서 일단 대화를 멈추고 살펴봅시다.

A씨의 외모는 복장도 깔끔하고 목소리도 힘차며 의료진 쪽을 보고 이야기를 합니다. 이야기의 내용이나 논리에도 문제가 없어 보입니다. 우울증을 물어보는 항목으로 "피로"나 "귀찮음" 이라는 키워드를 사용했습니다. 취미, 식사, 수면에 대해서도 스크리닝을 하였습니다. 외모와 성량, 이러한 문진 결과로부터 보기에 이 환자는 우울증이 아닌 듯합니다.

그리고 성량, '피로'나 식욕을 묻는 과정에서 명확한 "기허(氣虛)" 증상은 없는 것 같습니다. 기허(氣虛)의 문진에는 '누워있고 싶은 기분', '먹은 후 바로 졸린다', '감기에 쉽게 걸린다' 등이 있습니다. 신체 기능저하를 떠올리게 하는 키워드입니다.

목의 위화감은 한방의학적으로 식도 근육의 "기체(氣滯)" 증상으로 볼 수 있습니다. 기체(氣滯)가 시사하는 것은 평활근이나 횡문근의 기능이상입니다. 예를 들어 '복부가 긴장해서 딱딱해졌다"거나 "목구멍이 막힌 느낌", 잔뇨감이나 산통(疝痛)처럼 흐름이 정체되거나 역류하는 증상이 있을 때 기체(氣滯)를 고려합니다.

참고로, 정신과적 진찰에서는 환자분이 말하는 것을 요약해서 반복합니다. 위 대화의 예시에서는

Pt. 3개월 전부터 그랬던 것 같은데, 그 때쯤 직장이 바뀌어서 조금 힘든 상사가…
Dr. 직장이 바뀌고 나서 새로운 상사가 대하기 힘든 사람이었군요.

등이 그렇습니다.

환자분의 이야기로 알 수 없는 부분은 자세히 물어보고 납득한 후에 "～하면 그럴 수도 있죠. 지금까지 열심히 ～하셨네요"라는 "인정(공감)"을 합니다.

Pt. 네, 많이 바빠져서요, 일할 때는 마음을 놓을 수가 없어요.
Dr. 바빠져서 쉬거나 여유를 갖지 못했네요. 그런 와중에도 힘을 다해서 열심히 일해 오셨군요.

가 인정(공감)에 해당합니다. 환자에 대해 이해하고 있음을 표현하는 첫 걸음입니다.

또한, 기질적인 이상소견이 보이지 않을 때 신체증상(이른바 "신체화") 진찰에서는 '긴장/초조함' ↔ '여유' 라는 키워드를 활용합니다. 기능성 질환은 생활 속에서 마음의 "여유"를 느끼지 못할 때 나타나는 경우가 많으므로, 양자를 관련지어 설명하고 마음의 '여유'를 갖는 것이 증상 개선으로 이어질 수 있다는 점을 제시해 두겠습니다.

그럼 계속해서 문진 내용을 보겠습니다.

Dr. 다른 것도 조금 여쭤볼게요. 어깨가 결리는 것은 어떤가요?

Pt. 어깨가 잘 뭉치고 결려요. 컴퓨터를 보고 있어서.

Dr. 어깨는 잘 뭉치시는군요. 입마름은 있나요?

Pt. 입마름은 그렇게 못 느껴요.

Dr. 물을 많이 마시나요?

Pt. 보통인 것 같아요.

Dr. 날씨가 나빠지거나 태풍이 오거나 하면 몸 상태가 안 좋아진다거나 어지럽다거나 하는 사람도 있는데, A씨는 어떠한가요?

Pt. 그런 증상은 딱히 없어요.

Dr. 불안한 일이 있으면 두근두근하거나, 숨이 막히는 듯 답답하다거나 하는 증상이 있나요?

Pt. 목 쪽이요.

Dr. 두근두근하지는 않고 역시나 목 증상인가요?

Pt. 네.

Dr. 작은 소리에도 움찔한다거나 놀라요?

Pt. 그것도 없어요.

Dr. 복통이나 배변은요?

Pt. 문제없어요.

Dr. 여성 환자분들께는 항상 물어 보는 건데, 생리전후로 짜증이 난다거나 기분이 다운되는 일이 있나요?

Pt. 약간 짜증나긴 하지만 그렇게 많이는 아니에요.

Dr. 크게 괴롭지 않을 정도네요?

Pt. 네.

Dr. 생리 주기는 1달에 1번 정기적인가요?

Pt. 네.

Dr. 월경통은 어떠세요?

Pt. 약간 아프긴 한데 많이 아프진 않아요.

Dr. 수족냉증인 여성분도 많은데 A씨는 어떠한가요?

Pt. 약간 있는데 그렇게 심하지는 않습니다.

Dr. 겨울에는 자기 전에 양말을 몇 겹씩 신는다든지 하지 않나요?

Pt. 아니요.

Dr. 추워지면 힘이 빠지고 귀찮아진다든지 하는 증상은요?

Pt. 그것도 없어요.

Dr. 그럼 겨울에는 그렇게 약하지 않네요?

Pt. 네.

Dr. 반대로 몸에서 열이 나는 경우는요?

Pt. 없어요.

Dr. 어딘가에 부딪히면 멍이 쉽게 생긴다든지?

Pt. 그런 것도 없어요.

Dr. 네 알겠습니다. 어깨 뭉침이 약간 있으시고 목의 위화감이 있네요. 또 다른 곳 중에 신경 쓰이는 곳이 있으신가요?

Pt. 아니요, 없습니다.

여기까지가 주요 증상 이외에 대해서도 물어보는 내용입니다.

한방의학 문진표가 있는 경우, 처음에 그것으로 항목을 기입하게 하면 시간 단축도 되고 환자 이야기를 놓치는 경우도 적어지므로 좋습니다. 미츠마 타다미치(三間忠通)의 『첫 한방 진료 노트』라는 책에 단시간에 기입할 수 있는 문진표가 있으니 참고해보세요.

A씨의 경우, 주된 증상인 식도부의 기체(氣滯) 증상 이외에는 어깨결림과 경도의 월경통, 기분 변화 정도가 있었습니다.

어깨결림은 어깨 부분의 기체와 만성화된 어혈(瘀血)을 생각할 수 있습니다. 수체(水滯)도 후보가 될 수 있습니다만, 다른 문진 항목을 보니 그럴 가능성은 낮을 것 같습니다. 월경통이나 월경에 동반하는 가벼운 기분 변화는 어혈(瘀血)과 혈허(血虛)를 떠올려도 될 듯 합니다. 진허(津虛), 열과 한(음허와 양허)에 대해 명확한 증상은 없었습니다.

정신과적으로 우울이나 불안감은 병적인 수준이 아니며, 주로 신체화된 인후부 위화감이 제일 먼저 나온 것으로 보입니다.

그 외 진찰에서 설진에서 혀의 이상은 없었습니다. 피부나 손톱, 안색에도 문제가 없었으며, 하지부종도 없었습니다. 이 단계에서 혈허(血虛)와 어혈(瘀血), 수체(水滯)는 환자 증상의 요소로 보기엔 어렵다는 인상을 줍니다.

위의 내용으로부터 A씨에게는 상부 소화관이나 호흡기의 긴장을 풀어주는 후박(厚朴)이라는 한약재를 포함한 처방인 반하후박탕을 4포/일 처방하였습니다.

이 한방처방은 기체(氣滯) 증상을 완화하는 작용과 조금이지만 수체(水滯) 증상도 개선하는 작용을 합니다. 다만, 신체를 건조하게 말리는 작용이 있어 혈허(血虛)나 진허(津虛) 증상이 있는 환자에게는 단독으로 처방하지 않습니다.

이것으로 효과가 없으면 6포/일 정도로 증량할 수도 있지만, 개선하기 어려운 수체(水滯) 증상 유무나 문진과 진찰 내용으로 보아 가능성이 낮다고 생각되는 어혈(瘀血), 혈허(血虛)의 유무를 다시 고려합니다. 한 번으로 모든 증상을 딱 들어맞게 처방하기는 어렵기 때문에, "기(氣), 혈(血), 수(水)", "열(熱), 한(寒)", "음허(陰虛), 양허(陽虛)"를 다시 한 번 고려해서 다른 문진 내용을 추가하는 것이 중요할 수 있습니다.

❖ 왠지 모르게 의욕이 나지 않는다는 30대 남성

다음은, '왠지 모르게 의욕이 나지 않는다'는 30대 남성 B씨입니다. 3개월 전부터 야근이 계속되어 최근 의욕이 없는 상태라고 합니다.

Dr. 최근 무기력해져서 힘든가 보네요.

Pt. 네. 아침에 일어나면 이불 속에서 나오기가 힘들어져서…

Dr. 이불 속에서 나오기 힘들다. 구체적으로 어떤 식으로 힘든가요? 기력은 있지만 몸이 안 따라준다던지, 기력이 없어서 일어날 수 없다든지.

Pt. 아, 기력이 없습니다.

Dr. 연료가 부족한 듯한 느낌인가요?

Pt. 네, 그런 느낌입니다.

Dr. 몸도 무겁게 느껴지고요?

Pt. 네.

Dr. 그럼 오늘은 병원에 일찍부터 오신 걸 보니 어떻게든 와야겠다고 생각하고 힘내신 거네요?

Pt. 네. 이대로라면 매번 회사에 지각할 거 같아서 어떻게든 이런 증상을 해결하고 싶어요.

Dr. 이대로는 일어나는 게 힘들어서 회사에 지각할 것 같다는 말씀이시죠?

Pt. 네.

Dr. 날씨도 안 좋은데 잘 오셨어요.

Pt. 아니에요, 좋은 말 감사합니다.

Dr. 그래서 회사에 지각할 것 같다고 했는데 실제로 지각한 적이 있나요?

Pt. 아니요. '가기 싫다 싫다' 하면서도 어떻게든 가고 있어서요.

Dr. 시간은 잘 지키시는 군요. 일의 집중도나 효율이 내려간 적은 있나요?

Pt. 아니요. 회사에 가고 나면 조금은 안심이 돼요.

Dr. 그럼 회사에 가기까지가 힘들다는 이야기네요.

Pt. 네. 가기 전에 갈등을 느낀다고 해야 하나…

Dr. 안 가면 안 되는데, 귀찮아서 가기 싫은 상태.

Pt. 그렇죠.

Dr. 혹시 오후나 저녁쯤 되서 몸이 가벼워지지 않나요?

Pt. 아침이 힘들고 저녁은 조금 편해요.

Dr. 그렇군요. 신경이 예민해지고 피로하거나 귀찮아지면 음식이 안 넘어가시는 분들도 있는데 B씨는 어떠세요?

Pt. 식사양이 조금 줄었어요. 그렇게 많이는 아니지만.

Dr. 크게 바뀐 것은 없지만 양이 약간 줄은 것 같다.

Pt. 네.

Dr. 맛있는 음식을 먹을 때 맛있다고 느끼면서 먹나요?

Pt. 네, 그건 괜찮아요.

Dr. 수면 상태는 어떤가요? 피곤해도 잘 못 잔다던가, 수면 도중에 몇 번이나 깬다던가.

Pt. 도중에 몇 번씩 깨요.

Dr. 그렇군요. 잠자리에 드는 시간과 아침에 일어나는 시간은요?

Pt. 대체로 밤 12시에 잠자고 아침 6시 정도에 깨요.

Dr. 그 사이에 눈이 떠진다.

Pt. 네.

Dr. 그래서 아침이 되면 몸이 무거운 느낌이 드나요?

Pt. 그렇죠. 무겁고 피곤해서.

Dr. 차로 비유하자면 엔진 시동이 걸리지 않는 느낌?

Pt. 네.

Dr. 코를 곤다던지 자면서 숨이 멈춘다던지?

Pt. 그런 증상은 들어본 적 없어요.

Dr. 일어났을 때 두통이 있다던지 회사에서도 존다던지 하는 경우는요?

Pt. 그것도 없습니다.

Dr. 혈압은 괜찮나요?

Pt. 건강검진에서 딱히 문제 될 것은 없었습니다.

Dr. 그렇군요. 아침에 일어나는 게 힘들다던지, 밤에 푹 못자면 초조해져서 자기 자신을 탓하거나, 문득 "죽어버리고 싶다"고 생각하시는 분도 있는데 B씨는 어떤가요?

Pt. 내가 뭐하고 있는걸까 싶은 때는 가끔 있긴 하지만 아직 죽고싶다고 생각한 적은 없어요 (웃음).

Dr. 다행이네요. 그럼 휴일은 어떻게 보내나요? 취미활동은?

Pt. 원래 뒹굴뒹굴 거리는 걸 좋아해서 쉬는 거랑 취미활동이 비슷하다고나 할까요.

Dr. 꽤 간편한 취미활동이네요.

Pt. 네(쓴 웃음)

Dr. 정리하자면, 아침에 일어났을 때 몸이 무겁고 의욕 자체도 안 나지만, 일이나 집에서 생활할 때 지금까지는 딱히 큰 지장은 없었다, 하지만 앞으로가 걱정된다는 거죠?

Pt. 네.

여기서 일단 대화를 끊어봅시다.

환자의 이야기를 요약해서 다시 물어보고, 모르겠다 싶은 부분은 다른 표현으로 재차 물어보는 것이 중요합니다. 위의 사례에서는

Pt. 네. 아침에 일어나면 이불 속에서 나오기가 힘들어져서…

Dr. 이불 속에서 나오기 힘들다. 구체적으로 어떤 식으로 힘든가요? 기력은 있지만 몸이 안 따라준다던지, 기력이 없어서 일어날 수 없다던지.

Pt. 아, 기력이 없습니다.

Dr. 연료가 부족한 듯한 느낌인가요?

Pt. 네, 그런 느낌입니다.

위 내용과 같이 환자분이 말씀하시는 "힘들다"라는 게 어떤 뜻인지를 좀 더 구체적으로 물어봅니다. 또한, 위로의 표현도 잊지 않고 합니다.

Dr. 이대로는 일어나는 게 힘들어서 회사에 지각할 것 같다는 말씀이시죠?

Pt. 네.

Dr. 날씨도 안 좋은데 잘 오셨어요.

이러한 흐름으로, 그 날의 날씨와 연관지어서 위로의 말을 전합시다. 특히 정신과에 내원하시는 환자분은 중대결심을 하고 진료를 받는 경우가 있어서, 문진을 시작할 때 '힘들었을 텐데 큰 결심하고 와주셨어요'라는 말을 전달하는 경우가 많습니다.

B씨는 외견상으로는 특별히 눈에 띄는 부분은 없었고 초조한 느낌이라든지, 오히려 너무 귀찮아해서 행동이나 사고하는 것이 힘들어지는 일은 없었습니다. 갑상선기능저하증을 떠올리게 하는 얇은 눈썹이나 통통한 인상, 희미한 목소리도 없었고 그 나이에 맞는 인상이었습니다.

우울한 기분을 보일 수 있는 질환으로 수면무호흡증이 있으므로, 코골이와 기상 시 두통, 졸린 느낌의 정도를 물어봅니다(검사에서 혈압과 적혈구 증가를 확인합시다).

우울증에서 아침이 가장 힘들고 저녁이 되어갈수록 편해지는 일내변동이라고 하는 증상이 B씨에게서도 보였는데 이러한 경우 "항우울제가 필요한 우울증"이라고 볼 수 있을까요?

취미활동은 문제가 없고, 수면 상태에서는 중도각성이 있는 듯 합니다. 식욕은 조금 양이 감소한 식욕부진 초기 상태라고 할 수 있습니다. 가끔 스스로에 대해 '내가 뭐하고 있는 걸까'라는 기분이 들지만, 자살생각(suicidal ideation)은 명확하게 부정하고 있습니다. 표정은 의외로 풍부하고 일이나 생활에도 지장은 현재 없습니다.

임상 진료현장에서 막연히 불안해하는 환자 케이스는 꽤 많습니다. 환자들이 진찰을 받고 이야기를 하는 과정에서 편해질 수도 있고, 불안이 점점 악화될 수도 있습니다.

이럴 때 한약 처방을 사용하는 것은 나쁜 선택지가 아닙니다. B씨는 '기력이 안 나서 몸이 무겁다'는 점에서 기허(氣虛)로 추정됩니다. 몸이 무겁기만 한 점은 기체(氣滯)나 수체(水滯)에서도 볼 수 있습니다만, '기력 자체가 없다'는 이야기를 했으므로 우선 기능저하를 나타내는 기허(氣虛)로 봅니다.

정신적인 측면에서 기능저하에 더하여 식욕이 약간 떨어져 있는 것을 볼 때, 소화기관의 기능저하도 있는 것일까요? 보기(補氣) 작용을 가지는 한약이 필요하다고 상정한 후, 주증상 이외의 증상에 대해서도 문진을 진행해봅시다.

Dr. 다른 부분도 여쭈어 보려고 합니다, 최근 입이 마르거나 하지 않나요?

Pt. 예, 차를 꽤 자주 마시게 되었습니다.

Dr. 양이 스스로 생각해봐도 많다고 생각하나요?

Pt. 네.

Dr. 그럼 손발이 뜨겁거나 달아오르는 느낌은 있나요?

Pt. 뜨겁지는 않지만 더위를 탑니다.

Dr. 그러시군요. 겨울에도 얇게 입나요?

Pt. 네.

Dr. 보기에는 말랐는데 먹어도 살이 안찌는 체질인가요?

Pt. 네.

Dr. 네, 알겠습니다. 뭔가 목이나 가슴 언저리가 막히거나 무엇인가 걸린 듯한 느낌은 없나요?

Pt. 그건 없습니다.

Dr. 조그마한 일로도 두근두근 하거나 숨이 막히고 답답한 경우는요?

Pt. 없습니다.

Dr. 배가 빵빵한듯한 느낌이나 통증은요?

Pt. 그것도 없습니다.

Dr. 명치에서 옆구리까지 불편한 적은 없었나요?

Pt. 없습니다.

Dr. 배변 상태는요?

Pt. 약간 변비가 있습니다.

Dr. 변보기 어렵고 딱딱한 변인가요?

Pt. 네.

Dr. 치질은 없나요?

Pt. 없습니다.

Dr. 소변은 어떤가요, 잔뇨감이나 양이?

Pt. 딱히 없습니다.

Dr. 날씨가 안 좋다거나 태풍이 오거나 할 때 컨디션이 떨어진 적이 있나요?

Pt. 날씨와 관계는 없다고 생각합니다.

Dr. 현기증이나 몸이 무겁다고 느껴질 때도 날씨로 인해서는 크게 변하지 않는다는 말씀인거죠?

Pt. 네. 현기증은 원래 없습니다.

Dr. 알겠습니다. 몸이 무겁고 식욕이 조금 떨어진 느낌 이외에도, 약간 입이 마르고 더위를 타고 변비가 있다는 거네요. 또 신경 쓰이는 부분이 있나요?

Pt. 그 정도입니다.

주증상 이외에도 '입마름'을 물어보았을 때 답은 '예'였습니다. 입마름 관련 질문을 계속 이어나가서 음허(혈허+열)에 대해서 물어보자, 그렇다는 인상을 주는 대답을 했습니다.

이외에도, 소화기관이나 호흡기의 기체(氣滯), 명확한 수체(水滯) 증상은 없었습니다. 치질의 유무를 물어본 것은 어혈(瘀血)과 관련 있습니다(치질은 혈액순환의 지체라고 봅니다).

이상으로부터 B씨는 기허(氣虛)와 음허(陰虛) 증상이 아닐까 대략적으로 생각할 수 있습니다.

다음은 진찰입니다.

피부는 이렇다 할 특징이 없고 손톱이 불량하거나 깨진 것도 눈에 띄지 않습니다. 손을 촉진해보니 조금 땀이 나있고 따뜻한 정도입니다. 설진에서 혀는 약간 힘이 풀린듯한 이완된 상태이고, 하지부종은 없으며 갑상선도 촉진 시 정상입니다.

손의 촉진 결과는 '음허라고 볼 수 있을까' 하는 정도이며, 설진 소견으로는 약간의 기허증이 있을지도 모릅니다. 진찰 소견은 문진 내용과 일치하지 않는 경우도 많으며, 그 경우에는 문진 내용을 좀 더 유의한 것으로 봅니다(한방의 진찰 소견은 주관적인 부분이 있어서 부정확한 경우도 많으므로).

혈액검사에서는 아연, 페리틴(ferritin), TSH · free T4, CBC 등 수치는 정상입니다. 참고로 만성 우울증이라고 여겨졌던 환자가 실은 신체질환인 ACTH 결핍증이었던 케이스도 드물게 있습니다. 심지어 이 질환은 증상 중 일내변동이 있으므로 우울증과 혼동하기 쉽습니다.

이상으로부터 B씨에게는 보기(補氣)와 보음(補陰) 작용을 목표로 보중익기탕(2포/일)과 육미지황환(4포/일)을 함께 처방하였습니다.

47

보중익기탕은 손발이나 신체의 무거움을 개선하는 작용이 뛰어납니다. 다만, 아주 조금이지만 신체를 건조하고 차게 만드는 작용이 있으므로 혈허(血虛)나 진허(津虛) 증상이 강한 환자에게는 단독으로 처방하지 않습니다. B씨의 음허(陰虛)와 같이 신체의 건조함이 고려되는 경우에는 촉촉하게 하는 한약을 함께 사용하는 것이 핵심입니다. 이 사례에서는 그 때문에 육미지황환을 사용하고 있습니다. 경과가 좋지 않으면 처방 비율을 바꿔보거나 다른 문진 항목을 추가하여 다른 처방을 고려합니다.

이상으로 문진 사례를 두 가지 소개하였습니다. 더 자세하게 물어보는 의사도 있겠지만 여기서 말한 케이스는 매우 간략하게 축약된 것이라고 보면 됩니다.

다만 제한된 외래 진찰시간을 고려하면, 신중하게 문진을 하는 것이 꽤 어려운 것도 사실입니다. 위의 사례에서도 많은 부분을 폐쇄형 질문(closed question)으로 물어보고 있는데, 우선은 큰 방향을 잡고 질문을 더해가는 방법이 현실적일지도 모릅니다.

한방의학적인 진찰에 대해서, 개인적으로 복진을 그다지 중요하게 생각하지 않아 신중하게 하지는 않습니다(개인적인 의견입니다). 물론 일반적인 신체진찰도 필요에 따라 시행하고 있습니다.

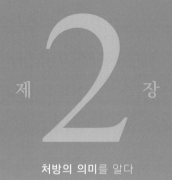

제 2 장

처방의 의미를 알다

한약의 효능

제1장에서는 한방의학의 사고방식, 관점의 특성에 대해 배웠습니다. 기혈수의 균형, 음양의 균형, 한열의 균형…등 한방의학은 균형을 중시한다는 점을 이해하셨으리라 생각합니다.

그리고 치료 목표는 무너진 균형을 회복시키는 것입니다. 정기가 허(虛)해지면 보(補)하고, 병사(病邪)에 대해서는 신체에 과잉축적된 것을 내쫓거나 정체된 것을 풀거나 하는 "사(瀉)"로 대응합니다. 이 "보(補)"와 "사(瀉)"의 양자를 적절한 시기에 행하는 것이 한방치료의 핵심입니다.

물론 이외에도 중요한 이론이 있습니다만, 이 책에서 그것들에 대해 무턱대고 제시한다해도 읽는 입장에서는 혼란스럽기만 할 것입니다. 따라서 임상 현장에서 한방의학을 활용하기 위한 최소한의 준비를 제1장에서 했다고 생각해주십시오.

더 상세한 지식이 필요해지면 다른 서적을 참고하시면 될 것 같습니다. 이리에 요시후미(入江祥史) 선생의 『익숙해지는 한방처방』과 아사오카 토시유키(浅岡俊之) 선생의 『Dr. 아사오카의 알기 쉬운 한약』이 참고하기 쉬운 도서입니다.

그 서적들을 다 읽었다면 카시마 마사유키(加島雅之) 선생의『한약의 사고법, 활용법』을 추천합니다. 카시마 선생의 책은 여러가지 한방의학 정보가 많이 있으므로, 위의 2권으로 어느 정도 지식을 갖춘 다음에 읽는 것을 추천합니다.

이번 제2장에서는 한방치료를 하기 위한 한약과 대표적인 방제(실제로 처방하는 한약)를 배웁니다.

한약의 작용은 암기할 것이 많고 양도 많으니 보기 힘들면 건너뛰어도 상관없습니다. 그리고 가끔씩 한약처방을 활용할 때마다 이 장으로 돌아와서 관련된 한약 해설을 참조한다면 한약에 대해 어렵다고 생각하는 것도 조금은 덜해질 것입니다.

2-1 엑스제제의 투여량과 합방 등 주의점

한약의 작용으로 넘어가기 전에 우리가 자주 쓰는 엑스제제 활용시 주의점과 합방(合方) 할 때 알아두어야 할 지식에 대해 말씀드리고자 합니다.

❖ 엑스제제 활용 시 주의점

일본에서는 엑스제제를 사용하는 일이 많으며, 제가 사용하는 것도 엑소제제입니다. 본래의 한방의학은 탕약으로 본초를 하나하나 골라 조합한 것을 달여서 마시거나, 약재를 가루내서 둥글게 만든 환을 먹습니다. 한편, 엑스제제는 인스턴트 커피와 같은 것으로, 달인 것을 동결건조합니다. 엑스제제는 쉽게 휙 마실 수 있어서 편리한 제형입니다. 탕약을 사용하는 선생님들은 엑스제제의 효과가 상대적으로 적다고 말하지만, 한방의학을 전문으로 하지 않는 의사가 편리하게 사용하기에는 이런 간편한 제형이 더 장점이 많습니다.

다만 엑스제제에도 문제는 있습니다. 자소엽 등의 방향성 계열은 제형 처리과정에서 휘발되어 효과가 약합니다. 따라서 방향성 계열 약재, 예를 들어 자소엽이 포함되는 향소산(香蘇散) 등의 엑스제제는 효과가 별로 강하지 않습니다.

1) 엑스제제의 투여량

엑스제제를 사용할 때 주의할 점은 투여량입니다. 쯔무라는 대다수의 처방을 1포 2.5 g으로 3포/일 처방하고 있습니다. 다른 제약회사도 비슷하며, 때로는 치료 용량으로 부족하기도 합니다. 저는 4포/일 이나 6포/일로 처방하는 경우가 많습니다.

황련해독탕 등과 같이 적은 양으로도 충분히 효과를 내는 것도 있으나, 대부분의 엑스제제는 효과가 약합니다. 투여량 그 자체를 일괄적으로 결정할 수 없어 '효과가 나타나는 양이 적정량'이라고 합니다만, 기본적으로 엑스제제는 적은 양으로 포장되어 만들어진다고 생각합시다. 보험 적용 측면에서는 6포(1일)가 최대한 처방할 수 있는 용량입니다.

2) 엑스제제의 투여 방법

투여 방법도 뜨거운 물에 녹여서 마시거나, 차게 식힌 것을 마시거나, 양치질 하는 것처럼 마시는 등 여러 가지가 있습니다.

대체로는 다른 가루약과 함께 복용하는 방법이 괜찮다고 생각합니다만, 목이 아플 때 복용하는 길경탕(桔梗湯)은 확실히 녹여서 목으로 스며들어가게 넘기면 효과가 증대됩니다. 구내염으로 아플 때 황련해독탕을 복용하는 경우가 있는데, 이 경우에도 구강 내부의 환부에 약이 스며들게 하고 넘깁니다. 그런 특수한 투여 방법은 그 때마다 익히는 것이 좋을 듯 합니다.

그리고 복잡한 것은 첨부문서에 있는 '1일 3회 매 식사 전'이라는 "식전" 투여입니다. 방제는 한약의 집합으로, 생강이나 촉초(산초), 소맥(밀), 대조(대추) 등 식자재가 포함되어 있기도 합니다. 식후 투여라면 식사 내용에 따라 방제의 균형이 무너질 가능성이 있다는 이유로 식전 투여로 하고 있습니다만, 그다지 큰 차이는 없습니다.

일단은 복용하게끔 하는 것이 제일 중요한 목표이고, 저는 다음과 같이 환자에게 티칭하는 경우가 많습니다.

> 1일 2회, 아침, 저녁 식사 후에 드십시오. 1회에 2포로 총 4포입니다. 복용하는 것을 까먹으셨다면 일단 그 날 중으로 복용하십시오. 취침 전에도 괜찮습니다.

처방전에는 '복약순응도(compliance) 유지를 위한 식후 투여' 라고 코멘트를 남겨둡시다.

✜ 합방(合方)에 대해서

2종류 이상의 처방 방제를 사용하는 것을 합방(合方)한다고 하며, 보통 합방을 하는 치료자와 하지 않는 치료자로 나뉩니다. 저는 합방을 적극적으로 하는 편에 속합니다.

한약의 조합 구성을 고려해서 추가하고 싶은 본초가 있으면 그 본초를 포함하는 방제를 더합니다. 예를 들면, 억간산(抑肝散)이라는 방제에 작약이라고 하는 본초를 추가하고 싶다면, 억간산에 계지가작약탕(桂枝加芍藥湯)이나 작약감초탕(芍藥甘草湯)을 추가합니다.

　다만 그렇게 할 경우 불필요한 본초도 들어가므로, 주의가 필요합니다. 달인 탕약은 본초 하나하나를 골라서 구성하는 것이므로, 본초를 추가하거나 빼는 가감을 자유자재로 할 수 있습니다. 반대로 엑스제제는 이미 만들어진 제제이므로, 포함되는 본초의 종류와 양이 이미 정해져 있습니다.

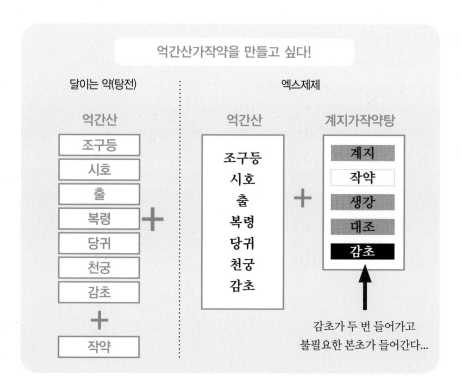

억간산가작약을 만들고 싶다!

달이는 약(탕전)

억간산

조구등
시호
출
복령
당귀
천궁
감초

＋

작약

엑스제제

억간산

조구등
시호
출
복령
당귀
천궁
감초

＋

계지가작약탕

계지
작약
생강
대조
감초

감초가 두 번 들어가고
불필요한 본초가 들어간다...

❖ 부작용에 대해서

합방 시 부작용으로는 감초에 의한 위알도스테론증이 잘 알려져 있습니다. 감초 포함량이 2.5 g을 넘기면 발생하기 쉽다고 합니다만, 증상이 나타나지 않는 사람은 그 이상 사용해도 괜찮으며, 증상이 나타나는 사람은 1 g 정도로도 발생합니다.

반하나 황금에 의한 간기능장애 · 간질성폐렴도 주의합시다. 특히 황금은 여성에서 간기능장애를 일으키기 쉽다고 알려져 있습니다. 이외에도 시호가 간질성폐렴을 일으키기 쉽다고 합니다. 또 주의해야 할 본초로 마황의 에페드린이 있으며, 부자(附子)도 독을 제거한다고 해도 초오속(Aconitum) 식물입니다.

따라서 한약을 사용할 경우 또는 합방할 경우에는 혈액검사를 하고, 기침이 나올 경우는 복용을 중지하고 X-ray을 반드시 찍어봅니다. 피부발진(알레르기의 일종으로 곧 잘 발생합니다)이 생기면 복용을 중지하고 한약 혹은 다른 이유 때문인지 인과관계를 판단합니다.

저 개인적으로는 대건중탕(大建中湯)으로 간기능장애가 생긴 환자분과, 인삼양영탕(人参養栄湯)으로 피부발진이 생긴 환자를 각각 한분씩 경험했습니다. 한약도 간혹 부작용이 있으니 사용에 주의해야 합니다. 간질성폐렴의 대부분은 폐를 너무 따뜻하게 하거나 지나치게 건조하게 해서 발생하는 경우가 많다고 생각됩니다.

❖ 약물 상호작용에 대해서

일단 약물 상호작용에 대해서도 다루겠습니다. 기본 방제 수준에서 '상호작용을 일으켜서 문제가 되었다'고 하는 보고는 없었으니 신경 안 써도 되지 않느냐는 것이 대부분의 시각입니다.

한편, 본초 수준에서는 CYP의 저해가 알려진 것이 있습니다.[1] CYP3A4 저해 작용이 강한 것은 백지(白芷), 계지(桂枝), 정향(丁香), 강활(羌活), 목단피(牡丹皮), 대황(大黃), 소목(蘇木), 오미자(五味子)가 있으며, 이 중에서 저해 작용은 소목, 대황, 오미자, 강활, 백지 순으로

---

1 Iwata H, et al. Inhibition of human liver microsomal CYP3A4 and CYP2D6 by extracts from 78 herbal medicines. J Trad Med 2004; 21: 42-50

강합니다.

CYP2D6 저해 작용이 강한 것은 계지, 정향, 황련, 마황, 조구등(釣藤鉤), 강활, 후박, 목단피, 황백(黃柏), 대황, 소목, 방기(防已), 촉초이며, 이중에서도 특히 황백, 황련, 방기, 소목, 대황 순으로 강합니다. 본초의 특성으로 머릿속에 염두해두면 좋을 듯합니다.

황련해독탕은 이 중에서도 황백, 황련, 대황을 모두 포함하니까 의외로 CYP2D6 저해작용이 강한 것은 아닐까? 하는 의문이 생길 수 있습니다만, 지금까지도 확연히 눈에 띄는 보고가 없었던 것은 처방하는 의사에게 '한약에 CYP 저해가 있을 리가 없다'는 선입관이 있었기 때문에 그 존재가 보이지 않았던 것일 수도 있습니다. CYP 저해가 있다는 관점으로 본다면 지금까지 보이지 않았던 것들이 보이게 될 가능성도 있습니다(만일 한약을 사용하다가 CYP 약물 상호작용을 경험하게 되신다면 증례보고 부탁드립니다).

명현(瞑眩)이라는 말은 쓰지 않는다

본래의 뜻은 다릅니다만 현재는 '약 복용 후에 일시적으로 예기치 못한 격한 증상이 나타나는 것은 치유되고 있다는 증거'라는 뜻으로 쓰이고 있습니다. 이는 요시마스 토도(吉益東洞)라는 에도시대의 한방의사가 매독 치료에 수은을 사용한 것에서 유래하였습니다.

말하자면 수은의 부작용으로 중간에 나쁜 증상이 나타나도 매독이 치료되면 결과적으로 살아날 수 있다는 것인데, 다른 예로 Jarisch-Herxheimer 반응(야리쉬-헤륵스하이머 반응: 제2기 매독과 회귀열에 대한 항생물질 치료 시작 후 2시간 이내에, 피부병변의 불쾌감이 일시적으로 증가하고, 발열이 나타나는 현상)도 포함될 수 있습니다.

하지만 현대 한방의학 치료에서는 명현 반응은 없다고 생각하는 것이 무난합니다. 환자분에게 위험한 해를 끼치면 그 불이익이 더 클 수 있으니까요.

55

2-2 보기약(補氣藥)

여기서부터는 주요 본초와 방제를 살펴봅시다. 한 가지 본초에도 다양한 작용이 있어서 명쾌한 설명을 다 할 수는 없겠지만 대표적인 작용을 중심으로 해설하도록 하겠습니다.

한 가지 중요한 점은 작용을 방제 수준에서 익히는 것이 아니라 본초 수준에서 익히는 것입니다. 그렇게 하면 '이 한약 처방에는 이러이러한 본초가 들어가 있으니 이런 작용을 하지 않을까'라는 것을 어렴풋이 알게 됩니다. 예를 들어 보기제(補氣劑)라고 하면 사군자탕, 육군자탕, 보중익기탕이 유명합니다만, 이외에도 보기 작용을 하는 방제는 다양하게 있습니다. 본초 수준에서 작용을 익히게 되면 그런 방제들의 작용까지도 알 수 있게 됩니다.

그리고 이미 앞에서도 서술하였습니다만, 이 책에서는 음양오행론의 장부에 기반한 설명은 하지 않겠습니다. 중의학적인 장부(간장, 심장, 비장, 폐장, 신장 등) 이론으로 이해하려고 하면 복잡하고 처음 배우는 분들은 중도에 탈락해버리는 경우도 많으므로, 중의학 관점의 이론에 깊이 들어가지 않고 진행하겠습니다. 만일 흥미가 있으시다면 이번 장 첫머리에 소개드린 서적을 참고하시면 될 것 같습니다.

우선은 "기"와 관련된 '보기약(補氣藥)'과 '이기약(理氣藥)'부터 시작합니다. 보기약(補氣藥)에는 '소화흡수력을 높여 에너지를 얻자'는 원칙이, 이기약(理氣藥)에는 '호흡기관과 소화기관의 운동성을 개선하자'는 원칙이 있습니다.

❖ 보기약(補気薬)

인삼(人参): 소화흡수력 개선, 체내 수분 보존, 신체 보온

감초(甘草): 소화흡수력 개선, 항염증/배농, 근육 경련 및 통증 개선, 체내 수분 보존

출(朮): 소화흡수력 개선, 이수(利水), 땀을 멎게 한다(白朮), 땀을 배출한다(蒼朮), 안태(安胎)

복령(茯苓): 소화흡수력 개선, 이수(利水), 정신안정

황기(黄耆): 근육 조임, 땀을 멎게 한다, 이수(利水), 배농

대조(大棗): 소화흡수력 개선, 정신안정, 지혈(止血)

생강(生姜): 소화흡수력 개선, 제토(制吐), 신체 보온, 발한, 진해거담(鎭咳祛痰)

❖ 대표적인 보기제(補氣劑)

▌사군자탕(四君子湯): 인삼, 감초, 출(창출/백출), 복령, 대조, 생강

보기제의 기본 골격입니다. 이 방제를 알아둬야 보기제를 이해할 수 있습니다. 인삼, 감초, 출, 복령을 사군자라 부르며, 모두 소화 흡수 능력을 높여 기(氣)를 보강합니다. 후에 대조와 생강이 추가되었습니다.

인삼과 감초는 수분을 보존하는 작용이 있는 반면 출과 복령은 이수작용을 가져 여분의 수분을 소변으로 배출합니다. 대립하는 효과가 같이 작용함으로써 수분 밸런스도 조절하고 있는 것이죠.

위장 상태가 좋지 않으면 사군자탕으로 인해 위장이 거북해지는 경우가 있어 다음에 설명하는 육군자탕을 더 많이 사용합니다.

육군자탕(六君子湯): 사군자탕 + 반하, 진피

메스꺼움, 구토 및 식욕부진이 심할 경우, 사군자탕을 복용해도 위장이 거북할 수 있습니다. 그럴 경우에 이기약인 진피를 활용해서 위장의 활동을 부드럽게 만들고, 반하의 진해거담 작용과 제토 작용을 이용한 것이 유명한 육군자탕입니다.

다만 이 두 가지 본초는 인두부터 폐까지 수분을 발산하여 신체를 건조하게 할 수 있으므로 육군자탕은 입마름이 심하거나 혀가 건조할 때에는 사용하지 않습니다(그럴 경우에는 사군자탕을 사용합니다). 또한 육군자탕에 이기제인 향소산을 합치면 소화기 증상의 개선도가 향상될 수 있습니다.

보중익기탕(補中益氣湯): 복령 + 황기, 시호, 승마, 진피, 당귀

사군자탕과의 큰 차이점은 황기·시호·승마가 들어가 있다는 것입니다. 이 세 가지가 가해져서 이완된 횡문근과 평활근의 느슨함을 단단히 하는 작용을 합니다. 이처럼 떨어진 근긴장도(muscle tone)를 올리는 작용을 승제(昇提)작용이라고 합니다. 손발의 무거운 느낌을 개선하고 소화기의 내장하수, 복압성 요실금 및 방광/자궁하수 등의 괄약근긴장 저하에도 효과적으로 작용합니다.

또한, 황기는 이수(利水)작용도 있어 특히 피부 및 피하의 과잉 수분을 혈관 내로 끌어들임으로써 부종을 개선하고 발한을 진정시킵니다. 특히 기허(氣虛)에서는 자한(自汗)을 멈추는데 적합합니다. 이 작용을 고표지한(固表止汗)이라고 합니다.

청서익기탕(淸暑益氣湯): 대조, 승마, 시호 + 황백, 맥문동, 오미자

이외에도 여름이 관련된 이름을 가진 한약 중에 이른바 "더위"에 적합한 약이 있습니다. 황백은 청열약(淸熱藥)의 한 가지로, 신체를 식혀주는 작용을 합니다. 맥문동과 오미자는 신체로부터 수분이 빠져나오지 않게 해서 몸의 수분을 보존해 촉촉하게 합니다.

　여름에는 신체가 뜨거워져 탈수(진허(津虛))가 되기 쉬우므로, 이러한 본초의 조합이 됩니다. 물론 이 처방은 여름뿐만 아니라 유사한 탈수(진허(津虛)) 상태에 있는 환자에게 사용합니다.

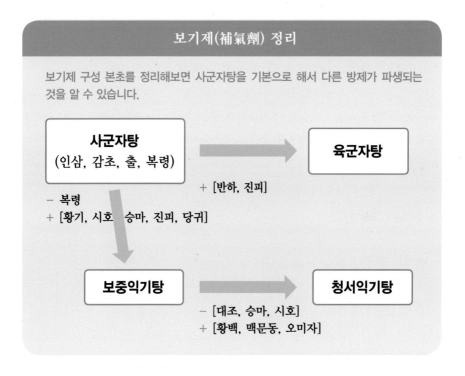

보기제(補氣劑) 정리

보기제 구성 본초를 정리해보면 사군자탕을 기본으로 해서 다른 방제가 파생되는 것을 알 수 있습니다.

사군자탕
(인삼, 감초, 출, 복령)

＋ [반하, 진피]

육군자탕

－ 복령
＋ [황기, 시호, 승마, 진피, 당귀]

보중익기탕

－ [대조, 승마, 시호]
＋ [황백, 맥문동, 오미자]

청서익기탕

2-3 이기약(理氣藥)

이기약(理氣藥)에는 '호흡기와 소화관의 운동을 개선하자'는 원칙이 있습니다. 중요한 본초인 시호도 이기약으로 활용될 수 있는데, 이것은 추후에 별도로 다루겠습니다.

기를 돌게 하는 이기제(理氣劑)를 사용할 때에는 항상 '기가 순환하기에 충분한가'를 고려하는 것이 중요합니다. 기허(氣虛)가 있다면 우선은 기허부터 보(補)해야 합니다. 기억하고 계실지 모르겠지만, 이것이 '부정거사(扶正祛邪)'입니다. 이 개념은 앞으로도 몇 번이나 반복해서 나올 것입니다.

❖ 이기약(理氣藥)

반하(半夏): 진해거담(鎭咳祛痰), 제토(制吐) 작용

후박(厚朴): 호흡기관 및 소화기관 운동 개선, 이수, 항우울 작용

향부자(香附子): 소화기관의 운동개선, 혈관확장, 진통, 월경주기의 정상화, 항우울 작용

자소엽(紫蘇葉): 진해거담, 제토, 신체 발열 및 발한, 항우울 작용

목향(木香): 소화기관의 운동개선, 혈관확장 작용

진피(陳皮): 소화기관의 운동개선, 진해거담 작용

지실(枳實): 호흡기 및 소화기관 운동개선(특히 하부소화기관의 운동성을 강하게 함)

❖ 대표적인 이기제(理氣劑)

▌소반하가복령탕(小半夏加茯苓湯): 반하, 생강, 복령

반하와 생강에는 진해거담 작용과 제토작용이 있습니다. 복령은 소화기관내에 정체된 수분을 혈관 속으로 끌어들임으로써 반하와 생강의 작용을 도와줍니다. 따라서 메스꺼움과 울렁거림, 구토를 주로 제어하는 방제이죠. 옛날에는 "입덧"에 자주 처방되었습니다.

이에 진피와 감초를 추가하면 **이진탕**이라는 방제로 변화합니다. 진피에는 소화기관의 운동을 개선하고 호흡기의 수분을 발산하는 작용이 있어, 이진탕은 위산분비가 적은 소화불량이나 기도 분비물이 증가하여 가래가 함께 나오는 습성해수 증상의 기관지염에 처방됩니다 (수분을 발산하는 작용이므로 건성해수에는 효과가 적습니다). 이 이진탕과 사군자탕을 합치면 육군자탕이 된다고 할 수 있습니다.

▌반하후박탕(半夏厚朴湯): 소반하가복령탕 + 후박, 자소엽

후박은 호흡기관과 소화기관(특히 상부소화기관)의 운동을 개선하고 항우울 작용도 약하게 있습니다. 이른바 "히스테리구"라고 하는, 목에 무언가 걸린 듯한 위화감을 느끼는 원인은 식도운동이 정체되어 있기 때문이며, 후박이 이를 개선합니다. **자소엽**은 반하와 작용이 비슷한데, 가벼운 항우울 작용도 가지고 있습니다.

반하후박탕은 호흡기관과 상부소화기관의 운동, 그리고 경도의 우울증상을 개선합니다. 자소엽, 복령, 생강은 수분을 이동하게 해서, 부종도 다소 개선할 수 있습니다.

반하후박탕이라고 하면 "히스테리구"에 대한 처방을 바로 떠올립니다만, 그뿐만 아니라 배가 팽창한 느낌, 가슴이 막힌 느낌 등에도 효과가 있습니다. '목의 위화감에 사용'하는 용도로만 외우기에는 너무 아까운 방제로, 호흡기관 및 소화기관의 기능이상(기체(氣滯))을 폭넓게 완화한다고 알아둡시다.

다만 반하와 후박은 특히 건조시키는 힘이 강하므로, 음허(陰虛) 등 건조한 환자에게는 바람직하지 않습니다. 만약 사용한다면 맥문동탕 등 촉촉히 윤(潤)하게 하는 방제를 함께 씁시다.

▌복령음(茯苓飮): 복령, 출(창출/백출), 인삼, 진피, 지실, 생강

육군자탕의 배합구성과 유사하며, 보기 작용도 약간 있습니다. 그러나 지실이 들어감으로써 호흡기관과 소화기관의 운동을 개선하고, 특히 위장 속 음식의 정체를 해소하여 위장관 아래로 보내는 작용이 강합니다. 이 처방을 사용할 상황은 "위장관 통과장애"라고 염두해두는 것이 중요하며, 음식물이 소화기관에서 역류하는 듯한 상태를 개선하는 것을 사용목표로 합니다.

지실은 밑으로 보내는 작용이 강하기 때문에 음식물이 제대로 소화되지 않은 채로 변이 되는 경우도 있으며, 이를 '기를 지나치게 내린다'고도 합니다. 소화기능이 떨어져있는 환자에게는 기가 소모될 수 있으므로 지실을 포함한 방제를 사용하게 될 때 주의를 요합니다.

복령음과 반하후박탕을 합친 것은 복령음합반하후박탕(茯苓飮合半夏厚朴湯)이라고 하는 방제입니다. 더욱 넓은 범위에 활용할 수 있으며, 식도이완불능증(achalasia)이나 심인성구토 등에 효과가 있습니다.

복령음이나 복령음합반하후박탕은 위식도역류질환(GERD)에도 사용됩니다. 4~6포/일로 약간 많이 처방하거나, 식욕부진 등 기허증도 있으면 육군자탕을 합쳐서 사용합니다. 역류성식도염 등 염증이 있다면 청열제로 황련해독탕을 약간 추가합니다. 예를 들어 복령음 4포/일와 황련해독탕 1포/일로 말이죠.

역류성식도염이라고 위의 한 가지 방제로 전부 처방할 필요는 없으며, 그 때 상황상황마다 임기응변으로 방제를 적절하게 맞추는 것이 좋을 듯 합니다. 그러기 위해서는 한약의 이해가 중요합니다. 참고로 역류성식도염에는 나중에 설명할 대시호탕이 잘 맞는 환자분도 많습니다.

▌향소산(香蘇散): 향부자, 자소엽, 진피, 감초, 생강

향부자는 소화기관의 운동을 개선하고, 또 혈관확장작용, 진통작용, 가벼운 항우울 작용을 가집니다. '부인과의 주치의'라고도 불리며, 월경주기를 정상화하거나 월경통을 개선해주는 한약입니다.

이 방제에는 자소엽과 진피도 포함되어 있어, 호흡기관 및 소화기관의 운동개선, 그리고 항우울작용을 목표로 해서 처방합니다. 자소엽, 진피, 생강에 의한 가벼운 발한 작용도 있어 가벼운 감기에도 사용합니다. 생강의 톡 쏘는 맛이 있습니다.

저는 "약간 우울"한 상태가 되면 6포/일로 복용합니다(저를 아는 분들은 너도 우울해지냐고 생각하실 수도 있겠지만, 제게도 여러가지 우울한 일이 있습니다).

앞서 '보기제'에서 설명하였듯이, 향소산을 육군자탕에 추가함으로써 소화기계의 증상 개선을 증대시키며, 향사육군자탕이라고 하는 방제와 비슷하게 됩니다. 그러나 엑스제제에서는 성분이 휘발되므로 효과를 높이기 위해서는 용량을 많게 하거나, 다른 약과 병용하는 등의 구성이 필요해집니다.

소반하가복령탕, 복령음, 향소산을 중심으로 익혀둡시다.

소반하가복령탕
(반하, 생강, 복령)

이진탕

+ [진피, 감초]

+ [후박, 자소엽]

복령음
(복령, 출, 인삼,
진피, 지실, 생강)

반하후박탕

합방

복령음 합 반하후박탕

향소산
(향부자, 자소엽,
진피, 감초, 생강)

64

2-4 보혈약(補血藥)

보혈약(補血藥)은 신체의 물질적인 측면을 보(補)합니다. 거기에 내분비 기능을 조절하는 역할도 있어서 여성에게는 빼놓을 수 없습니다(남성에게도 중요하지만). 그러한 관점을 염두해두고 보혈약의 작용을 살펴봅시다.

❖ 보혈약(補血藥)

지황(地黃): 영양 증대(피부, 근골격계 위축 방지, 신경반사 개선), 월경이상 개선, 체내 수분 보존, 신체를 차게 하는 작용, 항염증, 지혈, 위장관 활동 개선을 통한 변비 개선

당귀(當歸): 영양 증대(피부, 근골격계 위축 방지, 신경반사 개선), 월경이상 개선, 체내 수분 보존, 혈행(血行) 개선을 통해 신체 표면을 따뜻하게 함, 근육 경련 및 통증을 완화, 장의 활동 개선 통한 변비 개선, 배농(排膿) 작용

작약(芍藥): 월경이상 개선, 체내 수분 보존, 근육 경련 및 통증을 완화, 지혈, 정신 안정

❖ 대표적인 보혈제

▌사물탕(四物湯): 지황, 당귀, 작약, 천궁

보혈제의 기본골격은 이 사물탕입니다. '보기의 사군자탕', '보혈의 사물탕'이라고 기억해 둡시다.

사물탕은 지황과 당귀로 영양분을 채우고 육체를 강화하며, 다른 본초와 함께 내분비 균형을 개선합니다. 월경 시 혈행을 개선하고 통증을 완화하는 당귀와 천궁, 그리고 근육의 경련을 완화하는 작약으로 월경이상에 대처합니다.

천궁은 구어혈작용이 있는 본초로, 혈행을 좋게 하여 신체를 따뜻하게 하고 통증을 개선하며, 월경이상의 개선, 산후 출혈을 억제하는 작용도 있습니다. 지황은 신체를 차게 하지만, 당귀와 작약이 따뜻하게 함으로써 사물탕은 전체적으로 몸을 따뜻하게 하는 방제입니다.

기허증으로 위장이 약해져 있으면 지황이나 당귀가 몸에 맞지 않을 수 있으므로, 그런 경우에는 우선 보기제로 기허증에 대처합니다. 또한 산후 제반증상은 혈허(血虛)와 어혈(瘀血)이 연관되어 있으므로, 이 사물탕을 구성하는 본초들이 중요한 역할을 합니다.

▌온청음(溫淸飮): 사물탕 + 황련, 황금, 황백, 치자

사물탕에 황련해독탕이라고 하는 방제를 합친 것입니다. 황련해독탕은 나중에 다시 설명할 예정입니다만(88페이지), 열을 식히고 지혈작용이 있으며, 정신과에서는 얼굴을 붉히며 화내는 환자에게 처방합니다.

사물탕의 구성 본초가 포함된 온청음은 '음허(陰虛)'에 적절하게 대처할 수 있는 방제입니다. 황련해독탕 단독이라면 신체를 건조하게 만들 수 있는데 그러한 점을 사물탕이 보완합니다. '혈허(血虛)와 열(熱)'을 치료하는 것이죠. 사물탕이 신체를 따뜻하게 하는 작용을 황련해독탕이 억제합니다.

제1장의 '허열(虛熱)' 부분에서 '약간의 스트레스로도 염증이 계속되거나 반복되는 상태. 만성중이염, 만성부비동염이 대표적인 허열의 예'라고 설명했습니다(26페이지). 그러한 '허열' 환자에게도 온청음을 처방할 수 있습니다.

온청음으로부터 파생된 다음 세 가지 방제는 화농성염증을 억제하는 한약이 들어있어, 염증이 반복되는 체질의 환자분에게 적합합니다.

시호청간탕(柴胡淸肝湯)은 체내 수분을 보존하는 생진(生津) 작용을 갖는 과루근이 포함되어 있어 수분을 잃기 쉬운 어린 아이들에게 많이 사용합니다.

형개연교탕(荊芥連翹湯)은 백지, 지실, 방풍, 형개 등으로 구성되어 있으며, 배농작용과 진통작용이 강합니다.

용담사간탕(竜胆瀉肝湯)은 목통, 차전자, 택사가 포함되어 있으며, 이수작용을 합니다(코타로 제약의 용담사간탕은 쯔무라 제약 것보다 본초가 많이 들어가 있습니다).

▌당귀작약산(當歸芍藥散): 사물탕 − 지황 + 복령, 출, 택사

아주 유명한 방제입니다. 셀러리같은 맛이 나는 한약 처방으로, 사물탕의 작용에 복령, 출, 택사의 이수작용이 추가되었습니다. '보혈+이수'라고 말할 수 있습니다. 구어혈 작용은 다소 약하지만, 강화하고 싶다면 나중에 설명할 계지복령환(桂枝茯苓丸)을 합방할 수도 있습니다.

대체로 하얗고 부종이 있거나, 통통해서 혈행(血行)이 안 좋은 수족냉증이 있는 환자가 대상입니다. 출이 추가됨으로써 당귀와 천궁의 안태효과가 증대되므로 월경통, 임신중 복통, 유산 예방에도 좋습니다.

또한 당귀와 천궁의 혈행 개선 작용에 의해 뇌혈류를 증가시켜 복령, 출, 택사로 뇌부종을 경감시킵니다. 즉, 치매에도 사용할 수 있습니다. 치매의 한약이라고 하면 처음에는 억간산(抑肝散)을 바로 떠올릴 수 있습니다만, 이 당귀작약산도 치매에 자주 활용할 수 있는 처방으로, 특히 당귀가 인지기능 개선에 큰 역할을 하고 있습니다.

당귀작약산의 배합 구성을 보면, 사물탕의 축소 구성과 오령산의 축소 구성을 섞은 듯한 느낌이 있습니다. 오령산은 나중에 소개해드릴 예정인데, 복령, 출, 저령, 택사, 계지로 구성된 이수제입니다.

┃ 온경탕(溫經湯): 사물탕 – 지황 + 목단피, 인삼, 반하, 맥문동, 아교, 계지, 생강, 오수유, 감초

사물탕보다 신체 표면과 신체 안을 더 따뜻하게 해서 한을 제거하고, 구어혈(驅瘀血) 작용도 강화하여 보혈(補血)과 생진(生津)을 확실히 해서 몸의 수분을 보존합니다. 꽤 다방면으로 신체에 작용을 합니다.

목단피는 구어혈약(驅瘀血藥)으로 열을 식히고 혈행을 개선합니다. 오수유는 거한약(祛寒藥)으로, 신체 안을 따뜻하게 해서 소화기관 운동성을 개선하고 제토, 이수작용을 합니다. 맥문동과 아교는 보음작용이 있어 신체를 촉촉하게 합니다.

인삼, 감초, 생강은 보기약으로 소화기능을 개선합니다. 특히 인삼은 신체 안을 따뜻하게 하여 몸의 수분을 보존하는 경향이 있습니다. 반하, 생강 등은 신체를 건조하게 하므로 그러한 작용을 억제하고 촉촉하게 하기 위해 맥문동, 아교, 인삼이 들어갑니다.

어혈로 인해 혈의 흐름이 정체되어 혈허(血虛)가 생기는 경우가 있습니다. 그렇게 되는 경우, 음양의 균형이 깨져 양(陽)이 상대적으로 우세해지므로 신체는 건조해지고 허열(虛熱)이 생기며 손발이 달아오르거나 입술이 건조해지는 증상이 나타납니다. 이러한 증상에 적합한 온경탕은 구어혈작용과 보혈작용을 가지며 자윤(滋潤)작용도 충분히 있는 방제라고 할 수 있습니다.

다만 오수유와 인삼이 들어가 있다는 것은 신체 속을 따뜻하게 하는 것을 의미합니다. 따라서 한증이며, 월경주기가 길고 월경통도 심한 환자를 대상으로 처방합니다.

┃ 궁귀조혈음(芎歸調血飮): 사물탕 – 작약 + 출, 복령, 진피, 향부자, 목단피, 대조, 생강, 감초, 오약, 익모초

의료용 엑스제제는 태호당(太虎堂) 제약만 생산하고 있습니다. 흔하게 다용하지는 않지만 개인적으로 좋아하는 방제입니다.

출, 복령, 진피, 향부자, 대조, 생강, 감초는 이제 설명하지 않아도 괜찮겠죠? 이수, 보기, 이기 작용을 합니다.

목단피와 익모초는 구어혈 작용을 하며, 산후 출혈과 복통을 완화합니다. 오약은 이기약으로 소화기관의 운동성을 개선함으로써 복통을 완화하고, 혈행을 개선하여 신체 표면을 따뜻

하게 합니다.

기혈수 모두에 관여되어 있고 넓은 범위에 사용할 수 있는 방제입니다. 산후 및 월경전후에 나타나는 모든 제반증상에 활용합니다. 또한 구어혈 작용을 가지므로 여러 증상에 대하여, 만성염증으로 인한 조직 리모델링을 목표로 사용하기도 합니다.

▌소경활혈탕(疎経活血湯): 사물탕 + 출, 복령, 방기, 도인, 우슬, 진피, 방풍, 위령선, 강활, 백지, 용담, 생강, 감초

사물탕은 근육과 뼈를 튼튼하게 합니다. 거기에 출, 복령, 방기는 이수작용이 있으며 수체(水滯)에 의한 통증을 개선합니다. 도인과 우슬은 구어혈 작용이 있어 혈행 장애에 의한 통증을 완화합니다. 방풍, 위령선, 강활, 백지는 따뜻하게 하여 땀을 내어, 근골격계에 대한 수체나 한에 의한 통증을 완화합니다. 용담은 항염증작용이 있습니다. 이러한 한약의 효능을 정리해보면 수체(水滯), 어혈(瘀血), 한(寒)과 관련되는 동통을 개선하여, 근육과 뼈를 낫게 한다는 것을 알 수 있습니다.

뇌졸중 후 시상통(post-stroke thalamic pain) 등 뇌혈관장애 후 사지통증이나 마비 증상에 처방하는 경우가 많습니다. 위에서 언급한 상황과 관련이 된다면 사지동통, 마비증상 그 이외에도 폭넓게 사용할 수 있습니다.

주의할 점은 보기작용이 있는 성분이 많이 들어있지 않으므로 비교적 건강한 환자을 대상으로 처방한다는 것입니다. 만약 인삼이 있었다면(인삼이 가지는 보기의 힘이 강하다), 사군자탕을 포함하게 되는 구성입니다. 하지만 인삼이 없으므로 기허증이 있는 경우에 단독으로 처방하는 것은 환자에게 버거울 수 있으므로 보기제를 함께 처방하는 것을 권장합니다.

물론 상황에 따라 좀 더 보혈작용이 필요하다면 보혈제를 추가해도 되고, 구어혈 작용을 강화하고 싶으면 구어혈제를 합방합니다. 그때그때마다 환자의 상태에 맞춰 유연하게 대응해봅시다.

보혈제 정리

사물탕을 기본으로 다양한 방제가 만들어집니다.

온청음

\+ [황련, 황금, 황백, 치자]

당귀작약산

− 지황
\+ [복령, 출, 택사]

온경탕

사물탕
(지황, 당귀, 작약, 천궁)

− 지황
\+ [목단피, 인삼, 반하, 맥문동, 아교, 계지, 생강, 오수유, 감초]

− 지황
\+ [백출, 복령, 진피, 향부자, 목단피, 대조, 생강, 감초, 오약, 익모초]

\+ [출, 복령, 방기, 도인, 우슬, 진피, 방풍, 위령선, 강활, 백지, 용담, 생강, 감초]

궁귀조혈음

소경활혈탕

70

2-5 보기보혈약(補氣補血藥)

기허와 혈허는 어느 한 쪽으로만 존재하지 않습니다. 때로는 보기(補氣)와 보혈(補血)을 동시에 해야 하는 경우도 있습니다. 기허증 환자가 근육, 피부, 뼈가 약해져 있는 경우, 물질적인 측면에서도 허(虛)하므로 보기(補氣)를 할 때 혈(血)도 같이 보(補)합니다.

지난 내용의 복습입니다만, 보기제의 기본골격은 사군자탕이었습니다. 인삼, 감초, 출(창출/백출), 복령 총 네 가지 한약 본초가 포함되어 있습니다. 보혈제 기본골격은 사물탕이었습니다. 지황, 당귀, 작약, 천궁 총 네 가지 한약 본초로 구성되어 있습니다.

거의 모든 보기제나 보혈제는 이 두 가지가 각각 기본 토대가 되어 발전한 것입니다. 양쪽을 합친 보기보혈약은 '기혈양허(氣血兩虛)' 상태에서 사용합니다.

❖ 대표적인 보기보혈제(補氣補血劑)

▌ 십전대보탕(十全大補湯): 사군자탕 + 사물탕 + 황기, 계지

더 설명하지 않아도 알 수 있겠지만, 황기와 계지는 욕창이나 잘 낫지 않는 창상 등에 대해 효과적입니다.

십전대보탕은 기허증이 있는 환자가 더 수척해지는 경우에 사용합시다.

빈혈이나 저알부민혈증도 기혈양허입니다. 빈혈은 혈허 뿐만 아니라, 기허의 영향도 있습니다.

인삼양영탕(人蔘養營湯): 사군자탕 + 사물탕 – 천궁 + 황기, 계지, 원지, 오미자, 진피

원지는 정신안정과 기억력 개선작용, 그리고 거담작용을 가집니다. 오미자는 땀을 그치게 하고 신체에 수분을 보존하며, 진해작용, 노화에 의한 제반증상(소변실금, 인지기능저하 등)을 개선합니다.

인삼양영탕은 십전대보탕이 목표로 하는 증상에 호흡기증상이 더해지거나 인지기능저하가 관찰될 때 주로 사용합니다. 다만 활발한 세균감염 등의 급성염증이 있다면 증상이 악화될 수 있습니다. 인삼양영탕이나 십전대보탕은 따뜻하게 하는 처방으로 열을 조장하기 때문입니다.

대방풍탕(大防風湯): 사군자탕 + 사물탕 + 황기, 우슬, 방풍, 강활, 부자, 두충, 건강, 대조

여기에서 다룬 한약 중 일부는 소경활혈탕(69페이지)에서 설명했습니다. 두충은 보양약(補陽藥)으로, 노화에 의한 요통이나 빈뇨 등에 처방합니다. 소경활혈탕보다 어혈에 대한 고려는 적지만, 사군자탕과 황기가 들어있어 기허증에 좀 더 응용할 수 있습니다.

따라서 큰 병을 앓은 후나 수술 후, 영양장애 등으로 근력이 떨어져서 잘 못 걷는 환자에게 적합합니다. 소경활혈탕에 보기제나 보혈제를 합치거나(예를 들어 소경활혈탕합십전대보탕), 대방풍탕에 구어혈제를 합친(예를 들어 대방풍탕합계지복령환) 처방 등은 신체재활을 필요로 하는 환자에게 적합합니다.

귀비탕(歸脾湯): 사군자탕 + 산조인, 용안육, 원지, 당귀, 황기, 목향

사물탕이 전부 들어있는 것은 아니지만, 산조인, 용안육, 당귀는 보혈약이며 귀비탕은 기허증 뿐만 아니라 혈허증에도 대처할 수 있습니다.

특히 산조인과 용안육, 그리고 원지는 특유의 정신안정 작용이 있어, 환자에게 충격적인 사건이 일어나 정신적으로 피로해졌을 때 유용하다고 합니다(산조인은 불면증에도 효과 있음). 중의학적으로는 심(心)의 혈허가 신(神)에 영향을 미친다고 하며, 이 한약들은 심(心)의

보혈 작용을 강화하여 안신작용(安神, 정신안정 작용)을 한다고 설명하고 있습니다. 다만 중의학적인 음양오행론의 장부에 기반한 해설은 이해하기 난해한 부분이 있으므로, 이 책에서는 그러한 이야기는 없는 걸로 하고 '특유의 정신안정 작용이 있다'고 외워둡시다.

여기에 목향이 들어감으로써 이기(理氣)성분이 추가되고, 특히 소화기관의 연동을 부드럽게 합니다. 목향은 혈관확장작용도 갖고 있습니다.

위의 설명으로 보건데, 귀비탕은 걱정이나 고민이 많고 불면증이 있으며 기력이 감소하거나 없어진 상황에서 활용하는 처방입니다. 옛날에는 시어머니에게 혼나거나 남편이 감싸주지 않아 걱정하고 고민하는 여성 또는 상사병에 걸린 사람에게 처방되었다고 합니다. 처방목표가 되는 증상에 대해 대략적인 감이 잡히나요?

원지는 기억력 개선작용이 있다고 알려져 있으며, 목향의 혈관확장 작용에 의한 뇌혈류개선을 기대하며 경도인지장애나 치매에 사용하기도 합니다.

가미귀비탕(加味歸脾湯)은 귀비탕 + [시호, 치자]입니다. 귀비탕은 기력이 없어 약해져있는 상황에 사용합니다만, 시호와 치자가 더해지면서 신경에 긴장이 많이 될 때 사용하게 됩니다. 조금 과열된 열을 식혀주는 느낌이죠. 시호와 치자 이 두 가지 본초에 대해서는 나중에 설명하겠습니다.

보기보혈제 정리

기본적으로 사군자탕과 사물탕을 합친 것입니다

| 사군자탕 | 사물탕 | ➡ | 십전대보탕 |

+ [황기, 우슬, 방풍, 강활, 부자, 두충, 건강, 대조]

+ [황기, 계지]

⬇ **대방풍탕**

− 천궁
+ [원지, 오미자, 진피]

⬇ **인삼양영탕**

귀비탕
(사군자탕 + 산조인, 용안육, 원지, 당귀, 황기, 목향)

➡ **가미귀비탕**

+ [시호, 치자]

당귀의 유래

당귀는 여성의 약으로 유명하며, 부인과 질환의 한 여성의 에피소드가 당귀 이름의 유래가 되었다고 하는데, 몇 가지 설이 있다고 합니다.

불임이 된 여성을 남편이 쫓아내서 부인은 울며 친정으로 돌아갔습니다. 그 후 당귀를 먹었더니 몸이 회복되었는데, 어머니에게 '남편에게로 바로(當) 돌아갈 것(歸)'이라 듣고 돌아왔다는 유래 하나가 있습니다. 다른 하나는 남편이 집을 나가버려서 아내가 '서방님, 바로(當) 돌아올 것(歸)'을 기원하며 당귀를 먹었더니 부인의 병이 나아서 남편과 다시 사이좋게 살았다는 유래가 있습니다. 어느 쪽이든 아내는 건강해졌다는 이야기고, 이처럼 당귀는 예전부터 여성에게 필수적인 한약이었습니다.

2-6 구어혈약(驅瘀血藥)

　저는 특히 구어혈작용을 중요하게 생각합니다. '어혈'이라는 병태를 고려하여 좀처럼 개선되지 않던 환자분의 증상이 좋은 방향으로 향해가는 것을 종종 경험했습니다. 월경이상, 월경 전후나 산후의 제반증상, 외상에 의한 내출혈 등 이외에도 만성적인 경과를 보이는 병태는 어혈이라 생각하고 구어혈약을 포함하는 방제를 사용해봅시다.

　구어혈약은 "활혈화어약(活血化瘀藥)"과 "파혈약(破血藥)" 두 가지를 우선 알아둡시다. 전자는 혈행을 정상화하는 작용, 후자는 조직 리모델링에 대한 작용으로 봐도 무방합니다. 자주 사용되는 것은 "도인과 목단피"의 조합이며, 그보다 강력한 것이 "홍화와 소목"의 조합입니다.

　보혈약과 비슷하게 월경이상 증상을 개선하지만, 구어혈약은 무월경이나 희발월경에 대해 출혈을 촉진시킴으로써 증상을 개선하는 작용이 있습니다. 조금은 신기하지만 나쁜 혈(血)을 내보내는 느낌입니다. 보혈약은 내분비계를 온화하게 조절하는 인상, 구어혈약은 나쁜 혈(血)을 공격하는 인상이 있습니다.

　주의할 점은 구어혈작용은 매우 강력한 작용으로 기와 혈을 소모시킬 수 있다는 것입니다. 환자에게 기허나 혈허가 없는지 확실하게 확인한 후, 있다면 기허, 혈허를 반드시 보(補)하도록 합니다. 당초에 기나 혈이 허(虛)하지 않아도(정기가 충분히 있어도) 구어혈제를 계속 사용하면 조금씩 소모되는 경우가 있으므로 필요한 때에 맞추어 보(補)할 필요가 있습니다.

❖ 활혈화어약(活血化瘀藥)

천궁(川芎): 혈행을 정상화하여 진통, 월경이상의 개선, 산후 출혈을 억제(68페이지, 사물탕 참조)

익모초(益母草): 자궁수축, 지혈, 이수(68페이지, 궁귀조혈음 참조)

목단피(牧丹皮): 항염증, 열을 식힘, 혈행 정상화

적작약(赤芍藥): 월경이상 개선, 조직 리모델링 개선, 지혈 작용

당귀(當歸): 보혈약이지만 혈행 정상화하는 활혈(活血) 작용이 있음

❖ 파혈약(破血藥)

도인(桃仁): 월경이상 개선, 장의 활동 개선하여 변비개선, 정신안정, 조직 리모델링 개선

홍화(紅花): 월경이상 개선, 혈행 정상화, 조직 리모델링 개선, 진통

소목(蘇木): 월경이상 개선, 강력한 조직 리모델링 개선, 진통, 지혈

❖ 대표적인 구어혈제

│ 계지복령환(桂枝茯笭丸): 도인, 목단피, 계지, 복령, 작약

유명한 구어혈제이죠. 도인과 목단피는 구어혈작용을 가지며, 도인에는 흥분을 가라앉히는 정신안정 작용이 있습니다. 계지는 혈행을 개선하는 작용과 정신안정 작용이 있으며, 전자의 작용이 구어혈작용을 보조하는 역할을 합니다. 작약은 근육 경련을 억제하여 통증을 완화시키고 정신을 안정시킵니다. 복령은 이수작용과 정신안정 작용을 가집니다.

이러한 작용으로부터 어혈에 의한 제반증상에 사용한다는 점을 알 수 있습니다. 열증이면 통도산(通導散), 한증이면 당귀작약산을 합방함으로써 구어혈작용을 강화하고 보조하며 활용하는 경우가 종종 있습니다.

계지복령환을 처방하는 것에 큰 거부감이 없는 선생님도 많을 것이라 생각됩니다만, 이 방제도 공격하는 계열이므로 "사(瀉)" 기허나 혈허가 있는 경우에 사용하게 되면 환자의 상태를 악화시킬 수 있습니다. 이러한 경우에는 확실히 기허, 혈허를 보하면서 사용하는 것이 중요합니다. 예를 들면, 기허증이 있을 때는 계지복령환합보중익기탕을 사용하는 것이죠.

계지(桂枝)와 계피(桂皮)

이름은 계지복령환인데 사용되는 한약은 계피(桂皮)입니다. 이뿐만 아니라 엑스제제는 전부 계지 대신에 계피를 사용합니다. 계지가 주로 신체 속을 따뜻하게 한다면, 계피는 신체 표면의 혈류를 좋게 하여 발한시키는 작용이 강합니다. 이러한 부위별 차이를 무시하는 것은 문제입니다만, 엑스제제를 사용하는 입장으로서 구분해서 활용하기는 어려운 부분입니다.

도인승기탕(桃仁承氣湯): 도인, 대황, 망초, 계지, 감초

도인의 파혈작용을 대황과 망초라는 사하약(瀉下藥)이 도와서 변으로 배출합니다. 계지는 정신안정 작용과 구어혈 작용을 돕습니다. 어혈로 변비가 있는 환자나, 계지복령환을 사용하는 것보다 강한 어혈이 있을 경우에 선택할 수 있는 처방입니다.

『상한론』에 나오는 처방으로 '열이 내리지 않는 상태에서 오한이나 두통 등 신체 표면의 증상은 없으며, 배가 아프고 미칠 것 같을 때 사용'하도록 기록되어 있습니다. 섬망(delirium)의 치료에도 활용할 수 있겠습니다. 도인승기탕은 계지복령환보다 도인의 양이 많고 계지의 작용이 더해져『상한론』에 기록되어 있는 것처럼 정신증상에 사용할 수 있다고 생각합니다.

대황이나 망초는 사하약(瀉下藥)이지만, 도인, 홍화, 소목이 가지는 파혈작용을 도와줍니다. 이런 작용과 함께, 한방의학 특유의 '내리는(下)' 작용에서 중요한 역할을 합니다. 이 "내리는" 작용에 대해서는 제4장에서 다시 설명하겠습니다(173페이지).

통도산(通導散): 홍화, 소목, 당귀, 대황, 지실, 망초, 후박, 진피, 감초, 목통

가장 강력한 구어혈제입니다. 홍화와 소목의 강한 파혈작용과 이기(理氣)에 의한 진통작용을 기대할 수 있습니다(어혈과 기체는 동시에 존재하기 쉽습니다). 당귀는 혈행을 개선하여 구어혈작용을 보조하며, 대황, 지실, 망초는 어혈을 변으로 배출합니다. 지실, 후박, 진피는 소화기관의 운동을 개선합니다. 목통은 이수작용과 항염증작용을 주로 담당합니다.

강력한 구어혈작용을 가지므로 조직 리모델링을 발생시키는 병태에 가장 적합한 것으로 생각됩니다. 진통작용도 구어혈제 중 가장 강하며, 암성동통 및 기타 만성동통도 커버할 수 있습니다. 조직 리모델링을 개선하여 이수작용도 가지는 점에서 수술 후나 방사선치료 후의 부종에도 사용할 수 있습니다. 활용범위는 꽤 넓은 것으로 생각되며, 저는 개인적으로 자주 활용하고 있습니다. 여기에 목단피를 추가하면 효과가 더욱 증가하며, 앞서 기술하였듯이 엑스제제에서는 계지복령환을 합방하기도 합니다.

다만, 통도산은 설사를 일으키기 쉬우며 기허 환자에게 사용하면 체력을 더욱 소모시킵니다. 이런 경우에는 통도산에 보기제를 합방하여 오래 사용할 수 있도록 합니다. 예를 들어 통도산(2포/일)에 보중익기탕(4포/일)을 추가하는 것입니다. 이러한 보기제를 합한 구성은 완화의료(palliative medicine)에서 더욱 많이 활용되어야 할 방제라고 생각합니다.

구어혈제 정리

어혈제는 계지복령환, 그리고 사하약이 들어간 도인승기탕, 강력한 파혈작용에 중점을 둔 통도산 세 가지 유형으로 나뉩니다. 그밖에도 궁귀조혈음이나 온경탕 등도 구어혈작용을 갖고 있습니다. 본초 수준에서 볼 때 구어혈작용을 가지는 것은 꽤 많습니다만, 여기서는 구어혈작용에 특화된 것들을 골랐습니다.

계지복령환
도인, 목단피, 계지, 복령, 작약

－ [목단피, 복령, 작약]
＋ [대황, 망초, 감초]

도인승기탕

통도산
홍화, 소목, 당귀, 대황, 지실,
망초, 후박, 진피, 감초, 목통

2-7 이수약(利水藥)

이수약은 물의 밸런스 조절에 사용됩니다. 여분의 물을 혈관 내로 끌어당기는 것이 주요 역할이나 본초에 따라 작용하는 부분이 다릅니다. 많은 부분에 작용하는 출과 복령이 기본 본초이며, 저령과 택사는 소변으로 배출하는 힘이 강합니다.

⁜ 이수약

복령(茯苓): 보기약으로도 사용된다. 소화흡수력 업, 정신안정, 활용도가 높은 이수작용

저령(猪苓): 보기작용도 있음. 강한 이수작용. 특히 소변으로 배출

택사(澤瀉): 강한 이수작용. 특히 소변으로 배출

방기(防己): 진통, 항염증, 이수작용. 주로 신체표면의 부종이나 관절수종에 사용된다.

목통(木通): 이수작용. 부종에도 효과 있으며 소변으로 배출

차전자(車前子): 이수작용. 부종에도 효과 있으며 소변으로 배출

출(朮): 보기약으로도 사용된다 (백출이 강함). **창출**은 발한작용을 통해 신체 표면으로부터 수분을 제거. **백출**은 반대로 지한작용이 있으며 이수작용이 강하다.

활석(滑石): 이수작용. 소화관내 물을 끌어내 소변으로 배출

❖ 대표적인 이수제

▌**오령산(五苓散)**: 복령, 출, 저령, 택사, 계지

야츠하시(역주: 교토의 대표적인 특산물) 같은 맛이 납니다. 본초의 배합을 보면, 철저하게 이수작용을 목적으로 한 방제라는 것을 알 수 있습니다. 복령과 출로 소화기관내 및 세포간질에 있는 수분을 혈관 내로 끌어오고 저령과 택사로 소변으로 내보내며, 계지로 신혈류를 증가시키는 작전. 고민을 많이 한 처방입니다.

자주 처방되는 증상은 구토나 설사입니다. 소화관 내에 물은 많이 있으나 혈관 내로는 들어가지 않아 구토설사가 나온다는 환자에게는 우선 사용해보는 것이 좋을 듯 합니다. 그밖

창출과 백출

창출과 백출의 차이는 엄밀한 의사는 신경을 써서 구분합니다. 옛날의 한방서적에서는 '출(朮)'이라고만 기재를 하였지만 '명의별록(名醫別錄)'이라는 책부터 구분이 되었습니다. 작용에서 비슷한 점도 많지만 건조시키는 능력과 위장을 보조하는 능력(건위(健胃)작용)에 차이가 있다고 합니다. 창출은 발한작용이 있어 신체표면에서 수분을 제거하는 경향이 강합니다. 백출은 반대로 지한작용이 있으며 이수작용이 강해서 혈관 내로 수분을 끌어들입니다. 건위작용은 백출이 강하다고 알려져 있습니다.

제약회사에 따라 어떤 출을 넣었는지가 다릅니다. 예를 들어 오령산의 경우에, 쯔무라는 창출, 타사는 백출이 많습니다. 쯔무라는 타사에서 백출을 사용한 것에 창출로 대신하는 것이 많습니다.

한 예로, 보중익기탕은 기허(氣虛)에 의한 자한(自汗)을 멈추게 하는 것을 목표로 하기 때문에 창출보다는 백출이 적합하다고 생각합니다. 그러나 제가 일하는 병원에서는 쯔무라 제품을 사용하고 있어서 어쩔수 없이 쯔무라 것만 사용하고 있습니다. 오령산은 크라시에 제품도 사용하고 있습니다. 추후에 보중익기탕도 다른 제약회사 제품을 활용해보고 싶습니다.

에도, 복수가 많은 환자에게 보중익기탕 및 구어혈제와 함께 사용하면 복수를 많이 뺄 수 있으며, 빙글빙글 도는 현기증, 부종 전반, 두개내압항진 등에도 처방할 가치가 있어 응용범위가 매우 넓은 방제입니다.

오령산은 수분채널인 아쿠아포린4를 저해한다고 알려져 있으며, 이 메커니즘이 이수작용을 담당합니다. 다른 방제나 본초 수준에서 작용 메커니즘이 밝혀지는 것도 기대되고 있습니다.

▌ 영계출감탕(苓桂朮甘湯): 복령, 출, 계지, 감초

이수작용이 있는 것은 복령과 출로, 여분의 물을 혈관 내로 끌어옵니다. 소변으로 배출하는 작용이 아주 강하지는 않습니다. 혈관 내 수분을 보존하면서, 현기증이나 심계항진 증상에 효과적입니다.

특히 현기증이 포인트이며, 아이들의 기립성 조절장애에 대하여 보중익기탕 등의 보기제와 같이 합방하여 사용합니다.

또한 감맥대조탕이나 계지가용골모려탕을 같이 사용하면, 영계감조탕이라고 하는(엑스제제에 없는) 한방 처방과 유사해지며, 기의 이상과 수의 이상에 광범위하게 활용할 수 있어 갑자기 발생하는 동계나 통증 등에 효과가 있습니다.

영계출감탕의 계지를 건강(乾姜)으로 바꾼 것이 영강출감탕이라고 하는 처방입니다. 건강은 신체 안도 표면도 따뜻하게 하는 작용이 강한 것이 특징으로, 한증 환자를 대상으로 합니다. 차가워지면 몸이 무거워져 '영차'하고 일어나면서 발생되는 요통이나 냉증으로 쥐가 나는 경우에도 효과가 좋습니다.

쥐라고 하면 작약감초탕이 유명합니다만, 작약이 몸을 차게 할 수 있기 때문에, 냉증에 의해 쥐가 나는 경우에는 영강출감탕이 좀 더 적합할지도 모릅니다. 그리고 엑스제제의 작약감초탕은 감초의 양이 꽤나 많은 것이 문제가 될 수 있습니다(1일 양으로 5-6 g). 작약감초탕은 막연하게 1일 3포로 처방해도 되는 방제가 아닙니다.

진무탕(眞武湯): 복령, 출, 작약, 생강, 부자

진무탕은 복령과 출의 이수작용을 기반으로 하며, 생강과 부자는 신혈류(腎血流)를 증가시켜 이뇨작용을 도와주며, 작약은 소화관 운동이나 근육 진통완화에 좋습니다. 신기능이 떨어져 소변이 나오지 않고 사지가 차갑다는 등 전신상태가 좋지 않은 환자가 전형적인 처방 대상입니다.

물같은 설사를 하지만 소변은 별로 나오지 않을 때, 부종이 심해서 통증도 있고 냉증도 관련되어 있을 때 사용합니다. 소변이 잘 나오지 않는다는 것이 핵심입니다.

복령과 출의 보기작용에 생강과 부자의 따뜻하게 하는 작용이 추가되어 양허(기허와 한)를 개선하는 방제입니다. 양허를 끼고 있는 증상에 선택할 수 있는 처방이며, 보기 작용과 온리(溫裏, 몸 속을 따뜻하게 하는) 작용을 더 강화하고 싶다면 인삼탕과 합쳐 진무탕합인삼탕으로 처방하는 경우도 있습니다.

당귀작약산(當歸芍藥散): 사물탕 – 지황 + 복령, 출, 택사

보혈제의 기본인 사물탕에 복령·출·택사의 이수작용을 더한 것입니다. 보혈제 항목에서 자세하게 설명하고 있습니다(67페이지).

저령탕(豬苓湯): 저령, 택사, 복령, 활석, 아교

원래는 설사를 멈추기 위해 만들어진 한약 처방입니다. 열이 나고 땀도 심하게 나고 입이 마르며 물을 마셔도 소변은 안 나오는데 설사만 하는 경우에 활용되었습니다.

복령과 활석으로 소화관내 물을 혈관으로 흡수하고, 저령·택사·활석이 소변으로 내보냅니다. 아교는 지혈을 돕고 지나친 이수작용을 방지합니다. 활석은 열을 식히는 작용도 있어 열이 나고 땀도 심할 경우에 적합합니다.

다만 최근에는 저령과 택사, 활석의 "소변으로 배출"하는 작용에 주목하여 방광염과 요도염에도 처방되고 있습니다. 혈뇨가 있다면 아교 만으로는 충분하지 않으므로 사물탕을 합친 사물탕합저령탕으로 대처합니다. 전립선비대증에도 사용되는 경우가 있습니다.

반하백출천마탕(半夏白朮天麻湯): 반하, 백출, 복령, 택사, 천마, 인삼, 황기, 건강, 진피, 황백, 맥아, 생강

천마는 항간질작용과 진통작용을 가지며 이수작용을 통해 현기증을 완화시킵니다. 인지기능을 개선시키는 작용도 있다고 생각되고 있습니다. 백출·복령·택사는 이수작용을 통해 소변으로 배출합니다. 그 밖에도 보기약과 이기약이 들어가며, 소화관의 기능과 운동을 개선하여 이수작용을 보조합니다. 황백은 열을 식히는 작용과 건조하게 하는 작용이 같이 있고, 인삼 등이 가지고 있는 수분을 보존하는 작용을 상쇄하기 위해 구성되어 있습니다.

방제 전체로는 따뜻하게 하는 방향으로 만들어져 있으며, 냉증이 있고 기허와 기체를 동반한 수체(水滯) 환자에게 사용합니다. 현기증에 사용되는 것으로 유명하지만, 진통작용도 있어 두통, 사지동통(특히 날씨에 의해 좌우되는 유형)에 활용되기도 합니다.

방기황기탕(防己黃耆湯): 방기, 황기, 출, 생강, 대조, 감초

방기와 황기가 들어있는 것이 특징입니다. 방기는 특히 신체 표면의 물을 끌어냅니다. 황기도 같은 작용을 하며, 땀을 그치게 합니다. 이 방제는 특히 방기와 같이 체내 수분을 끌어내는 효과가 기대됩니다. 다른 특징으로는 방기에 약간의 항염증작용이 있다는 것입니다.

퇴행성 슬관절증과 하지부종에도 자주 이용됩니다. 부자를 조금 가하면, 진통작용과 이수작용으로 방기황기탕을 보조합니다. 다만 강한 염증반응이 일어나고 있거나 열감이 있는 상황에는 적합하지 않으며, 나중에 설명할 청열제를 사용하거나 합방합니다.

이수제 정리

이수제의 기본은 오령산으로, 오령산에서 가감한 방제가 많습니다. 방기황기탕은
방기와 황기가 들어있어 다른 그룹으로 분류하였습니다.

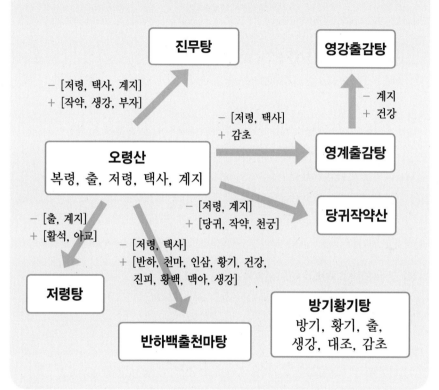

진무탕

− [저령, 택사, 계지]
+ [작약, 생강, 부자]

영강출감탕

− 계지
+ 건강

− [저령, 택사]
+ 감초

영계출감탕

오령산
복령, 출, 저령, 택사, 계지

당귀작약산

− [출, 계지]
+ [활석, 아교]

− [저령, 계지]
+ [당귀, 작약, 천궁]

− [저령, 택사]
+ [반하, 천마, 인삼, 황기, 건강,
진피, 황백, 맥아, 생강]

저령탕

반하백출천마탕

방기황기탕
방기, 황기, 출,
생강, 대조, 감초

2-8 청열약(清熱藥)

청열약(清熱藥)은 식히는 한약, 거한약(祛寒藥)은 따뜻하게 하는 본초입니다. 꽤 종류가 많아 주요 본초로 좁혀서 소개드리겠습니다.

청열약은 급성 감염증 등의 경우에 열을 식히는 역할을 하는 것, 화상 등 혈관이 확장되어 충혈된 것 같은 염증을 가라앉히는 것, 종창이나 부종을 동반하는 삼출성 염증을 가라앉히는 것 등으로 구분됩니다.

❖ 청열약

지모(知母): 항염증, 열을 식혀서 체내 수분 보존

석고(石膏): 삼출성 염증 억제, 열을 식혀서 발한 제어

치자(梔子): 혈관확장을 억제하여 항염증, 지혈, 정신안정(흥분 제어)

황금(黃芩): 혈관확장을 억제하여 항염증, 지혈

황련(黃連): 혈관확장을 억제하여 항염증, 지혈, 정신안정(흥분 제어), 강압(降壓)

❖ 대표적인 청열제

▌마행감석탕(麻杏甘石湯): 마황, 석고, 행인, 감초

마황과 석고의 조합은 삼출성 염증에 함께 처방됩니다. 이 방제는 석고의 항염증작용과 마황, 행인의 이수작용을 이용하며, 특히 행인은 기도의 부종을 제거하는 힘이 강합니다. 기관지 천식의 발작이나 폐렴, 이 밖에도 하지의 혈전성정맥염 급성기에 효과적입니다.

다만 지금 시대에 폐렴에 이 처방만으로 대처하는 것은 비현실적이며, 사용한다 해도 항균제(antimicrobials)와 병용합니다. 바이러스성 폐렴이라면 서양의학적으로 대증요법을 하는 경우가 많으며, 마행감석탕을 병용하는 것이 증상개선에 도움이 됩니다. 혈전성정맥염에 대해서는 PRN으로 자주 복용하게 하고, 통증이나 붓기가 빠지면 구어혈제로 조절합니다.

▌월비가출탕(越婢加朮湯): 마황, 석고, 출, 생강, 대조, 감초

이것도 마황과 석고의 조합으로, 출이 추가되어 이수작용이 증대됩니다. 생강과 대조는 위장을 보호하기 위해 들어있습니다.

관절염으로 관절에 물이 고여 붉게 부어있을 때, 삼출성 복막염, 신증(nephrosis) 부종 등에 사용됩니다.

▌백호가인삼탕(白虎加人蔘湯): 석고, 지모, 갱미, 인삼, 감초

열이 높고 땀이 심하게 나며 입이 마르고 수분을 보충해도 소변이 나오지 않는 경우는 발열과 발한에 의한 탈수 상태로, 이를 개선하기 위해 만들어진 것이 이 방제입니다.

석고와 지모라고 하는 강력한 항염증작용을 가지는 본초의 조합으로 전신 염증을 억제하여 열을 식힙니다. 석고는 땀을 억제하고, 그 외의 지모, 갱미, 인삼, 감초로 탈수 증상을 예방하여 수분을 비축합니다. 이 방제에서는 인삼이 보기가 아니라 수분 유지를 위해 사용됩니다.

당뇨병의 입마름(口渴)에 사용되기도 합니다만, 원래는 전신의 심한 염증으로 탈수가 되었을 때를 위한 방제이므로 당뇨법 활용에 개인적으로 의문이 남습니다.

▍ 황련해독탕(黃連解毒湯): 황련, 황금, 황백, 치자

열을 식혀서 의식을 뚜렷하게 하는 방제로, 고열로 섬망 상태인 환자에게 사용할 수 있습니다. 맛은 매우 씁니다.

이 방제에 쓰이는 한약은 혈관을 수축시켜 발적을 제어하는 작용이 있습니다. 따라서 피부가 붉어진 화상에도 활용할 수 있고, 급성위염에 반하사심탕과 함께 사용하는 일도 많으며, 구내염에도 효과적입니다. 황련의 강압작용을 기대하고 고혈압에 사용하기도 합니다.

정신과에서는 흥분 상태를 제어하기 위해 사용합니다. 다만, 장기 복용하게 되면 배가 차가워져 복통과 식욕부진이 생길 수 있습니다. 참고로 지혈할 때는 '냉복(冷服)'이라고 해서 차갑게 복용하도록 합니다.

▍ 반하사심탕(半夏瀉心湯): 반하, 황련, 황금, 인삼, 건강, 대조, 감초

감염성 위장염을 위해 만들어진 방제입니다. 황련과 황금의 조합으로 염증을 억제하고, 황련은 위산의 분비도 억제합니다. 그러나 이들은 차게하는 성질을 가지므로 장기 복용에는 적합하지 않습니다.

따라서 온리작용, 특히 소화기관을 따뜻하게 하는 작용을 가지는 건강이 더해집니다. 차가운 것과 따뜻한 것의 조합으로 안정된 구성입니다.

반하와 건강은 메스꺼움과 구토를 억제하고, 인삼, 대조, 감초로 소화관의 기능을 개선합니다. 인삼, 대조, 감초 이 3개 이외는 조(燥)한 성질이 강하며, 전체적으로는 신체를 건조하게 하는 방제입니다.

위산이 많이 분비되는 위염이나 위궤양, 급성장염에 적합합니다. 황련해독탕과 동일하게 구내염에도 효과적입니다. 황련이나 건강 등으로 소화관내 여분의 수분을 건조하게 할 수 있지만, 수양성 설사라면 오령산 등의 이수제를 병용하는 것으로 높은 치료효과를 볼 수 있습니다. 과민성대장증후군 설사에는 감맥대조탕을 합침으로써 정신안정 작용과 소화관 기능개선 작용을 강화합니다.

청열제 정리

마황과 석고를 사용한 이수 그룹, 수분을 보존하는 자윤 그룹, 그리고 혈관을 수축시켜 열을 빼내는 그룹으로 나뉩니다.

마행감석탕
마황, 석고, 행인, 감초

− [행인]
+ [출, 생강, 대조]

월비가출탕

백호가인삼탕
석고, 지모, 갱미, 인삼, 감초

황련해독탕
황련, 황금, 황백, 치자

− [황백, 치자]
+ [반하, 인삼, 건강, 대조, 감초]

반하사심탕

2-9 거한약(祛寒藥)

거한약은 신체의 표면(경락)을 따뜻하게 하는 것과 신체의 내부(장부)를 따뜻하게 하는 것으로 나뉩니다.

"따뜻하게 하다"는 개념은 서양의학에는 없기 때문에 상대적으로 중요시 되고 있으나, 지나치게 따뜻하게 하는 것은 좋지 않습니다. 현기증이 나도록 어지럽게 만들거나, 폐를 상하게 할 수 있습니다.

또한 열감이 많은 급성염증에 따뜻하게 하는 방제를 쓰면 경우에 따라서는 악화될 수 있습니다. 예를 들어, 폐렴으로 열이 나 힘들어하며 누워있는 환자에게 '이 환자는 원래 몸이 찬 환자니까 십전대보탕류를 처방해야지'와 같은 일을 저지르면 불에 기름을 끼얹은 격이 됩니다.

즉, 병태가 중요하며 냉증이라고 해서 무조건 따뜻하게 하면 되는 것은 아닙니다.

❖ 거한약

건강(乾薑): 신체 내부를 따뜻하게 해서 복부증상이나 호흡기증상을 개선, 신체 표면을 따뜻하게 해서 근골격, 신경의 진통, 수분의 편차를 발산시켜 조절

오수유(吳茱萸): 신체 내부를 따뜻하게 해서 소화관의 운동을 개선하여 제토, 이수, 소화관 운동을 개선(온리, 이기, 이수작용)

촉초(蜀椒): 신체 내부를 따뜻하게 해서 소화관 운동을 개선하여 진통, 구충

부자(附子): 신체 표면을 따뜻하게 해서 근골격, 신경의 진통, 강심작용, 신혈류 개선

계지(桂枝): 신체 내부를 따뜻하게 해서 진통, 신체 표면을 따뜻하게 해서 근골격, 신경의 진통, 구어혈, 이수작용 보조

당귀(當歸): 보혈약이지만 신체 표면을 따뜻하게 해서 근골격, 신경의 진통

천궁(川芎): 구어혈약이지만 신체 표면을 따뜻하게 해서 근골격, 신경의 진통

❖ 대표적인 거한제

┃ 인삼탕(人蔘湯)/이중탕(理中湯): 인삼, 건강, 출, 감초

건강으로 배를 따뜻하게 하고 인삼과 출로 보기를 합니다. 인삼과 감초로 복통을 개선하고, 출로 설사(묽은 변 정도)를 개선합니다. 한편 인삼과 감초는 체내 수분을 보존하는 작용이 있어 사람에 따라서는 붓는 경우도 있습니다.

> ### 생강과 건강
>
> 본래 생강은 말 그대로 "날 것(生)"의 생강입니다만, 엑스제제의 생강은 말린 것, 즉 건강을 사용하고 있습니다. 엑스제제의 건강은 찐 생강을 건조시킨 것입니다.
>
> 사실 이 차이는 중요한데, 날 것의 생강은 신체 표면을 따뜻하게 하는 작용이 강하고, 말린 건강은 신체 내부를 따뜻하게 하는 작용이 강합니다. 그리고 찐 생강을 건조한 건강 모조품의 기능은 본래 건강이 가지는 소화흡수 개선능력보다 떨어져서 오히려 위를 거북하게 만들 수 있습니다. 이러한 점이 신경이 쓰이긴 합니다만, 엑스제제라면 선택의 여지가 없습니다.

냉증에 의한 설사, 구토에 사용하는데, '입마름은 별로 없고 소변량은 많다'는 것이 핵심입니다. 설사가 조금 더 물 같은 수양성이고 소변량도 줄어든다면 진무탕을 사용합니다.

인삼탕은 감초의 양이 많으므로(첨부문서 기준 1일 양으로 3.0 g) 다른 처방과 합방을 할 경우에는 주의가 필요합니다.

▌ 오수유탕(吳茱萸湯): 오수유, 인삼, 대조, 생강

오수유라는 본초는 많은 작용을 하며, 신체 내부를 따뜻하게 하는 것 이외에도 이기와 이수 효과가 있습니다.

배가 차게 될 때 구토, 두통, 복통이 생기는 경우가 오수유탕을 처방할 때입니다. 편두통에 사용하는 것만 주목받고 있으나, 월경통을 포함한 복통에도 효과가 있습니다. PRN으로 필요 시 복용한다면 1포가 아니라 2-3포로 복용하는 경우도 많습니다.

▌ 대건중탕(大建中湯): 건강, 인삼, 촉초, 교이

배가 차게 돼서 연동운동이 항진되며 나타나는 통증이 사용 목표입니다. 촉초가 연동운동의 항진이나 소화관의 경련을 억제해주지만, 자극이 강하므로 교이로 부드럽게 합니다. 옛날에는 구충제로도 사용했습니다.

소화기외과 영역에서 장폐색증에 사용하기도 하는데 기본적으로는 배가 차다는 것을 기억해둡시다. 염증이 심해 병태가 열증이 되었다면 사용하지 않는 것이 좋습니다.

▌ 영강출감탕(苓薑朮甘湯): 복령, 출, 건강, 감초

이수제(81페이지)에서 설명하였듯이, 영계출감탕의 계지를 건강으로 바꾼 방제입니다. 몸이 차고 무거워져서 '영차'하고 일어나며 발생하는 요통이나, 몸이 차서 나는 쥐내림에 효과가 좋습니다. '따뜻함 + 이수'이므로 몸이 무거운 증상이나 부종이 사용할 때의 핵심입니다.

▌당귀작약산(當歸芍藥散): 당귀, 천궁, 작약, 출, 복령, 택사

보혈제(67페이지)에서 등장한 유명한 방제입니다. 더 말할 것도 없지만, 당귀와 천궁으로 신체의 표면을 따뜻하게 합니다. 당귀와 작약으로 복통을 개선하고, 출, 복령, 택사의 이수작용으로 수분 균형을 맞춥니다.

인삼탕과 가끔 합쳐서 활용하는데 이를 통해 인삼과 건강이 더해져 보기와 따뜻하게 하는 효과가 증대됩니다. 기허로 몸이 찬 여성에게는 이 조합을 고려해도 좋을 것 같습니다. 유모토큐신(湯本求真) 선생은 여성의 원인불명 복통에 당귀작약산과 대건중탕을 자주 함께 썼다고 합니다.

▌당귀사역가오수유생강탕(當歸四逆加吳茱萸生薑湯): 당귀, 계지, 세신, 목통, 작약, 대조, 감초, 오수유, 생강

'냉증에는 이거지!'라고 할 수 있는 처방입니다. 냉기가 악화요인이 되어 심해지는 통증에도 자주 사용됩니다. 세신은 거한약으로, 여기서는 계지나 당귀와 함께 신체의 표면을 따뜻하게 하고, 통증도 완화합니다. 작약과 감초도 진통작용을 하며, 평활근이나 횡문근을 따뜻하게 합니다(처방이 작약감초탕이죠). 목통은 이수작용이 기대됩니다만 그 효과는 약합니다. 오수유와 생강은 배를 따뜻하게 해서 제토, 진통작용을 합니다.

이러한 본초 구성에서 알 수 있듯이, 어혈에 대한 고려가 거의 없습니다. 따라서 냉증이라고 해도 어혈이 있다면, 계지복령환 등 구어혈제를 함께 쓰는 것이 증상 개선의 핵심입니다. 이외에도 증상에 따라 합방을 고려합니다.

▌오적산(五積散): 당귀, 천궁, 마황, 계지, 백지, 감초, 작약, 복령, 반하, 진피, 지실, 출, 길경, 건강, 후박, 대조

한약의 조합에 따라 당귀작약산의 일부 적응증 혹은, 이진탕이나 계지가작약탕과 비슷한 점이 있기도 합니다.

신체 내부보다 표면을 따뜻하게 하는 힘이 강하며, 이수작용이 있는 본초와 수분을 발산시키는 본초도 포함되어 있어 한과 수체에 의한 통증, 저림 등에 효과를 보입니다. 카즈키규잔(香月牛山)이라고 하는 에도시대의 의사는 '요통에는 먼저 오적산을 처방할 것'을 강조했다고 합니다.

실은 이 오적산은 감기약, 위장약으로도 쓰입니다. 한약 구성을 살펴보면, 계지탕(계지, 작약, 생강, 대조, 감초) 등 한약 중에서도 기본이 되는 감기약이 들어 있습니다. 게다가 마황이 들어있고, 길경, 반하, 후박 등 진해거담약도 들어 있습니다. 열은 있어도 오한이 느껴지는 감기에도 활용됩니다. 출, 대조, 감초, 진피, 후박으로 위장 상태도 좋아집니다.

다만, 본초의 가짓수가 많다는 것은 엑스제제에서 각각의 본초 양은 적다는 이야기입니다. 투여량은 많은 편이 효과가 좋아서, 저는 자주 쯔무라 오적산을 6포/일로 처방하고 있습니다(6포라고 해도 총 감초 양은 2.0 g입니다). 이외에도 다양한 방제를 함께 사용함으로써 응용범위를 넓힐 수 있습니다.

"재채기 나는 콧물에는 소청룡탕"?

소청룡탕은 알레르기성 비염에 처방되는 대표적인 한약이며, 주의가 필요한 방제이기도 합니다. 반하, 세신, 계지, 건강 등의 한약으로 만든 거한제로 "따뜻하게 해서 건조시키는" 작용이 강합니다. 즉, 적합한 대상은 "폐가 차고 습한" 사람이라는 것이 대전제가 됩니다. 콧물은 장액성으로 투명하며, 재채기가 빈번하고, 가래는 물같은 상태를 말합니다.

반대로 콧물이 점액농성이며 가래가 목에 붙어서 나오기 힘든 경우는 "폐가 뜨겁고 건조"한 것이므로 적합하지 않습니다. 그러한 상태에서 소청룡탕을 사용하면 오히려 폐를 나쁘게 하며 건성해수가 심해집니다. 처음에는 적응증에 잘 맞았다고 하더라도, 장기복용으로 인해 위에서 언급한 것과 같은 상태가 될 수 있습니다.

또한, 소청룡탕에는 마황이 들어있어 소화기가 약한 환자나 심장질환, 고혈압 환자에게는 적합하지 않습니다. 저 스스로도 알레르기성 비염을 앓고 있어 학생 때 이비인후과에서 카네보 제약의 소청룡탕을 처방 받았습니다. 마시자마자 위가 쓰리고, 기분이 안 좋았던 기억이 있습니다. 참고로 소청룡탕이 맞을 것 같지만 마황이 걸려서 복용이 어려운 사람에게는 영감강미신하인탕(苓甘姜味辛夏仁湯)을 많이 사용합니다. 소청룡탕에서 마황, 계지, 작약을 빼고 복령과 행인을 더한 방제입니다.

거한제 정리

편의상 신체 내부를 따뜻하게 하는 방제는 인삼탕을, 신체 표면을 따뜻하게 하는 방제는 당귀작약산을 중심으로 정리했습니다.

인삼탕
인삼, 건강, 출, 감초

→ **오수유탕**

− [건강, 출, 감초]
+ [오수유, 대조, 생강]

− [출, 감초]
+ [산초, 교이]

− 인삼
+ 복령

대건중탕

영강출감탕

당귀작약산
당귀, 천궁, 작약,
출, 복령, 택사

→ **오적산**

− [복령, 택사]
+ [마황, 계지, 백지, 반하, 진피,
지실, 길경, 후박, 대조]

− [천궁, 출, 복령, 택사]
+ [계지, 세신, 목통, 대조,
감초, 오수유, 생강]

→ **당귀사역가오수유생강탕**

2-10 보음약(補陰藥)

음허증/양허증에 대해서 본초 한 가지로 보음작용/보양작용을 보이는 것은 의외로 적어서, 여기서는 보혈약+청열약을 보음약으로 생각하고, 보기약+거한약을 보양약으로 생각하겠습니다.

음허는 기본적으로 「혈허와 열」이며, 보혈작용과 청열작용 있는 처방을 선택합니다. 또한, 열로 인해 진액이 적어지는 경우가 많으므로, 음허에 사용하는 한약에는 신체수분을 보존하는 자윤(滋潤)작용을 갖는 것이 있습니다.

❖ 보혈약+청열약

두 가지 흐름이 있습니다. 첫 번째는 '온청음', 두 번째는 '육미환'입니다. 각각 살펴봅시다.

▌온청음(溫清飮): 사물탕 + 황련해독탕

사물탕이라고 하는 보혈제와 황련해독탕이라고 하는 청열제를 합한 것이 온청음입니다. 보혈약 항목에서도 설명하고 있습니다만(66페이지), 다시 살펴보자면…

사물탕(지황, 당귀, 작약, 천궁)은 지황이 몸을 차게 하지만 당귀와 천궁이 따뜻하게 하므로, 전체적으로는 따뜻하게 하는 방제입니다. 그리고 이 본초들은 몸을 촉촉하게 하는 역할도 합니다. 그러나 음허증은 "열"을 가지고 있으므로 따뜻하게 하는 작용은 바람직하지 않습니다. 따라서 청열작용을 하는 한약 처방이 필요하며, 황련해독탕으로 몸을 차게 할 수 있습니다.

온청음의 대표적인 파생이 **시호청간탕, 형개연교탕, 용담사간탕** 3가지로, 각각 환자의 상태에 맞추어 사용합니다(67페이지).

다음에 설명할 **자음강화탕**이라고 하는 방제도 온청음에서 변한 것으로 볼 수 있습니다.

▎**자음강화탕(滋陰降火湯)**: 지황, 당귀, 작약, 천문동, 맥문동, 출, 황백, 지모, 진피, 감초

지황, 당귀, 작약이 보혈약이며, 황백과 지모가 청열약입니다. 천문동과 맥문동이라고 하는, 특히 호흡기를 촉촉하게 하는 본초가 포함된 것이 특징으로, 이들은 몇 가지 없는 보음약의 대표적인 본초입니다. 윤기를 주고 신체의 열을 빼는 작용도 있습니다. 음허증으로 마른기침이 나거나, 가래가 목에 붙어있는 환자에게 적합합니다.

자음강화탕은 '음을 보완하여 상대적으로 올라간 화(火)를 내린다'는 의미의 이름을 가지고 있습니다. 유사한 이름의 방제로 '자음지보탕'이라는 것이 있는데, 이는 나중에 설명하겠습니다.

▎**육미지황환(六味地黃丸, 육미환)**: 지황, 목단피, 산수유, 산약, 택사, 복령

팔미지황환에서 따뜻하게 하는 계지와 부자를 뺀 것입니다.

주요 본초는 지황으로, 보혈약에서 본 것과 같이 영양을 증대(피부, 근골격계 위축방지, 신경반사 개선)시키고 자윤작용, 청열작용을 합니다. 산수유는 지황을 돕는 역할을 하며, 목단피는 항염증작용과 청열작용을 합니다. 복령과 산약으로 소화관의 기능을 높이고, 지황이 위장장애를 방지합니다. 택사와 복령은 과잉 수분을 제거하는 작용을 합니다만, 산수유와 지황이 수분을 보존하므로 전체적으로는 신체를 촉촉하게 합니다.

육미환의 '지황·목단피' 조합으로 '혈허와 열'에 확실히 대응하는 방제입니다. 관련 처방으로 팔미지황환과 우차신기환 등이 있습니다.

보음제 정리

온청음 그룹과 육미환으로 나누겠습니다.

자음강화탕

온청음
사물탕 + 황련해독탕

－ [천궁, 황련, 황금, 치자]
＋ [천문동, 맥문동, 출, 지모, 진피, 감초]

＋ [시호, 과루근, 감초, 길경, 박하, 연교, 우방자]

＋ [용담, 목통, 차전자, 택사, 감초, 방풍, 박하, 연교]

＋ [길경, 지실, 형개, 시호, 박하, 백지, 방풍, 연교, 감초]

시호청간탕

형개연교탕

용담사간탕

육미지황환
지황, 목단피, 산수유, 산약, 택사, 복령

2-11 보양약(補陽藥)

양허는 기본적으로 '기허와 한(寒)'이므로, 보기작용과 거한작용이 있는 한약을 선택합니다. 또한 열이 부족하고 한(寒)에서 수체(水滯)도 겹치는 경우도 있어 양허에 쓰이는 한약에는 이수작용을 가지는 것도 있습니다.

✤ 보기약+거한약

기허에 대한 한약과 한에 대한 본초를 조합한 방제가 보양제로 사용됩니다.

▎부자이중탕(附子理中湯): 부자, 인삼, 출, 건강, 감초

엑스제제로는 삼화제약만 생산합니다. 인삼탕에 부자를 1.0 g 더한 것으로, 인삼탕은 다른 제약회사에서도 생산하고 있어 거기에 부자를 추가하면 동일한 것이 됩니다. 인삼탕의 온리작용에 더해서 부자의 강심작용과 신순환(renal circulation) 개선작용을 기대하며 처방합니다.

▎진무탕(眞武湯): 복령, 출, 부자, 생강, 작약

이수제(83페이지)에서도 서술하였듯이, 복령과 출이 이수작용을 주로 담당하며 생강과 부자로 신혈류를 높여 이뇨작용을 돕고, 작약은 소화관과 근육의 진통을 돕습니다.

사지가 차고 부종이 있으며, 수양성 설사를 보는데 소변은 거의 나오지 않고, 일어나서 걸으려고 하면 현기증이 나는 환자에게 진무탕이 맞습니다.

▎팔미지황환(八味地黃丸): 지황, 목단피, 산수유, 산약, 택사, 복령, 계지, 부자

보음제인 육미환에 계지와 부자를 더한 것입니다. 원래 팔미지황환이 있었고 거기서 두 가지 본초를 빼 아이들을 대상으로 하는 육미환을 만든 것이라 합니다.

적합한 대상은 "음양양허(陰陽兩虛)"이며, 에너지생산도 물질합성도 떨어진 상태입니다. 예를 들어 음허증이던 사람이 나이가 들어 양허가 되었을 경우에, 고령에 의한 제반증상이 처방 대상이 됩니다. 더욱 보기가 필요한 경우는 사군자탕과 보중익기탕 등 보기제와 함께 사용합니다.

계지와 부자는 따뜻하게 하는 것이므로, 음허에 허열이 있는 사람에게는 적합하지 않습니다. 고령자에서도 추위에 강하고 더위를 타는 사람에게는 사용하지 않습니다. '나이 든 사람은 팔미지황환'이라고 단순하게 생각하면 호되게 당할 수 있습니다. 부작용 보고가 팔미지황환이 한약 중에서도 가장 많습니다. 계지와 부자라는 두 가지 본초가 맞는 환자를 신중히 골라서 사용합시다.

▎우차신기환(牛車腎気丸): 팔미지황환 + 우슬, 차전자

팔미지황환에 우슬과 차전자를 더한 방제로 이수작용이 강력합니다. 따라서 부종이 있을 때 사용합시다.

우차신기환은 항암제에 의한 말초신경장애에 빈번히 사용되나, 맹목적인 사용에는 주의가 필요합니다. 이전에 소시호탕에서 간질성 폐렴의 보고가 있어 의학계가 뒤흔들렸던 적이 있는데, 병태를 고려해서 쓰지 않으면 똑같은 일이 반복되지 않을까 우려됩니다.

우슬과 차전자가 더해진 우차신기환은 이른바 "조성(燥性)"으로, 신체를 건조하게 합니다. 말초신경장애가 있다고 해서 퍼석퍼석하게 건조한 사람이 장기복용하는 것은 좋지 않습니다. 우차신기환에도 간질성 폐렴이 보고된 바가 있습니다.

보양제 정리

부자이중탕, 진무탕, 팔미지황환 세 가지 그룹으로 나뉩니다.

온청음
사물탕 + 황련해독탕

진무탕
복령, 출, 부자, 생강, 작약

팔미지황환
육미환 + [계지, 부자]

+ [우슬, 차전자]

우차신기환

2-12 시호제(柴胡劑)

시호라고 하는 본초는 이기약으로 분류됩니다. 정신과영역에서 특히 중요한 본초이므로 여기서 시호제 항목을 따로 다루도록 하겠습니다.

시호(柴胡): 몸의 열을 식히고 건조하게 한다. 스트레스를 완화한다.

정신과영역에서의 작용을 '스트레스를 완화한다'는 간단한 말로 표현하였습니다. 같은 정신과 의사로부터 「서투른 표현」이라고 혼날 것 같습니다만, 어렴풋하게나마 이미지를 공유하는 편이 좋을 것 같습니다.

스트레스는 다양한 증상을 일으킵니다. 어떤 사람에게는 짜증을, 어떤 사람에게는 두통을. 아이들은 학교 가기 싫을 때 배가 아픈 경우가 있는데, 이것도 스트레스를 받았을 때 나타나는 증상의 하나입니다.

사람에게는 태어나서부터 취약성이라는 토대에, 환경요인이나 자라면서 겪은 불우한 경험 등 다양한 일들이 더해집니다. 그리고 현재의 괴로움을 만들어내는 사건(이것을 스트레스라고 합시다)이 일어납니다. 그 사람이 잘 대처한다면 증상이 발생하지 않지만, 버틸 수 없게 되면 사람 각각의 경험으로 만들어진 토대가 변환기로 작용하여 개인에게 독자적인 증상으로 나타납니다.

따라서 증상도 어느 정도 '그 사람 나름대로의 스트레스 대처방법'이라고 할 수 있습니다. 보통 방법으로는 처리할 수 없는 한계가 있으므로 "증상"으로 대처하는 것이죠.

스트레스와 증상의 관계는 제4장에서 자세히 말씀드리는 걸로 하고, 시호제의 작용은 이러한 스트레스의 세기를 작게 하는 것이라고 생각합시다. 특히나 긴장을 풀어주는 작용이

102

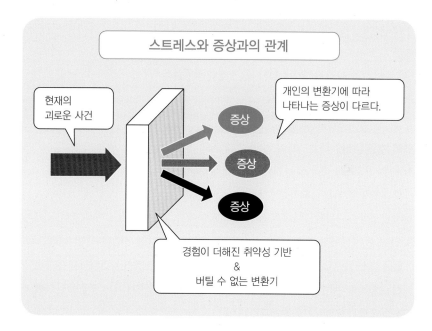

강합니다.

긴장이라는 것은 초조한 느낌이나 짜증을 낼 때는 물론이고 우울감에도 포함되며, 기분의 밑바탕에 긴장 상태가 있습니다. 근육의 긴장은 신체통증, 소화관의 긴장은 복통, 설사, 변비가 있습니다. 따라서 시호제는 특히 정신과영역에서는 유효범위가 아주 넓은 방제입니다.

다만, 시호는 몸을 차게 하고 건조하게 하는 특성이 있어 주의가 필요합니다. 무조건 시호를 넣는 것은 안 됩니다.

❖ 대표적인 시호제

시호제는 두 가지 흐름이 있습니다. 한 가지는 사역산으로부터 파생된 것, 다른 한 가지는 소시호탕으로부터 파생된 것입니다.

▌사역산(四逆散): 시호, 작약, 지실, 감초

제가 가장 많이 쓰는 시호제입니다.

한약의 구성은 간단합니다. 작약은 보혈약 항목에서 보았듯이 '월경이상 개선, 신체 수분 보존, 근육 경련 및 통증 조절, 지혈, 정신안정' 작용이 있습니다. 지실은 이기약으로, 소화관의 운동을 개선하는데, 특히 아래로 움직이게 하는 힘이 강한 것이 특징입니다. 감초는 보기약으로, 소화관의 기능을 좋게 하고 근육 경련이나 통증을 멈추게 하는 작용도 있으며, 각각의 본초를 조화롭게 합쳐지도록 합니다.

전체로는 강한 이기작용을 갖는 방제입니다. 따라서 짜증이나 긴장감을 완화하고, 횡문근, 평활근도 풀어줍니다. 긴장하면 손에 땀이 나거나 말초부분이 차가워지는 증상에도 효과적입니다.

사역산과 다른 방제를 합방함으로써 정신과영역의 다양한 증상에 대응할 수 있습니다. 예를 들어, 초조한 기분과 우울감이 섞여있으면 이기제인 향소산과 반하후박탕을 합방하고, 흥분이 강하면 청열제인 황련해독탕을 합방합니다.

이런 식으로, 환자의 상태를 생각해서 처방을 합방합니다. 구성하는 한약이 적은 만큼, 여러 처방에 합하기 쉽다는 장점이 있습니다.

다른 방제에도 해당되는 문제로, 기허나 혈허가 강한 환자의 경우 기와 혈을 확실히 보합니다. 사역산처럼 이기작용이 강한 방제만을 기허증이 강한 환자에게 마음껏 쓰면 환자는 지쳐버립니다. 제대로 "보"를 합시다. 이제는 귀에 못이 박히도록 들었겠지만, 기본은 "부정거사"입니다.

소요산(逍遙散): 사역산 – 지실 + 출, 당귀, 복령, 생강, 박하

의사가 처방하는 엑스제제에는 '소요산'은 없고 치자와 목단피가 더해진 '가미소요산'이 있습니다.

소요산은 보혈약의 대표격인 당귀가 포함되어 있으며, 당귀와 작약에 의해 특히 여성의 내분비계를 담당합니다. 박하는 상쾌하게 하면서 염증을 억제하고 기분도 가볍게 만듭니다. 출, 복령으로 이수작용과 약간의 보기를 합니다. 사역산보다도 수체가 있고 역시 월경에 관련된 정신증상이나 갱년기장애에 효과적입니다. 이른바 "부정수소(不定愁訴)"에 자주 쓰입니다. '소요'라고 하는 것은 산책이란 뜻으로, 증상이 여기저기 산책하는 것과 같다고 해서 붙여졌습니다.

가미소요산은 청열작용을 위해 치자와 목단피가 더해졌으며, 초조한 기분, 짜증, 불면증, 머리에 피가 몰리는 상기증, 화가 나는 환자를 진정시킵니다. 다만, 치자는 신체를 건조하게 한다는 것을 염두해야 합니다.

자음지보탕(滋陰至寶湯): 소요산 + 향부자, 지모, 지골피, 패모, 맥문동, 진피

보음약에서 나온 자음강화탕이라는 이름과 유사하지만 작용은 다릅니다. 자음강화탕에는 자음지보탕에 포함되어 있는 시호, 향부자, 복령, 박하 등 정신안정에 도움을 주는 본초가 들어있지 않다는 것이 큰 차이점입니다.

자음지보탕은 소요산의 파생으로 이해하는 것이 중요합니다. 향부자가 들어감으로써, 이기작용이 더욱 강해집니다. 따라서 자음지보탕은 소요산을 쓰고 싶은 상황에서 음허가 있을 때 사용합니다.

억간산(抑肝散): 소요산 – 작약, 생강, 박하 + 조구등, 천궁

이미 처방한 적이 있는 의사 선생님도 많을 것 같습니다. 원래는 아이들에게 처방되었지만, 지금은 치매의 BPSD(행동, 심리증상)에 빈번하게 활용됩니다.

억간산을 시호제 그룹에 넣었지만 억간산에서 주요 본초는 조구등입니다. 이 본초는 뇌혈관을 확장시켜 혈류를 좋게 하고, 항간질작용 및 정신안정 작용을 가지며 고혈압에 의한 두통과 현기증도 개선합니다.

억간산은 당귀, 천궁, 조구등 3가지에 의해 뇌혈류가 개선되므로, 치매에도 효과적이라고 생각합니다. 초조하거나 짜증이 나있는 모든 환자에게 효과가 있는 것은 아니며, 원래 혈관이 수축되어 있고 안색이 좋지 않으며 화나면 얼굴이 파래지는(혈관이 수축되는) 환자에게 효과가 있습니다. 새빨개져서 화내는(혈관이 열리는) 환자에게는 억간산을 쓰지 않고 청열제로 식혀줍니다.

작약이 들어가지는 않는 이유는 잘 모르겠습니다. 넣는 편이 효과도 좋아서 저는 억간산에 계지가작약탕이나 작약감초탕을 함께 넣기도 합니다. 작약 뿐만 아니라, 시호의 양도 같이 늘려가고 싶을 때는 사역산과 함께 사역산합억간산으로 합방합니다.

억간산에 진피와 반하라는 소화관의 운동을 개선하는 작용이 있는 이기약을 더한 것을 억간산가진피반하(抑肝散加陳皮半夏)라고 합니다.

치매환자에게 가장 많이 쓰이는 한약입니다만, 고령자는 소량으로도 부작용이 나타날 수 있으니 주의해야 합니다. 억간산 1–2포/일(감초 0.5 g–1.0 g)로도 저칼륨혈증을 일으키는 경우가 종종 있습니다.

소시호탕(小柴胡湯): 시호, 황금, 반하, 인삼, 감초, 생강, 대조

소시호탕과 그 관련 처방은 『상한론』에서 급성 열성질환의 치료로 소개되어 있습니다만, 지금은 시호의 스트레스 완화작용을 중시해서 정신과영역에서 많이 활용되고 있습니다. 이 책에서도 정신과영역에서의 사용을 주로 설명하겠습니다.

사역산 및 그 관련 처방과는 달리, 황금이라는 청열약이 들어있습니다. 시호와 황금의 조합은 항염증작용을 합니다. 반하와 생강은 진해, 거담, 제토 작용을 하며, 인삼, 감초, 생강, 대조는 보기약으로써 위장의 상태를 좋게 만듭니다.

사역산보다 항염증작용이 크며 조금이지만 보기 작용도 있습니다. 반하가 있어 호흡기 및 상부 소화기관의 증상에도 효과를 기대할 수 있습니다. 한편 지실이 없으므로, 위장의 운동 정체를 해소하기에는 다소 약합니다.

실제로 사용할 때는 다른 방제를 합해서 환자의 상태에 맞춥니다. 대표적인 합방은 반하후박탕을 더한 시박탕(柴朴湯), 오령산을 더한 시령탕(柴苓湯)이라고 할 수 있습니다.

소시호탕의 한약 구성은 반하사심탕과 매우 닮아 있습니다. 반하사심탕은 소시호탕의 시호를 빼고 황련을 넣고, 생강을 건강과 바꾼 것입니다. 황련과 건강은 좀 더 신체의 내부(하부소화관)를 목표로 합니다.

대시호탕(大柴胡湯): 소시호탕 – 인삼, 감초 + 지실, 대황, 작약

지실과 대황이라는 공격적인 본초가 포함되어 있습니다. 지실은 소화관의 운동을 개선하고, 특히 아래로 내리는 힘이 강합니다(위장관 구토 증상이나 역류를 정상화합니다). 대황은 사하약이면서 항염증작용과 구어혈작용을 합니다. 소시호탕에 대황이 더해짐으로써 염증을 가라앉히는 힘이 더욱 강해진 것으로 볼 수 있습니다.

또한, 지실과 작약이 들어있는 것이 큰 특징으로, 소화관 및 요로의 운동장애를 없앨 수 있습니다. 시호와 작약으로 초조, 불안 및 긴장감에도 대처할 수 있습니다. 특히 정신증상이 강할 때 대시호탕을 사용하며, 뇌혈관장애 후 발생한 감정실금(emotional incontinence)에도 효과가 있습니다.

또한, 이기 작용이 강해져 항염증작용도 강해지므로 역류성식도염, 위염, 간담췌장염에 사용하기도 합니다. 소화기능이 현저히 떨어져있다면 보중익기탕 등을 합방해서 계속 복용할 수 있도록 구성합니다.

시호계지탕(柴胡桂枝湯): 소시호탕 + 계지, 작약

소시호탕에 계지와 작약이 더해짐으로써, 정신안정 작용이 강해지며 근육 이완작용을 통해 복통이나 근육 뭉침 등을 개선해줍니다. 시호와 계지, 작약이 만나면 항간질작용이 강해져 예전에는 간질 치료에도 사용했습니다.

'여성의 부정수소에는 가미소요산, 남성의 부정수소에는 시호계지탕'이라는 임상 경험집에 자주 등장하는 문구가 있습니다.

시호가용골모려탕(柴胡加龍骨牡蠣湯): 소시호탕 - 감초 + 계지, 복령, 용골, 모려

이 방제의 특징은 용골과 모려가 들어있다는 것입니다. 이들은 동계나 불안감에 효과가 있습니다. 계지와 복령으로 정신안정을 더욱 도와줍니다. 두근두근 하는 불안에 효과가 있으며, 자그마한 일로 놀라기 쉽고 불면증이 있는 환자에게 처방됩니다.

용골과 모려에는 땀을 멈추게 하는 작용도 있어 긴장하면 땀이 나는 환자에게도 좋습니다. 또한, 구름 위를 걷는 듯한 휘청거림에도 효과가 있습니다. 쯔무라의 시호가용골모려탕은 대황이 함유되어 있지 않습니다.

약간 딴 길로 새는데, 비슷한 이름인 계지가용골모려탕은 계지가작약탕(계지, 작약, 생강, 대조, 감초)에 용골과 모려가 더해진 방제입니다. 작약과 감초로 소화관의 움직임을 부드럽게 해서 계지와 생강으로 따뜻하게 하므로, 몸이 차서 배가 아픈 환자에게는 이쪽이 더 적합합니다.

한편, 시호가용골모려탕은 시호가 포함되어 있어서, 긴장감이나 초조, 불안에 효과가 있습니다.

시호계지건강탕(柴胡桂枝乾薑湯): 소시호탕 – 반하, 생강, 대조, 인삼 + 계지, 건강, 모려, 과루근

시호제 중에서는 드물지만 촉촉하게 하고 따뜻하게 하는 작용이 있습니다. 소시호탕에서 신체를 건조하게 하는 반하와 생강을 빼고, 촉촉하게 하는 과루근, 따뜻하게 하는 건강이 더해졌습니다. 이를 바꿔 말하면, 다른 시호제는 건조하고 차게 하는 경향이 강하므로 사용상 주의를 요합니다.

즉, 이 방제는 입마름(口渴)으로 대표되는 "건조함"이 중요한 포인트입니다. 시호가용골모려탕이 맞는 것 같지만, 건조하고 냉증도 조금 있는 환자에게는 이 방제가 적합합니다.

대표적인 시호제를 사역산 그룹과 소시호탕 그룹 두 가지로 정리해봅시다.
이 처방들은 필요에 따라 적재적소에 처방하는 것이 정신과영역에서 한약치료에 필요한 기술입니다.

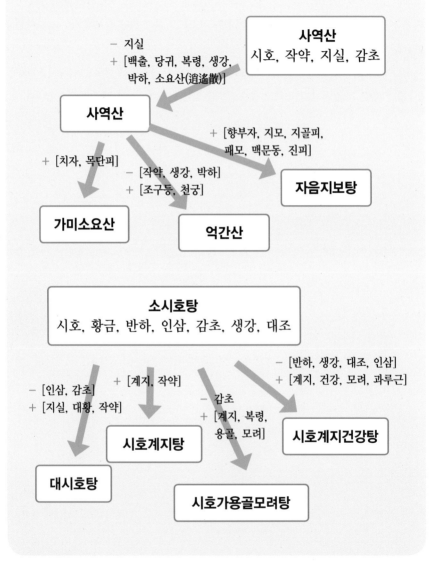

110

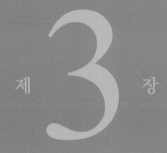

제3장

우선은 **한방의학**을 **이해하는 것**부터 시작해봅시다

정신증상 진찰방법

정신증상에 활용하는 한방치료에 대한 이야기를 하기 전에, 이 장에서는 「일차진료에서 정신증상의 진찰방법」을 다루어 보겠습니다.

다른 과를 전공하거나 일반의 선생님들에게 정신과는 생소하고 쉽게 친숙해지지 않는 진료영역이라는 것을 잘 압니다. 환자의 주관적인 목소리에 귀 기울여야 하는 특성 때문에 무엇인가 혼란스러운 느낌이 있는 것이 정신과 진료의 특징이며 증상도 불분명한 경우가 너무 많습니다.

다만 그렇다 하더라도 정신과 영역에 대한 진료 준비를 대충 해서는 환자를 불행하게 하고, 향정신약(정신과 영역에서 사용하는 약을 이렇게 부릅니다)은 뇌 전체에 영향을 미치기 때문에, 작용기전과 혹시 발생할지 모르는 부작용을 명확하게 인식하고 사용하는 것이 필요합니다.

그래서 정신과 진료나 향정신성 의약품에 대한 최소한의 지식을 살펴보겠습니다.

3-1 정신질환은 증후군이다?

❖ 정신질환은 증상의 조합으로 진단된다.

정신질환의 진단은 '증상의 조합'으로 이루어집니다.

예전부터 정신질환의 진단 과정에서 정신과 의사의 감각과 인상(印象, impression)은 어느 정도 진단적 요소로 영향을 미쳤습니다. 그래서 정신과 의사들 사이에서도 진단이 다르게 내려지는 경우가 종종 있기도 합니다. 같은 환자분이라도 '이 증상은 조울증(양극성 장애, bipolar disorder)인가?' '아니, 비정형정신병(atypical psychosis)이지 않아? 뇌파는 찍었나?' '어라? 이건 조현병(schizophrenia)이 분명한데...' 등등 진단하기 참으로 애매한 경우가 때때로 발생했습니다.

진단이 이러면 안 된다는 의견이 나오고, '증상이 애매한 부분이 나오면 의사의 주관적 소견을 배제한 채로 환자가 가지고 있는 증상만으로 진단을 결정해보자', 증상 수준(symptom level)에서 진단한다면 의사동료 사이의 진단도 일치하기 쉬울 것이라고 하는 방향으로 의견이 모아졌고, 그것이 DSM(정신질환 진단 및 통계 편람, Diagnostic and Statistical Manual of Mental Disorders)이라고 하는 진단기준의 등장으로 이어졌습니다. 특히 DSM-Ⅲ 이후로는 그러한 경향이 두드러졌습니다.

의사 동료들끼리 진단이 다르게 되면 '이 병에는 이러한 약이 효과가 있어!' 라고 해도 '정말로 그 병이 맞는 걸까?' 라는 의문이 불식되지 않습니다. 정확한 진단과 통계를 위해서는 의사들 사이의 일치율이 높지 않으면 안되기 때문에 DSM의 등장은 여러 의미에서 필연적이라고 할 수 있습니다.

그런데 이번에는 DSM의 그러한 편이성이 오히려 독이 되어 '진단 과정은 단지 설문지나 체크리스트일 뿐이다' 라고 착각을 하는 사람들이 생겨났습니다. DSM을 제창한 미국 정신의학회(American Psychiatric Association, APA)도 그렇게 사용되는 것을 의도하지 않았고, '임상경험을 제대로 쌓은 정신과 의사가 사용하도록'이라고 말하고 있으며 DSM 책에도 명시되어 있습니다. 이러한 부분을 간과하면 안되겠습니다.

✣ 한계를 인지하자

이러한 경위로 역시나 정신질환의 진단은 신체질환의 진단과 비교하자면 조금은 미숙한 부분이 있습니다. 말하자면 주로 현병력, 과거력, 가족력, 증상 중심으로 진단명을 결정하기 때문에, 객관적으로 평가를 할 수 있는 검사가 부족한 편입니다.

기본적으로 몇 가지 카테고리를 가지고 있는 질환으로써는 형성되어 있기 때문에 현재 정신의학에서는 같은 병명이라도 미래에는 다른 질환이 될 수 있습니다. 조금은 억지로 그룹화를 시킨 것이 아닌가라는 생각이 들기도 하지만 조현병은 '조현병증후군', 우울증은 '우울증후군'으로도 부를 수 있겠습니다.

실제로 우울증도 메카니즘이 다른 형태가 몇 가지 존재하고, 그것들을 현재 정신의학에서

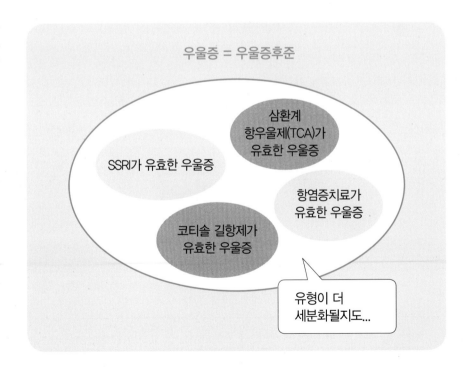

정리하여 '우울증'이라고 부르는 것에 지나지 않는다고 생각됩니다. 이 중에는 'SSRI가 효과가 있는 유형', '항염증치료가 유효한 유형', '코티솔길항제(cortisol antagonists)가 유효한 유형' 등으로 나눌 수 있습니다.

실제로 같은 우울증이라도 CRP가 높으면 항TNF−α(종양괴사인자, tumor necrosis factor) 단일클론항체인 인플릭시맙(성분명: Infliximab, 상품명: 레미케이드)이 효과가 있었다고 하는 RCT(무작위대조시험, randomized controlled trial)가 있습니다.[1] 그리고 꾸준하게 관련 연구 보고가 나오고 있는 상황입니다.

이제까지 이야기를 정리하자면 정상적인 우울과 병적인 우울증의 경계가 불분명하고, 우울증 중에서 하위 유형간의 경계가 애매하고 우울증과 조울증의 경계도 애매하여, 여러 가지로 애매한 것이 정신과 진료의 어려운 점입니다.

이러한 애매함이 항상 존재할 수 있다는 것을 염두해두고 오진을 줄이기 위해서 자신이 내린 진단을 똑바로 돌아보는 것이 필요하겠습니다.

---

1 Raison CL, et al. A randomized controlled trial of the tumor necrosis factor antagonist infliximab for treatment-resistant depression: the role of baseline inflammatory biomarkers. JAMA psychiatry 2013; 70(1):31-41

3-2 일차진료에서 볼 수 있는 증상

정신증상은 정신질환에 특이적인 것은 아닙니다. 예컨대 갑상선기능항진증의 불안증상이나 아연 결핍으로 인한 우울증상 등 신체질환에서도 동일 증상을 나타낼 수 있습니다.

또한 어떤 정신질환에 특이적인 정신증상도 없습니다. 우울증상은 우울증에만 보이는 것이 아니라 다른 질환에서도 나타나고, 환각이나 망상이 있다고 모두 조현병이라고 할 수 없다는 것은 잘 기억해두어야 할 사실입니다.

특이적인 증상이 없는 만큼 정신질환의 진단은 신중에 신중을 거듭해야 합니다.

❖ 외인성 요인(外因)을 놓치지 말라!

자, 이제 정신과영역의 진료지침서나 매뉴얼 등을 펼쳐봅시다. 다양한 질환명이 즐비하게 정리되어 있습니다. 조현병, 조현정동장애, 우울증, 조울증, 범불안장애, 사회불안장애, 공황장애, 강박장애, 건강염려증, 해리성장애 등등 진찰과 문진만으로 어떻게 감별진단을 내리면 좋을까 하는 생각이 듭니다.

여기서 옛날 분류법이기는 하지만 [외인(外因)] [내인(內因)] [심인(心因)]으로 구분하는 방법을 소개합니다.

외인(外因)성 정신증은 신체에 원인이 있는 것으로 에디슨병(Addison's disease)이나 알코올 사용장애와 같은 알코올 관련정신질환 등이 대표적인 예입니다. 내인(內因)성 정신증은 그 환자가 원래 가지고 있는 개인적이고 체질적인 소인(素因)을 나타내며, 따라서 원인이 불명인 경우가 많습니다. 조현병, 조울증, 내인성 우울증 등이 여기에 속합니다.

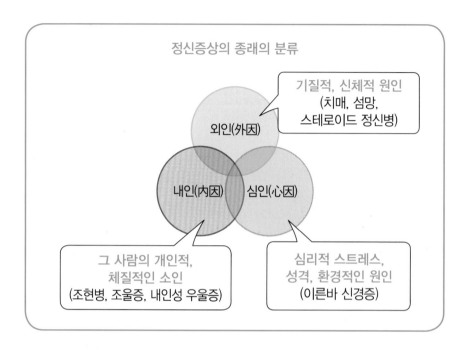

정신증상의 종래의 분류

기질적, 신체적 원인
(치매, 섬망,
스테로이드 정신병)

외인(外因)

내인(內因) 심인(心因)

그 사람의 개인적,
체질적인 소인
(조현병, 조울증, 내인성 우울증)

심리적 스트레스,
성격, 환경적인 원인
(이른바 신경증)

　심인(心因)성 정신증은 심리적 스트레스나 성격, 환경 변화 등이 원인으로 일어나고, '그런 증상이 생기는 것도 무리가 아니구나'라고 생각할 수 있는 신경증이 여기에 해당됩니다.

　이 세 가지 외에 인격장애(personality disorder)나 발달장애 등 기타 정신증상도 고려해야 합니다.

　이렇게 종래의 방식으로 분류하는 것은 '내인'과 '심인'을 구분할 때 애매한 부분이 있어 의사들 사이의 의견이 일치하지 않는 경우가 많았기 때문에 폐기되었습니다. 그러나 이 예전 분류 방식은 몇 가지 중요한 점도 가르쳐 줍니다. 그 중 하나는 외인성 요인을 놓치지 말라는 것입니다. 갑상선기능저하증을 우울증으로 진단하여 치료하는 것은 환자에게 해가 될 수 있습니다. 초진에서부터 '이 환자는 외인성 요인을 가진 환자가 아닐까?'라고 스스로를 상기시키면서 적절한 검사와 진찰을 함께 실시하는 것이 중요합니다.

❖ 심인성스러운 병력일 때야말로 더 신중하게

이전의 분류 방식의 또 다른 좋은 점은 헤아리는 능력을 기르게 한다고 할까요, 심인성 요인을 의식하여 그러한 상황이 어떻게 되었는지에 대해 듣는 노력이 생겨납니다. 그 결과 '그렇게 되는 것이 당연하구나' 하는 이해와 공감으로 이어져 환자와 의사 사이에 좀 더 소통할 수 있는 소재가 됩니다.

따라서 이러한 심인성 요인을 의식하고 환자의 이야기를 구조적으로 파악하며 진단하는 이전의 분류방식은 진료에 제법 도움이 될 수 있다고 생각됩니다.

그러나 그러한 심인성 요인을 헤아리는 것만으로는 부족합니다. 명확하게 심인성이 다분한 병력인 경우에도 외인성 요인을 확실하게 확인 후 배제해야 합니다.

제 케이스 한 가지를 소개하자면, 학대 피해를 경험한 여성이 이혼 후 경제적으로 힘든 시기부터 가슴 두근거림과 불안감이 생겨났습니다. 이전의 의사에게 불안장애로 진단되어 치료 받았던 환자인데, 이사를 하면서 저에게 전원되었습니다. 초진 시 혈액검사에서 중등도의 갑상선기능항진증으로 판명되었습니다.

심인성으로 '과연, 그랬었구나!'라고 납득이 되는 때야말로 좀 더 주의를 요합니다. 아주 깨끗하게 심인성 병력만을 가지는 환자에 더욱 신중해야합니다.

❖ 일차진료에서 볼 수 있는 증상

일차진료 현장에서 모든 정신과 질환을 봐야 할 필요는 없습니다. 그렇게는 정신과 전문의가 하는 것이고 일차진료에서 요구되는 것은 다음 아래와 같습니다.

- · **외인성 요인의 진단과 할 수 있는 범위 내의 치료(치매 등을 포함해서)**
- · **경도의 우울증 진단과 치료(익숙해지면 중등도까지)**
- · **경도의 신경증 진단과 치료(익숙해지면 중등도까지)**

의외로 간단하죠. 실은 우울증 중에는 '우울신경증(depressive neurosis)'이라는 것도 있습니다만 이것은 소위 '내인성우울증'과 감별진단이 어렵고 정신과 전문의에 의해서도 진단이 같지 않은 경우가 적지 않습니다.

세부적인 것에 구애되면 점점 이해하기 힘들기 때문에 여기에서는 그러한 세부진단은 논외로 하고 포커스를 우울증상의 대표격인 우울증과 '불안'에 관련된 신경증에 한정하겠습니다.

그렇게 되면, 일차진료 영역의 범위는 아래 그림과 같은 영역이 될 것입니다.

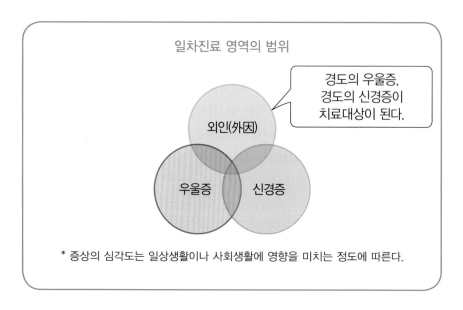

이제 조금은 깔끔하게 정리된 느낌이 드나요?

외인성 요인에 의한 정신증상에서도 전문가가 아니라면 어려운 경우가 있기 때문에, 그러한 케이스는 무리하지 않고 더 큰 상급병원으로 전원시킵니다. 특수한 검사가 필요한 경우도 마찬가지입니다.

경도 우울증은 일차 진료 현장에서 충분히 치료할 수 있는 영역입니다. 신경증은 불안이 증상으로 드러나 있는 경우와 주로 신체화(불안이 신체증상으로서 발현되는 것)된 경우로 크게 나눌 수 있습니다.

증상적인 관점에서 치료 영역을 말하자면

- **외인성 요인**
- **경도 우울증**
- **경도 불안**
- **경도 신체화**

이 증상들을 확실히 진단하고 치료할 수 있는 것이 정신과 영역의 일차진료 현장에서 우선적인 목표가 되겠습니다.

3-3 일차진료에서 보지 않는 증상

신경정신과 증상 중 일차의료에서 진료를 볼 필요가 없는 증상들을 열거해 보면,

- 일상생활이나 사회생활에 심각한 영향을 미치는 증상
- 자살생각, 자살시도
- 환각, 망상(조현병 증상을 포함)
- 흥분 및 초조감
- 조울증
- 인격장애
- 해리

등 입니다. 이러한 증상들이 있으면 정신과 전문의에게 진료의뢰를 해야 할 필요가 있습니다. 각각에 대해 차례대로 설명해보겠습니다.

1) 일상생활이나 사회생활에 심각한 영향을 미치는 증상

정신질환은 일상생활이나 사회생활을 빼 놓고 생각할 수 없고, 그것들이 생활에 얼마나 방해되는가에 따라서 증상의 심각도를 보입니다. 불안과 우울이 전혀 없는 사람은 없습니다. 하지만 정상인은 그러한 불안, 우울이 어느 정도 이상으로 커지지 않아 일상생활이나 사회 생활을 저해하는 정도까지 도달하지 않습니다. '경도'라고 말하는 것은 그 장애의 정도가 적다는 것을 의미합니다.

2) 자살생각, 자살시도

자살생각이나 자살시도는 두말 할 필요 없이 진료의뢰가 필요합니다.

「삶을 사는데 이렇게까지 힘든 상황이 생긴다면 '차라리 죽어버릴까'라든지 '없어져 버리고 싶다'라는 생각이 문득문득 들 수 있습니다. 당신은 어떠신가요?」라고 대화를 시작하며 자살생각이나 자살 관련 증상이 있는지 이야기를 들어봅니다. 환자분이 말하는데 주저할지도 모르지만, 이 때 얼버무리지 않고 명확하게 다시 한 번 자살생각을 확인해보는 것이 중요합니다. 이러한 질문은 「의사가 나를 피하지 않고 명확히 마주하고 있다, 나를 도울 수도 있다」는 의미를 환자에게 가져다 줄 수 있게 됩니다.

자살시도를 구체적인 방법으로 계획하고 있다면, 자살생각을 아주 강하게 품고 바로 실행할 우려가 있는 상태이므로 신속히 정신과에 진료의뢰를 할 필요가 있습니다.

3) 환각, 망상(조현병 증상을 포함)

환각을 '대상이 없는 지각'이라고 말하는 것과 같이, 실제로 외부로부터 입력 자극이 없는데도 불구하고 소리 듣거나, 냄새, 맛을 느끼거나, 무언가를 보거나, 만졌다 등의 감각을 체험하는 것을 말합니다. 그 중 가장 빈도가 높은 것은 환청(소리나 사람 목소리가 없는 상태에서 들림)이고 다음으로 환시(형체나 모습이 없이도 보임)입니다.

망상은 의심하는 일이 한층 더 강화된 상태입니다. 다른 사람이 아니라고 사실은 그렇지 않다고 설득해도 좀처럼 말이 통하지 않습니다.

중요한 점은 어떤 정신질환이라도 중증이 된다면 환각, 망상 증상이 나타날 수 있다는 것입니다. 환각, 망상 증상은 조현병(정신분열증) 만의 전매특허 같은 증상이 아닙니다. 예를 들어 중증 우울증의 경우는 '정신병적 우울증(psychotic depression)'으로 불리며 주위 사람들이 이해하기 힘든 망상 증상을 보입니다. '뇌척수액이 코에서 빠져나가고 있다'며 코를 푼다거나, '창자가 끊어져버렸다. 이 배를 보라'며 배를 움켜 집는다거나 알 수 없는 행동을 하고, 주위에서 '아니야, 그건 콧물이야', '뱃살이잖아'라고 말해도 설득이 되지 않습니다.

건강염려증(hypochondria) 역시 망상으로 발전이 될 수 있으며, '난 확실히 이 병에 걸려있다'라고 스스로 강하게 믿고 있어 치료하기가 어려운 편입니다(심기망상, hypochondriacal delusion). 이 정도의 심각한 증상은 바로 정신과로 진료의뢰를 보내는 것이 좋습니다.

경도 신경증과 우울증은 일상생활과 융화되어 있으면서 '과연 그랬구나'라고 큰 무리 없이 생각할 수 있지만 중증이 되면 일상생활과 접점이 점점 사라집니다.

조현병은 호발연령이 10대 후반부터 20대까지로, 젊은 사람들에게서 많이 나타나는 질환입니다. 따라서 질환 스크리닝을 할 때, 이러한 질문을 해봅시다.

'이상하게 들릴 지도 모르겠지만, TV를 볼 때 TV에서 당신에 대한 이야기를 한다는 생각이나 느낌을 받은 적이 있습니까?'

TV에 한정하지 말고 라디오나 신문, 인터넷 기타 매체에 대해 물어봐도 됩니다. 이 질문에 '그렇다'고 한다면, 질문내용을 좀 더 자세히 파고들어 가봅니다. 다른 질문으로

'누군가가 자신을 미행하고 있다거나 어딘가 도청장치가 설치되어 있다고 느껴져서 마음 편히 푹 쉬지 못하는 경우가 있습니까?'

혹은 좀 더 폭 넓게

'타인의 시선이 신경 쓰이거나 걱정되나요?'

라고 물어봅니다.

타인의 시선이 걱정이 되는 것이 불안이 강한 신경증 환자에게도 일어납니다. 하지만 신경증에서는 '타인의 시선을 내 자신이 과하게 신경 쓰는구나' 라고 인지하고 있는 반면에 조현병에서는 '나를 물끄러미 쳐다보고 있는 타인이 문제고 어떤 장치가 설치되어 있는 것 같다'고 생각하고 있습니다. 이러한 부류의 이야기를 한다면 스크리닝(screening)을 실시합니다.

조현병은 사고방식이 '미분회로(微分回路)적 인지'라고 하여 조그마한 변화도 크고 예리하게 포착하는 경향이 있습니다. 그렇기 때문에 대수롭지 않은 TV나 라디오의 화제가 자신의 이야기인지 걱정이 되고, 평범한 소리나 시선이 신경 쓰이게 됩니다.

진료실에서 이러한 분위기나 특성을 환자가 가지고 있는지 확인 여부가 조현병의 진단에 있어서 중요한 소견이 됩니다. 덧붙여서, 환각, 망상은 증상이 명확하기 때문에 그 쪽으로 자

연스레 눈이 갑니다만, 조현병의 주된 특징인 인지기능 저하와 사회성 저하도 함께 확인해야합니다.

4) 흥분 및 초조감

이 증상이 나타날 때는 우선 진정시켜야 하기 때문에 정신과로 진료의뢰를 보냅니다.

초조감은 외적 초조감과 내적 초조감으로 나눌 수 있습니다. 외적 초조감은 언뜻 보고도 알 수 있을 만큼 명확합니다. 내적 초조감은 옆에서 봐서는 외적인 움직임이 크지 않아 잘 알 수 없지만 정면으로 마주하면 굉장한 긴장감이 전해져 올 수 있습니다. 앉아있을 때의 움직임, 표정이나 어조에서 지하의 마그마가 꿈틀거리고 있는 것 같은 긴장감이 느껴집니다.

우울증 환자에게 많이 볼 수 있는데 '우울증이라면 우선 SSRI나 약 처방이지'이라고 단순하게 생각하고 처방한다면 환자를 자극해버려서 큰 일이 생길지도 모릅니다(후술). 그래서 초조감이 강하구나 생각되면 정신과로 진료의뢰를 보내는 것이 좋습니다.

5) 조울증(양극성장애)

조울증(양극성장애)은 진단이 상당히 어렵고 처음 발병하는 연령이 25세 미만으로 어릴수록 조울병의 가능성이 높아진다고 합니다. 조울증은 우울증과는 기본적인 치료 형태가 다르고 유전적으로 우울증보다 조현병과 유사하다고 하다고 알려져 있습니다.[1]

조울증은 입원이 필요한 정도의 조(躁)증이 극심한 '조증 삽화(manic episode)'를 보이는 I형, 비교적 조증보다 증상이 약한 '경조증 삽화(hypomanic episode)'를 보이는 II형 두 가지가 있습니다. 까다로운 것은 조울증 환자의 대부분은 첫 번째 삽화가 '우울증 삽화(depressive episode)'라는 것입니다. 따라서 '우울증'으로 진단될 수 밖에 없는 경우가 있습니다.

---

1 Lichtman JH, et al. Depression as a risk factor for poor prognosis among patients with acute coronary syndrome: systematic review and recommendations: a scientific statement from the American Heart Association. *Circulation* 2014 Mar 25;129(12):1350-69

우울증으로 치료 받고 있는 환자 중 얼마나 조울증 환자가 혼재되어 있는가를 조사한 연구에 따르면, I형이 12.2%, II형이 3.9% 포함되어 있었습니다.[1]

게다가 조증이나 경조증 삽화 기간은 아주 짧기 때문에 참으로 진단이 어렵습니다. 오랜 기간 환자를 본 것이 아닐 때에는 정신과 전문의도 과잉진단이나 과소진단의 사이에서 오락가락 할 수 있고, 진단을 할 수 있는 결정적인 단서가 없을 수도 있습니다. 하지만 정확히 진단하고자 하는 노력은 언제든지 필요합니다.

왜냐하면 우울증은 나아지면 약을 복용하지 않는 것이 바람직하지만 조울증은 증상이 좋아지더라도 일정 기간 이상의 유지치료가 필요하며 거의 일생동안 복약이 필요하다고 보기 때문입니다. 이렇게 우울증과 조울증의 차이는 아주 큽니다. 조울증으로 잘못 진단을 해버리는 과오를 범하지 않도록 주의를 기울여야 합니다.

환자를 진찰할 때 '우울증일까?'라고 생각이 들면, 조울증을 스크리닝 하기 위해 문진에서 다음과 같은 것들을 반드시 물어봅니다.

기분이 저하되기 전 한동안 덜 잠을 자도 다음날 원기왕성하게 활동한 적이 있습니까?

기분이 들떠서 평소의 당신답지 않은 행동을 한 적이 있습니까? 예를 들어, 쇼핑을 무분별하게 한다던가, 차를 운전하는 중에 신호를 무시해버린다던가, 지나치게 위험하거나 대담한 행동을 말합니다.

몇 번이나 해오던 직업을 바꾸거나 직장을 관두었던 경험이 있습니까? 어떠한 사정 때문이었는지요?

직장이나 학교 생활이 잘 되고 있나요? 상사나 선생님과 싸우거나 말다툼을 한 경험이 있습니까?

중학교나 고등학교 시절에 갑자기 성적이 나빠진다던가 학교 생활이 어려워지는 슬럼프가 있었나요?

무언가를 하는 것이 귀찮으면서도 어디인지 모르게 신경이 거슬린다던가 화가 나는 느낌이 있습니까?

---

1 Angst J, et al. Prevalence and characteristics of undiagnosed bipolar disorders in patients with a major depressive episode : the BRIDGE study. Arch Gen Psychiatry 2011;68(8):791-8

조증 증상의 들뜬 상태를 표현할 때 '경박하고 가볍다', '공격적이다', '제멋대로다', '무례하다', '뚜껑 열린다'든가 하는 직접적인 표현이나 비속어 표현은 예민한 환자에게 불쾌감을 줄 수 있고 자존감에 상처를 줄 수 있기 때문에 피하는 것이 좋겠습니다. 되도록 긍정적인 표현으로 '자신감이 넘친다', '활발하다', '활동적이다', '사교적인다', '적극적이다' 등으로 표현한다면, 좀 더 부드러운 진료실 분위기가 될 것입니다.

이상의 질문에 'YES'라고 한다면 좀 더 폭 넓고 자세하게 물어볼 필요가 있습니다.

환자 본인의 이야기만으로는 일방적인 이야기가 되어 신뢰 할 수 없는 경우도 있을 수 있기 때문에 가능하다면 가족들의 이야기도 함께 청취합니다. 가족이 방문하는 것이 어렵다면 경조증이나 조증의 증상에 대해 설명하는 신뢰성 있는 정보를 전달하여 확인 받는 것도 좋습니다. 그리고 가족 상담에 미비하거나 소홀함은 없는지 다시 한 번 확인합니다.

경조증이나 조증이 없다고 생각된 후에 우울증으로 진단하고 치료를 시작합니다. 그 후에도 확실하게 팔로우업(follow-up)을 하며 경과를 확인합니다. 조울증을 염두해두고 경과관찰을 하는 것이 좋습니다. 반신반의하는 경우에는 정신과 전문의에게 진료의뢰를 합니다.

6) 인격장애

인격장애(personality disorder)에는 다양한 종류가 있지만 대표적인 것이 경계성 인격장애(borderline personality disorder, BPD)입니다. 이러한 환자들의 공통되는 특성은 '자신의 감정을 감정 그대로 받아들이지 못하고 말보다 행동으로 표출해 버리는 것'입니다. 예를 들면, 슬픔이나 불안을 칼로 손목을 긋는 행위(wrist cut)나 아무 관계도 없는 모르는 사람과의 성관계를 한다거나, 약물의존 혹은 범죄적 행위로 나타냅니다.

이러한 것을 '행동화'라고 정신과에서 말하는데, 환자가 최대한으로 할 수 있는 대처행동(coping behaviors)이 '행동화'로 나타난다는 것은 안타까운 일입니다. 가족이나 동료는 환자의 행동화하는 특성 때문에 기분을 동요하지 않게 하려고 마치 신주단지 모시듯 하게 됩니다. 정신과 이외의 과에서 이러한 환자를 치료하는 것은 극히 어려운 일입니다.

저는 BPD 환자의 경우에, 하라다 세이치(原田誠一) 선생이 만든 '악순환 그림'을 사용해서 설명하는 경우가 많고, 환자들도 잘 납득하는 편입니다.

경계성 인격장애(BPD)의 악순환

 우울, 불안,
초조, 허무함

주위 사람들과의 갈등(↑)
주의의 반발로 점점 멀리하게 됨(↑)
고립(↑) 후회(↑)

과민, 상처 받기 쉬움,
위축, 마음의 균형을
잡는 방법이 미성숙

기본적인 3가지 문제
1. 자신에게 자기 스스로를 맡길 수 없다.
2. 삶의 방향성이 충분히 제대로 정해지지 않았다.
3. 지지해주고 버팀목이 되는 동료가 적다.

과잉반응, 위험한 행동
싸움, 감정 격앙, 말다툼, 큰 소리
폭력, 화풀이, 자해 등

갈등, 충돌로 충격을 받기 쉬움
예 : '버림받았다는 생각', '배신',
'모든 것을 부정', '모욕'

대부분의 경우 참고 넘어가지만...

칸다바시 쬬지(神田橋 條治) : 우울증치료 −진료 현장에서−, 메디컬리뷰사, 2010

　젊은 환자이면서 이러한 증상에 해당된다면 정신과 전문의가 치료를 진행하는 것이 좋겠습니다. 또한 '인격장애' 진단명을 내릴 때는 보다 신중할 필요가 있고 성급하게 진단해서는 안되겠습니다.

　한편, 불안과 우울이 있을 때 행동화가 많이 나타나면서 위와 같은 악순환으로 이어진다면 SSRI나 벤조디아제핀계 약물 복용을 부추길 가능성이 매우 높습니다.

　정신과에 진료의뢰나 소개를 할 때는 예를 들어, '우울증상이 나타나고 우울증의 가능성도 있지만, 손목을 긋는 자해행위나 음주 등의 행동화가 보이고 있어서 항우울제만으로 치료를 한다면 증상이 불안정해지고 악화될 우려가 있다고 생각됩니다. 귀과적 진료를 의뢰드리오니 고진선처 바랍니다' 정도의 내용으로 협진의뢰를 하면 되겠습니다.

덧붙여서, 정신과 전문의 사이에서도 조울증과 BPD와의 감별진단이 쉽지 않습니다만, 양쪽 질환 모두 일차진료의 대상은 되지 않습니다.

7) 해리

'해리(dissociation)'라는 증상은 크게 '자신으로부터 해리'와 '기억으로부터 해리'가 있다고 알아둡시다. 물론 그 전에 뇌전증(간질)과 감별진단을 해야 하고 특히 젊은 층이라면 해리의 유무를 듣고 확인해두는 것이 좋습니다.

'자신으로부터 해리(Depersonalization, 이인증)'는 자신이 자신이 아닌 듯한 느낌, 유체 이탈이나 꿈 속에서 자신을 제3자의 관점에서 바라보고 있는 듯한 느낌 등이 있습니다.

'기억으로부터 해리'는 기억상실(dissociative amnesia)이나 다중인격, 정체성 장애(dissociative identity disorder, DID)로 대표되는 것처럼, 주체로서 자신의 기억이 갑자기 얼마 기간 동안 중단되거나 인격의 변화가 있는 것입니다. 정신을 차려보니 어딘가 먼 곳까지 기차를 타고 있었다든가(더구나 표는 제대로 산 채로), 산 기억이 없는 옷이 많이 있다든가(게다가 자신의 취향에 맞지 않는), 보낸 적이 없는 편지나 문자 메시지, 메신저로 서로 소통한 흔적 (게다가 말투가 평소와는 전혀 다른) 등이 대표적인 예입니다.

이러한 예는 해리증상에 속하기 때문에 정신과 전문의의 진찰을 받아보는 것이 좋습니다.

해리증상은 아이들에게서 흔하게 볼 수 있는데, 무언가 큰 일이 벌어져 정신적 고통을 받거나 아이들처럼 마음의 내성이 성숙하지 않았을 때, 일시적으로 마음이 로그아웃(log-out) 된 것 같은 상태입니다. 다시 말해, 해리증상은 견딜 수 있는 한계를 넘는 고통이나 감정으로 마음에 상처나 짐이 되지 않도록 하는 방어수단이 되는 것입니다.

하지만 이것이 마음을 지키는 방어수단으로 빈번히 사용되고, 조그만 일로도 바로 해리증상이 발생한다면 일상생활에 지장을 초래합니다. 따라서 이 역시 정신과에서의 치료 대상이 됩니다.

3-4 정신증상 진찰방법

이 장은 정신증상 진찰방법으로 정신과 전문의는 보통 다음과 같은 과정을 통하여 진찰하고 있습니다. 이 과정은 정신과적 증상의 진료를 위해서 일차진료 현장에서도 필요하므로 생략하지 않고 확실하게 해나갑시다.

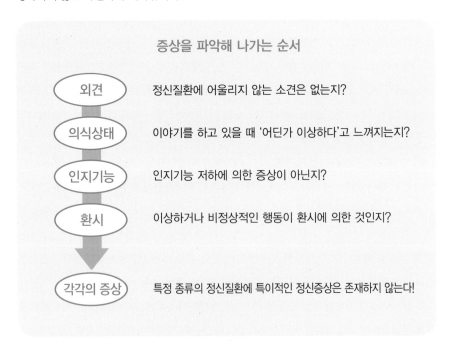

증상을 파악해 나가는 순서

외견	정신질환에 어울리지 않는 소견은 없는지?
의식상태	이야기를 하고 있을 때 '어딘가 이상하다'고 느껴지는지?
인지기능	인지기능 저하에 의한 증상이 아닌지?
환시	이상하거나 비정상적인 행동이 환시에 의한 것인지?
각각의 증상	특정 종류의 정신질환에 특이적인 정신증상은 존재하지 않는다!

우선은 그동안 강조해 온 것처럼, 외인성 요인(外因)을 놓치지 않는 것을 제일 우선시합니다. 만약 우울증 환자가 내원했다면 무엇을 먼저 봐야 할까요? 지금은 뭐라고 딱 꼬집어 이야기하기가 어렵지요.

이제부터 각각의 과정에 대해 차례대로 설명하겠습니다.

❖ 외견

외인성 요인을 놓치지 않기 위해서 확인하는 첫 번째 항목은 활력징후(vital sign)를 포함한 외견입니다. 만성경막하혈종(chronic subdural hematoma)이나 정상뇌압수두증(normal pressure hydrocephalus)의 경우 걸음걸이가 보통과 다른 경우가 많습니다. 갑상선기능항진증이라면 맥박이 빨라지고 땀을 많이 흘리게 됩니다.

불수의운동(involuntary movement)의 유무도 확실히 관찰해야 합니다. 이 증상을 보이는 것은 내인성 요인과 심인성 요인으로 인한 경우가 아닐 때가 많습니다.

예를 들어, 클로이츠펠트–야콥병(Creutzfeldt–Jakob disease)이나 항NMDA수용체 뇌염에서는 움찔움찔 신체가 움직이는 근육간대경련(myoclonus)이 종종 나타납니다. 이러한 근육간대경련 증상은 얼핏 본다거나 주의를 기울이지 않으면 경미한 것으로 생각하고 놓치기 쉽습니다. 게다가, 소리나 빛으로 유발되기 때문에 '사람이 들어오니까 움직였다', '전기를 켜니까 움직였다'고 생각되어 '일부러 그러네! 히스테리 증상!'으로 오해될 소지가 있어 주의를 요합니다.

근육간대경련이나 다른 불수의운동을 보인다면 기질적, 신체적 원인이 배제 될 때까지 외인성 요인이라고 생각합시다. 또한 불수의운동 참고서적으로 『운동장애진료매뉴얼: 불수의운동(運動障害診療マニュアル：不随意運動のみかた)』이라는 책을 권합니다.

❖ 의식상태

다음은 '의식상태'를 확인합니다. 아주 경미한 의식장애는 Glascow coma scale이나 Japan coma scale에서 증상군에 분류되지 않기 때문에 환자가 호소하는 증상에 대한 심리적인 배려 또한 중요합니다. 경미한 의식장애와 정신증상이 함께 공존할 때에도, 우리는 정신증상에만 집중해 버리기 쉽습니다. 그런 때야말로, 의식장애를 제대로 확인해야 합니다.

의식상태에서 확인할 사항은

· 지남력장애(disorientation)
· 졸음 및 수면 상태의 변화, 밤낮의 리듬 소실
· 단시간 내의 정신증상의 변동
· 뇌파(배경파의 서파화, 각성자극에 의한 주파수의 증가)

같은 항목입니다.[1]

지남력장애는 '시간, 장소, 사람'을 인식하는 기능의 장애입니다. '사람'에 대해서는 가능한 한 최근의 인간관계를 물어보는 것이 좋습니다. 배우자나 자녀는 옛날의 기억에 입력되어 있기 때문에 더 최근의 기억에 대해 질문합니다. 다른 병원을 거쳐서 내원했다면, 거기 의사의 이름이라든가 최근의 기억을 물어봅니다.

그 이외에 주의와 집중을 확인합니다. 유명한「100-7」의 계산을 시행합니다. 검사자는 피검사자에게 '100에서 7을 차례차례 빼보십시오. 멈추세요라고 할 때까지 계속 해주십시오' 라고 합니다. 검사자가 '100-7은?', '93-7은?'이라고 뺄셈의 답을 포함하여 물어보지 않습니다. 이를 통해 차례대로 7을 빼는 것과 뺀 답을 기억하는 것 2가지 작업을 모두 해야 합니다. 그것이 바로 주의와 집중이 됩니다.

이 외의 질문으로 '1주일은 월요일에서 일요일까지 7일로 구성됩니다. 일요일부터 반대로 말해보세요'라고 질문 할 수 있습니다. 손짓을 더하면서 지시합니다. 보통은 월요일→일요일의 순서로만 말해봤기 때문에 역순으로 말하기는 환자입장에서 꽤나 의외이며 생소합니다. 가벼운 섬망 등에서는 이 작업을 수행하지 못하는 경우가 많습니다.

뇌파검사는 일차의료현장에서 시행이 어려울지도 모릅니다만 만약에 할 수 있는 환경이라면, 검사를 진행해 두는 것이 좋습니다. 생각지도 못한 뜻밖의 검사 결과가 발견될지도 모릅니다.

---

1   宮岡等. 내과 의사를 위한 정신증상 보는 법과 대응. 의학서원. 1995

❖ 인지기능

다음 검사는 인지기능 검사입니다. 간이정신상태검사(mini mental state examination, MMSE)나 하세가와 치매척도(Hasegawa dementia rating scale-revised, HDS-R) 등의 항목을 참조해 확인하는 것이 좋겠습니다.

치매 검사에 한정하면 치매 스크리닝 검사로 Mini-Cog라고 하는 세 가지 단어의 지연재생 항목 및 시계 그리기 검사를 조합한 검사도 있습니다. 이 검사가 시간이 오래 걸리지 않고 효율이 좋습니다. 그러나 루이소체 치매의 경우 지연재생 항목을 잘하는 경우도 많아서 Mini-Cog 만으로는 알츠하이머형 치매 이외 유형은 놓쳐버릴지도 모릅니다.

또한 우울증에서는 사고력 저하가 나타날 수 있기 때문에 인지기능 검사에서 생각하는 시간이 오래 걸리거나 생각하는 속도가 느려진 것과 같은 느낌이 들면서 점수도 낮게 나올 수 있습니다. 인지상태가 안 좋을 때에 이런 검사를 실시하면 환자가 검사를 침습적으로 느낄 수 있습니다. 환자가 좀 더 안락하고 편안하게 검사를 할 수 있는 분위기를 만들고 적절한 시기에 검사를 시행하는 것이 중요합니다.

❖ 환시

외견을 관찰하면서 의식상태와 인지기능을 검사한 후에는 실제 증상의 검토에 들어갑니다. 그 중에서도 특히 외인성요인을 고려해야 하는 증상은 '환시'입니다.

조현병(정신분열증)은 환청·망상 증상이 두드러지고 환시 증상은 적게 나타나는 것으로 알려져 있습니다(요즘은 그렇지도 않다는 지적도 있습니다).

환시도 환청과 같이 '환각'의 한 부류로 함께 취급되어 버릴지도 모르겠지만, 경우에 따라서는 좀 더 특수한 의미를 의사에게 알려줍니다.

레비소체형 치매환자에게 환시가 보인다는 사실은 유명하며, 약물의존/금단증상, 또한 매독에 의한 신경장애에서도 환시가 나타날 수 있습니다(매독은 최근 젊은이들 사이에서 증가하고 있다고 합니다). 뇌종양에서도 부위에 따라 환시증상이 발생되기도 합니다.

그렇듯이 환시는 어떤 것이 뇌에 있을 만한 기질성질환일지 생각해보라는 메시지나 다름없습니다.

❖ 각각의 증상에 대한 검토

외인성 요인의 가능성을 배제한 후, 각각의 증상에 대한 검토를 해봅시다.

다시 말하지만, 어떤 종류의 정신질환에 특이적인 정신증상은 존재하지 않습니다. 조현병에도 불안과 우울이 있으며 우울증에도 망상 증상이 있습니다. 그 하나하나의 증상을 깊이 파고 들어가면, 질적인 차이는 볼 수 있습니다만, 그것은 전문의가 하는 영역이라고 생각합니다.

1) 일차진료의 대상 질환을 한정한다.

일차진료에서 우선해야 할 일은,

· 조현병(정신분열증)과 조울증의 스크리닝 검사를 확실히 한다.
· 개인력, 생활력에서 두드러진 행동화가 없는지 청취(주위사람들을 조정하거나 자신의 영향
  아래 두기 위한 행동이나 신주단지 모시듯 말려들게 하는지의 여부)
· 자신에 대해 잊어버리거나(자신으로부터 해리) 잃어버린 기억(기억으로부터 해리)에 대한
  확인

이러한 점에 유의하여 조현병 · 조울증(양극성장애) · 인격장애 · 해리성장애를 최대한 가려내어 진료영역에서 제외한다.

· 일상생활과의 접점

일상생활과의 접점을 중심으로 '일상생활로부터 얼마나 동떨어져 있는지', '순조롭게 사회생활을 이해하고 지내는지'를 듣고 증상의 심각도를 파악한 후에 중등도 이상이라고 생각되면 섣불리 치료를 시작하지 않는 것이 좋겠습니다.

일차진료의 대상은 어디까지나 일상생활과 접점을 가지는 경도의 증상으로 한정합니다.

2) 우울, 불안, 신체화로 배분하여 증상을 파악한다.

일상생활과 접점을 가지는 경도의 정신증상으로 한정한 후, '증상들이 일차진료 현장에서 관리가 가능하다'고 생각이 들면 치료를 시작합니다. 다시 한 번 구체적으로 말하자면 외인성 요인 관련 질환, 경도 우울증, 경도 신경증이 되겠습니다. 지금까지 설명한 것처럼 우울증과 신경증을 주요증상 수준에서 분석해보면 우울증의 '우울증상', 신경증의 '불안증상'과 '신체화'로 나눌 수 있습니다.

그런데 헷갈리게도 이러한 증상들은 우울증, 신경증 모두에서 볼 수 있습니다. 불안증상이 강한 우울증도 있고, 우울증상을 동반 하는 불안신경증도 있습니다.

따라서 주치의는 진단과 치료의 방향을 결정할 때, 이러한 세 가지 증상의 배분 상태를 파악할 필요가 있습니다.

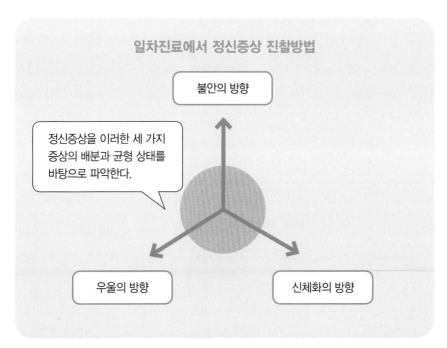

笠原嘉. 신경과학에서 바라본 심신의학의 위상. 마음과 사회. 1984; 41 : 6-16 에서 인용 및 수정

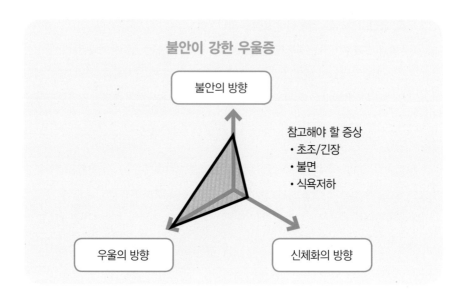

불안이 강한 우울증

불안의 방향

참고해야 할 증상
• 초조/긴장
• 불면
• 식욕저하

우울의 방향   신체화의 방향

예를 들어, 우울이 주요한 증상이라고 판단하더라도 강한 불안감도 함께 있다고 생각되면 '불안이 섞여있는 유형의 우울증', 신체화와 함께 있으면 '신체화 경향이 강한 우울증'으로 진단합니다. 그리고 항상 자신이 내린 진단에 대해 '이 진단이 맞는 것일까? 혹시 외인성 요인은 없을까?'라고 매일의 진료를 되돌아보면서 진료를 하는 것이 기본이면서도 매우 중요합니다. 유감스럽게도 정신의학은 아직 밝혀지지 않은 것들이 많고, 예후나 증상도 어느 정도 시간이 흘러가야 나타나고 알 수 있는 것들이 있습니다. 따라서 시간이 경과함에 따라 그 때마다 주의 깊고 세심하게 진료하는 겸허한 마음이 요구됩니다. 의사에게 외인성 요인을 놓치는 것만큼 뼈아픈 실책은 없으니까요.

✣ 정신과에 협진 의뢰를 할 때

지금까지 말한 순서에 따라 환자의 상태를 진찰하고 나서 '일차의료의 진료 영역을 넘어선 증상'으로 생각된다면 정신과 전문의에게 협진 의뢰를 진행합니다. 평소 진료를 의뢰 할 수 있는 정신과 관련 의료기관을 알아보고 확보해 두는 것을 권합니다. 인근 정신병원이나 정신건강의학과 의원 및 한방신경정신과 한의원을 알아두고, 또한 학회나 강연회에 참석 할 때 정보교환이나 협력 의료기관 등을 준비해두면 좋겠습니다.

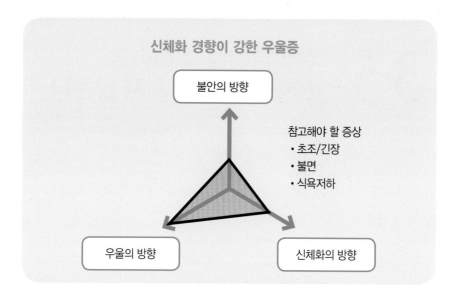

환자에게는 정신과 진료가 필요하다는 것을 솔직하게 전달합니다.

"유감스럽게도 여기에서의 진료만으로는 호전이 어려울 것 같습니다. 당신의 회복에는 정신과 진료가 필요하다고 생각합니다."

다만 신체화 환자에게 기복없이 일정하게 배려하는 마음으로 전달하세요.

"당신이 정신과 질환을 가지고 있기 때문이 아니라 정신과에서 사용하는 약물에는 당신의 증상에 효과적인 것이 있습니다. 그 약물을 사용하는데 익숙한 의사가 정신과 전문의이기 때문에 정신과에 협진을 할 필요가 있는 것입니다."

환자는 보통 '정신과'라는 단어에 부정적 인식이 있습니다. 정신과를 가보라는 이야기에 때로는 '기분 탓이야. 네가 과민해서 그래', '신경성이야', '머리가 이상하네' 등의 이야기를 들었다고 생각할 수 있습니다. 환자가 그러한 식으로 인식하게 되면 협진이나 전과(transfer)를 보내기 전에 이미 정신과의 첫 인상이 나빠지게 되고 나중에 그러한 인식을 수정하는 것은 상당히 힘들어지게 됩니다. 또한 정신과로 협진을 보낼 때 나름대로의 배려를 하지 않으면 환자 자신이 거부당했다고 느낍니다. 일차진료 의사는 이러한 이야기를 해야 할 시점에 커다란 배려심이 요구됩니다. 주치의를 바꾸는 것이 아니라 정신과와 함께 진료를 한다는 입장을 피력하는 것도 중요하겠습니다.

135

3-5 정신증상을 초래하는 신체 질환을 놓치지 않는다

정신증상을 초래하는 외인성 요인으로 어떤 신체질환이 있는지를 여기에서 간략하게 확인하겠습니다. 신체질환에 대해서는 정신과 전문의보다 일차진료의사가 더 능숙해서 설명할 필요성이 없을지도 모르겠습니다.

진단의 원칙은 이전 장에서 '정신증상의 진찰방법'에서 설명한 순서에 따릅니다.

그리고 초진 시에는 정신증상이 주요증상이라 하더라도 혈액검사를 반드시 실시합니다. 비타민 B_{12}와 아연을 재어보면 의외로 낮은 환자들이 있습니다. 비타민 B_{12}와 아연이 저하된 상태라면 보충하는 것으로, 특히 우울증상이 많이 개선 될 수 있습니다.

또한 갑상선자극호르몬(thyroid stimulating hormone, TSH)과 유리갑상선호르몬(free T_4) 측정을 하는 갑상선 기능검사를 잊지 않아야 합니다. 병력에서 관절의 경직이나 혈관염 증상이 있으면 결합조직질환(교원병)의 가능성도 염두해두고 항체 관련 검사를 시행합니다. '젊은 여성의 정신증상은 전신홍반성루푸스(systemic lupus erythematosus, SLE)를 의심하라'는 말도 있습니다.

매독도 젊은이들 사이에서 꾸준히 증가하고 있고, 노인인 경우에도 치매로 생각 되었다가 입원 혈액검사에서 신경매독(neurosyphilis)으로 밝혀졌다는 이야기도 종종 들을 수 있습니다. 매독은 다양한 정신증상과 신경증상을 초래하기 때문에 문진과 진찰만으로 배제하는 것은 어렵고, 혈액검사 매독혈청검사(RPR)와 매독균혈구응집검사(TPHA)가 배제하는 데 결정적인 근거가 됩니다.

덧붙여서 원인불명의 피로 증상에서 빈혈이 없이도 페리틴(ferritin) 수치가 낮을 때(특히 15 미만), 낮은 수치를 개선시키면 증상이 완화될 수 있습니다.[1]

---

1 Verdon F, et al. Iron supplementation for unexplained fatigue in non-anaemic women: double blind randomised placebo controlled trial. BMJ 2003; 326(7399): 1124

정신증상을 초래하는 신체질환

내분비질환	
갑상선기능이상, 부신피질기능이상(에디슨병(Addison's disease), 쿠싱증후군(Cushing's syndrome) 등), 성선기능저하증(hypogonadism), 부갑상선기능이상, 췌장분비기능장애, 뇌하수체기능장애	
대사장애	
윌슨병, 요독증, 인공투석, 전해질대사이상, 심장질환, 간성뇌증(hepatic encephalopathy), 비타민결핍증(펠라그라(B_3), 베르니케뇌병증(B_1) 등), 폐질환, 수면무호흡증	
결합조직질환(교원병)	**전신감염증**
SLE, 베체트병, 혈관염 등	장티푸스, 발진티푸스, 류마티스열, 독감, 말라리아 등
혈액 질환	**생리 및 생식관련 기능**
악성빈혈, 출혈성빈혈, 백혈구 관련 질병 등	월경전 증후군, 산후우울증(postpartum depression), 산후정신병(postpartum psychosis), 산욕기정신불안정(maternity blue) 등
중추신경 퇴행성 질환	
파킨슨병, 진행성핵상(성)마비, 피질기저핵변성증, 헌팅턴병, 척수소뇌변성증, 미토콘드리아병 등	
염증성질환	
신경매독, 뇌염(일본뇌염, 유행성뇌염, 헤르페스뇌염, 자가면역성뇌염 등), 크로이츠펠트–야콥병, HIV감염증	
탈수초질환	
다발성경화증, 급성파종성뇌척수염	
정상뇌압수두증	**뇌종양**
두부외상	**치매**
혈관성장애	**약인성 정신증상**

廣岡孝陽. 간과하면 안되는 신체질환. 임상정신의학. 2014; 43 (3) : 373–82에서 인용 및 수정

❖ 내분비질환

진료를 볼 때 내분비질환은 좀처럼 머리에 떠오르지 않습니다. 일상적으로 혈액검사를 시행하지 않고서는 특히 뇌하수체기능 저하증은 못 보고 넘어가기 쉽습니다.

부신피질자극호르몬(adrenocorticotropic hormone, ACTH)이 결핍되면(단독으로 결핍되는 경우도 있습니다) 금방 우울증과 비슷한 상태가 됩니다. 이루 말할 수 없을 만큼의 전신권태감, 피로감이 주요 증상이며 이 밖에 저혈압, 저혈당과 이에 따른 반복적인 의식장애, 저나트륨혈증 등을 보인다면 ACTH 결핍증을 의심해야 합니다. 검사방법으로 이른 아침에 ACTH와 부신피질호르몬(cortisol) 검사를 시행합니다. 좀 더 정확한 검사로는 부신피질자극호르몬검사(ACTH stimulation test)가 있습니다.

최근 주목해야 할 질환 중에 하시모토뇌병증(Hashimoto's encephalopathy)이 있습니다. 이것은 갑상선기능저하증의 정신증상과는 다른 질환입니다. 20~30세와 50~70세에 가장 호발하며 정신증상으로 의식장애, 경련, 불수의운동(근육간대경련(myoclonus), 진전(tremor, 떨림), 아테토시스(athetosis) 등)을 보이고, 그 이외에도 환각, 망상과 우울증상, 인지기능 저하 등도 볼 수 있습니다.

하시모토뇌병증의 검사 소견에서 특별히 주의해야 할 것은 갑상선 기능이 정상적인 경우가 많다는 것입니다! 이 점이 검사에서 의외로 중요한 점이고, 항TPO 항체와 항TG 항체를 반드시 측정합니다. 영상으로는 별무소견인 경우도 많습니다만, 뇌파에서는 90% 정도가 비특이적인 뇌파 소견을 나타낸다고 합니다.[1]

❖ 약인성 정신증상

약제 복용에 의한 정신증상도 흔히 볼 수 있기 때문에 매우 중요합니다. 스테로이드 정신병 또는 인터페론에 의한 정신증상은 잘 알려져 있습니다. 특히 노인은 약물에 의해 반응하기가 쉽고, 항알레르기약제 H_1수용체길항제(H_1-blocker), 위장약 H_2수용체길항제

---

1 Kothbauer-Margreiter I, et al. Encephalopathy associated with Hashimoto thyroiditis diagnosis and treatment. J Neurol 1996; 243(8): 585-93

(H$_2$−blocker), 배뇨장애에 활용되는 항콜린성 약물 등이 섬망(delirium) 증상이나 환각 등을 일으킬 수 있습니다.

심지어는 감기약으로 쓰는 약물로 인해 섬망까지 일어날 수도 있으니 약물 복용력을 철저하게 확인해야 합니다.

정신증상을 초래하는 신체질환은 각각의 특징을 숙지하고 있지 않으면 좀처럼 생각해 낼 수 없기 때문에, 그때그때 다양한 케이스를 접할 때마다 각론적인 지식을 충실하게 보고 익히는 것이 중요합니다. 그러한 노력 없이 일상적인 혈액검사와 영상검사만으로는 특정 질환을 의심하거나 추정하는데 한계가 있고 상당한 확률로 병을 놓칠 염려가 있습니다.

3-6 향정신약에 대해서
항우울제

일차진료에서 많이 사용되는 향정신약물은 대표적으로 항우울제와 벤조디아제핀계 약물과 인지기능개선제가 있습니다. 또한 항정신병 약물도 어느 정도 사용됩니다.

이 약물들은 중추신경계인 뇌에 강하게 작용하여 부작용, 의존, 금단증상 및 중단증후군(discontinuation syndrome)을 초래할 수도 있습니다. 정신과 진료를 하는 만큼 향정신약에 대한 기본적인 공부가 필요할 것입니다. 어느 선생님이 이 약물이 좋다고 했기 때문에... 라는 식의 사용법은 절대로 해서는 안 됩니다. 이 책은 한방의학 관련 전문서적이자 정신과 관련 서적이기도 합니다. 정신과 진료에 있어서 잘못된 치료를 하지 않기 위해서 향정신성 약물에 대한 최소한의 지식을 포함하여 일차진료에서 빈번히 활용되는 향정신성 약물에 대해서 이야기를 하겠습니다.

✣ 항우울제의 종류

우선 항우울제입니다. 최근 일차진료에서 사용하는 약물로는 이전에 활용했던 삼환계 항우울제(tricyclic antidepressants (TCA), 1세대 항우울제)는 거의 사용하지 않고 새롭게 나온 항우울제(SSRI 및 SNRI 등, 2세대 항우울제)를 사용합니다.

SSRI (selective serotonin reuptake inhibitor)
: 선택적 세로토닌 재흡수 억제제
플루복사민(fluvoxamine) : 듀미록스(Dumirox®), 루복스(Luvox®)
설트랄린(sertraline) : 졸로푸트(zoloft®)
에스시탈로프람(escitalopram) : 렉사프로(Lexapro®)
파로세틴(paroxentine) : 세로자트(Seroxat®), 팍실(Paxil®)

플루옥세틴(fluoxetine) : 프로작(Prozac®)

SNRI (serotonin-noradrenaline reuptake inhibitor)
: 세로토닌 · 노르아드레날린 재흡수 억제제
밀나시프란(milnacipran) : 익셀(Ixel®)
둘록세틴(duloxetine) : 심발타(Cymbalta®)

NaSSA (noradrenergic and specific serotonergic antidepressants)
: 노르아드레날린작동성 · 특이적 세로토닌작동성 항우울제
미르타자핀(mirtazapine) : 레메론(Remeron®)

SSRI과 SNRI는 시냅스전 뉴런의 세로토닌 수용체(serotonic receptor; SERT or 5-HTT)의 기능을 방해하여 세로토닌과 노르아드레날린의 재흡수를 저해합니다. NaSSA는 이러한 기전과는 달리 시냅스후 뉴런의 수용체에 작용합니다.

❖ 항우울제의 선택

먼저 주의해야 할 점은 '강한 초조/긴장감' 또는 '행동화'가 특징적인 환자를 파악하는 것입니다. 이 증상이 있는 환자들에게 세로토닌 재흡수 저해 작용이 있는 SSRI과 SNRI를 초기에는 사용하지 않도록 합니다. 세로토닌 재흡수 억제제는 환자의 강한 초조/긴장감을 활성화시키는 경향이 있어서, 바꿔 말하면 환자의 흥분상태를 더 부추길 수 있습니다. 최악의 경우에 초조/긴장감과 행동화를 부추겨서 자해나 자살을 기도한다거나 폭력적인 행동을 할 우려가 있습니다. 이러한 환자는 우선 진정이 필요하며, 정신과로 보내는 것이 좋습니다.

또한 우울증상을 보일 때도 병력을 통해 조울증이 의심된다면 우울증 약물을 사용하지 않고 정신과로 보내는 것이 좋습니다.

우울증은 신체질환과 공존하기가 쉽고, 또 그 예후에도 영향을 주는 것으로 알려져 있습니다[4p. 참조]. 따라서 항우울제를 사용할 때에는 약물상호작용에 대한 주의가 필요합니다. 항우울제가 신체질환의 치료를 방해해서는 안됩니다. 주치의는 이러한 점을 중심으로 어떤

141

항우울제를 사용하면 좋을지 고려해야 합니다.

항우울제의 효능을 비교한 일부의 연구에서 주요우울장애에 대해 항우울제는 어떤 것을 선택해도 효과에서 큰 차이는 없다고 나타난 연구결과가 있습니다.[1]

다른 한편으로, 약물에 따라 효과에 차이가 있다는 연구결과도 있어서 정신과 전문의들 사이에서도 약물의 효과에 대해 다른 입장을 취하고 있습니다만, 일차진료에 있어서는 그러한 연구결과들에 크게 구애받지 않아도 될 것 같습니다.

또한 '경도에서 중등도까지의 우울증에 대하여 위약(placebo)과 항우울제간에 우울증상 항목의 평가 척도 개선에 유의미한 차이를 보이지 않는다'는 연구결과도 있으며, 반대로 '가벼운 우울증에 항우울제의 효과가 있다'는 연구결과도 있습니다.[2] 가벼운 우울증은 원래의 증상이 가벼우므로 치료에 의한 평가 척도의 호전 정도도 약하게 평가되어 버릴 수 있습니다. 그래서 그것이 임상시험에서는 '유의한 차이를 보이지 않는다'고 나타나는지도 모릅니다. 한편, 관해율로 비교를 해 본다면, 항우울제의 치료는 유의미한 개선효과를 보여주고 있습니다.

❖ 항우울제의 감량·변경

우울증이 호전되고 재발할 수 있는 기간 동안에도 특별한 일이 없다면 점차 약물을 줄여가며 복용을 중지합니다. 약물을 감량하는 타이밍은 우울증이 관해(remission)되었다고 생각되는 시점에서 대체로 반년(4~9개월) 정도가 경과한 시점부터입니다. 너무 빠르게 약을 줄이면 다시 재발할 가능성이 높기 때문에, 반년 정도 유지하면서 그동안 잔류증상(residual symptoms) 등 아무 문제가 발생하지 않았다면 그 시점으로부터 천천히 줄여나갑니다.

항우울제을 중단했을 때 발생되는 증상 중에는 상당히 심한 것도 있기 때문에 주의 깊게 감량을 시행합니다. 최소 2개월 정도에 걸친 감량이 필요하고 이렇게 점진적으로 감량을 할 때에 서서히 진행하는 것보다 더 좋은 방법은 없습니다.

---

1 Gartlehner G, et al. Comparative benefits ancl harms of second-generation antidepressants for treating major depressive disorder: an updated meta-analysis. Ann Intern Med 2011; 155(11): 772-85

2 Stewart JA, et al. Can people wilh nonsevere major depression benefit from antidepressant medication? J Clin Psychiatry 2012; 73(4): 518-25

유감스럽게도 병이 낫지 않는다면, 다른 항우울제로 변경합니다. 한쪽 약을 감량하면서 다른 약을 늘려나가는 교차-약물감량법(cross-tapering)을 하는 경우가 많습니다.

이 때도 역시 감량하는 약은 천천히 줄여나갑니다.

SSRI끼리 바꿔도 좋으며, SNRI로 변경해도 되고, 기전이 완전히 다른 NaSSA로 변경하는 경우도 있습니다. 약물을 변경하는 데에 자신이 없거나 변경했는데도 증상의 호전이 없다고 판단되면, 정신과로 보내는 것이 좋습니다.

불안과 강박증상에 대한 항우울제는 SSRI가 SNRI와 NaSSA보다 효과적입니다.

이전에는 강박증이라고 하면 플루복사민(데프로멜®/루복스®)이, 공황장애에는 파로세틴 (팍실/세로자트®)이 제1처방이라는 그럴 듯한 이야기가 있었고, 지금에 와서는 공황장애에 설트랄린(졸로푸트®)이라고 말하고 있습니다. 이는 제약회사가 자기 제품들을 의사의 머리 에 세뇌하듯이 부지런히 광고한 결과라고 볼 수 있기에 때문에 액면 그대로 믿어서는 안 되 겠습니다. SSRI 약물 간에 커다란 차이는 없다고 생각됩니다.

그렇다고 하더라도 개인적으로는 SSRI 중에서 에스시탈로프람(렉사프로®)이 우울증 이 외에 불안증상과 강박증에도 상당한 효과를 보여주고 부작용도 덜해서, 다른 SSRI보다 조금 더 효과적이라고 생각합니다(광고가 아닌 개인적인 임상 경험에서 느낀 바입니다).

✢ 항우울제의 부작용

앞에서 이미 말했듯이 항우울제의 효과는 그다지 차이가 없지만 부작용은 약물에 따라 다 르기 때문에 각각의 대표적인 부작용을 확실히 기억해둡시다.

- **체중증가** : 미르타자핀(레메론®)
- **성기능장애** : 파로세틴(팍실/세로자트®)
- **설사** : 설트랄린(졸로푸트®)
- **졸음** : 미르타자핀(레메론®)
- **오심, 구토** : 둘록세틴(심발타®)
- **중단증후군** : 파로세틴(팍실/세로자트®)

· 요폐 : 밀나시프란(익셀®)

상기증상 외에도, SSRI/SNRI에는 추체외로증상(extrapyramidal symptoms)과 고프로락틴혈증 등의 부작용이 있습니다. 이러한 부작용은 항정신병약물에만 국한된 것은 아닙니다. 몸을 안절부절 못하는 정좌불능(akathisia)도 꽤 발생하기 쉽습니다. '항우울제에도 항정신병약과 같은 비슷한 부작용이 있다'는 것을 염두하여야 합니다.

다양한 부작용이 우려되거나 소아, 노약자처럼 약을 주의해서 사용해야 할 상황에서는 항우울제 시작 용량을 약물에 첨부된 문서 용량의 반부터 시작해봅시다. 이렇게 하면 부작용이 훨씬 줄어듭니다. 미르타자핀은 반 알인 7.5 mg부터, 둘록세틴도 원래의 용량의 반인 10 mg부터 시작합니다. 또한 미르타자핀은 약의 부작용을 역으로 활용하여, 식욕부진이나 불면증이 있는 환자에게 적용될 수 있습니다.

파로세틴은 중단증후군이 강하게 나타나는 약물 유형입니다. 혈중농도의 오름세가 투여량을 늘릴 때마다 기하급수적으로 증가하고 파로세틴이 가진 항콜린 작용이 강하게 나타날 수 있습니다. 투여량을 줄이면 혈중농도가 낮아지게 되고, 또한 항콜린 작용이 갑자기 해소되어 '콜린 리바운드'가 일어나게 됩니다(독감이 한층 강력해진 것과 같은 증상으로 나타납니다).

플루복사민은 짧은 반감기를 가지기 때문에 복용을 중단하려면 균형있게 감량해야 할 필요가 있습니다. 파로세틴과 플루복사민 이 두 가지는 갑자기 약을 끊는 것이 어렵겠죠?

❖ 항우울제의 약물상호작용

항우울제의 CYP(시토크롬 P450) 저해작용에 대하여 표로 나타냈습니다.

타목시펜(tamoxifen, TAM)을 사용하고 있는 유방암 환자에게 파로세틴을 병용투여하면 유방암 사망률을 높인다는 연구 결과가 있습니다.[1] 타목시펜은 CYP2D6라는 효소에 분해되어 항종양효과를 나타내는데, 파로세틴이 CYP활성을 저해하기 때문에 분해가 되지 않고 예

---

1 Kelly CM, et al. Selective serotonin reuptake inhibitors and breast cancer mortality in women receiving tamoxifen: a population based cohort study. BMJ 2010; 340: c693

항우울제로 인한 CYP저해작용

신체 구성요소	CYP효소 저해				
	2D6	1A2	3A4	2C9	2C19
아토목세틴(atomoxetine)	O	O	O	O	O
부프로피온(bupropion)	++	O	O	O	O
시탈로프람(citalopram)	+	O	O	O	O
둘록세틴(duloxetine)	++	O	O	O	O
에스시탈로프람(escitalopram)	+	O	O	O	O
플루옥세틴(fluoxetine)	+++	+	++	+++	++
플루복사민(fluvoxamine)	+	+++	++	+++	+++
밀나시프란(milnacipran)	O	O	O	O	O
미르타자핀(mirtazapine)	O	O	O	O	O
파로세틴(paroxentine)	+++	+	+	+	+
레복세틴(reboxetine)	O	O	O	O	O
설트랄린(sertraline)	+	O	O	O	O
티아넵틴(tianeptine)	O	O	O	O	O
트라조돈(trazodone)	+	O	O	O	O
벤라팍신(venlafaxine)	+	O	O	O	O

O : 무시할 수 있음, +: 약함, ++ : 중등도, +++ : 강함

Schellander R, et al. Antidepressants: clinically relevant drug interactions to be considered. *Pharmacology* 2010; 86(4): 203-15

상했던 효과가 나오지 않게 됩니다.

자주 쓰이는 약물 중에서 와파린에 주의할 필요가 있습니다(이것은 CYP2C9에 분해됩니다). 와파린을 투여 받고 있는 환자에게 플루복사민을 처방하는 것은 매우 위험합니다. 병용투여로 인해 CYP가 저해되고 나중에 프로트롬빈 시간(PT-INR) 수치가 나빠지고 나서야 알아채는 경우도 있습니다.

또한 경구용 혈당강하제인 설폰요소(Sulfonyurea) 제제는 CYP2C9에서 대사되는 것이 있어서 주의가 필요합니다. 사용하는 약제의 CYP 대사·저해에 관하여 미리 알아둡시다.

세포막 위에는 P-GP(P-당단백질; P-glycoprotein)라는 약물 배설을 위한 운반체(transporter)가 있습니다. 이것이 저해되면 약물의 혈중농도가 상승되어 약물의 효과가 어떻게 될

지 모르게 됩니다. 항우울제 중에서 P–GP를 강하게 저해하는 것은 설트랄린과 파록세틴입니다.

P–GP로 배설되는 약물의 한 예로 디곡신(Digoxin)이 있습니다. 디곡신을 복용하는 환자에게 설트랄린이 투여되면 디기탈리스(Digitalis) 중독이 일어날 수 있기에 주의해야 합니다.

이 밖에 항암제, 스테로이드제, 면역 억제제, β차단제, Ca길항제 등 많은 약제들이 P–GP와 CYP 모두의 대사과정에 관계되어 있습니다.

❖ 간장애·신장애

간장애나 신장애에 대해서는 원칙적으로 다음 사항을 유의합니다.

· 간장애 및 신장애를 유발, 악화시킬 위험이 낮은 약물을 선택
· 저용량부터 시작하며 신중하게 증량
· 신장 및 간에서의 대사를 고려
· 투여 개시 초기와 증량 시에 간과 신장의 기능을 모니터링
· 사용하는 약물의 종류를 최소한으로

그러나 임상진료에서는 데이터로써 신뢰할 만한 것들이 적어서 경험적인 사용에 의지해야 되는 때도 많습니다. 약물을 처방하는데 자신이 없다면 정신과 전문의에게 진료 의뢰를 하도록 합니다.

간장애가 있는 경우에 둘록세틴 사용은 바람직하지 않습니다. 중증의 간장애에서는 절대금기이며, 경증이더라도 간청소율(hepatic clearance)이 확연하게 저하됩니다.

신장애가 있는 경우에 둘록세틴의 사용은 사구체여과율(GFR)이 30이하에서 금기입니다. 밀나시프란은 간에서 대사되지 않고 거의 신장을 통해 배설되기 때문에 신장애 시 사용을 피해야 합니다.

✤ QT 연장

미르타자핀과 에스시탈로프람은 약물상호작용이 적은 편이지만, 에스시탈로프람은 QT 간격(심전도에서 Q파 시작부터 T파 종료까지의 간격)을 연장시켜 부정맥 등 심혈관계 위험을 증가시킬 수 있습니다.

QT 연장증후군의 위험 요소는 다음과 같습니다.[1]

- 나이 > 65세
- 여성(남성보다 QT간격이 길고 약제성TdP (torsade de pointes, 다형성 심실빈맥)가 남성보다 2배 위험)
- 심근비대
- 선천성 QT 연장증후군
- 서맥
- 전해질이상(저칼륨혈증, 저마그네슘혈증)
- 혈중농도상승(대량복용, 대사효소저해, 간 · 신장 기능 저하)

에스시탈로프람은 CYP2C19의 결손이 있는 poor metabolizer(한국인을 포함한 동양인의 약 20% 발현빈도 유전자형)에서는 대사되기 어려워 혈중 농도가 상승하는 경향이 있습니다. 또 에스시탈로프람의 혈중 농도가 상승됨에 따라 QT 간격도 늘어나는 것이 알려져 있습니다. QT 연장은 에스시탈로프람에만 국한된 증상이 아니며 그 외에도 QT 간격을 연장시키는 향정신성 약물이 많이 있습니다. 그것들을 다음 표에 정리했습니다.

정신과 이외의 약으로는 항생제인 아지스로마이신(azithromycin)이나 레보플록사신(levofloxacin)이 유명합니다.[2] 에스시탈로프람에만 한정하지 말고, 위험 요소를 가진 환자나 위험도가 있는 약제 투여 전후에는 심전도를 신경 써서 확인해보는 습관을 기릅시다.

1 Wenzel-Seifert K, et al. QTc prolongation by psychotropic drugs and the risk of Torsade de Pointes. Dtsch Arztebl Int 2011; 108(41): 687-93

2 Rao GA, et al. Azithromycin and levofloxacin use and increased risk of cardiac arrhythmia and death. Ann Fam Med 2014; 12(2): 121-7

QT연장을 유발할 수 있는 향정신약

항정신병약(Antipsychotics)				항우울약((Antidepressants)			
할로페리돌(haloperidol)	+	팔리페리돈(paliperidone)	O	삼환계 항우울제(TCA)	+++	플루복사민(fluvoxamine)	O
쿠에티아핀(quetiapine)	+++	설피리드(sulpiride)	++	파로세틴(paroxentine)	O	둘록세틴(duloxetine)	O
리스페리돈(risperidone)	++	올란자핀(olanzapine)	+	설트랄린(sertraline)	O	미르타자핀(mirtazapine)	+
클로자핀(clozapine)	++	아리피프라졸(aripiprazole)	O	에스시탈로프람(escitalopram)	+	트라조돈(trazodone)	+

O : none at therapeutic concentrations

+ : mild (> 5 and < 9ms) or only in case of overdose or intoxication

++ : moderate(≥ 9 and <16 ms)

+++ : severe(≥ 17ms)

Wenzel-Seifert K, et al. QTc prolongationby psychotropic drugs and the risk of Torsade de Pointes. *Dtsch Arztebl Int* 2011; 108(41): 687-93

❖ 설피리드에 대하여

설피리드(sulpiride)는 항우울제가 아닌 항정신병약으로 내과 선생님들도 위장운동개선제로 자주 처방합니다(상품명: 곰마틸(Gommatil®), 일본상품명: 도그마틸(Dogmatil®), 아빌리트(Abilit®), 미라돌(Miradol®), 역자주: 우리나라에서는 설피리드는 위장운동개선제로 사용하지 않고 설피리드의 S-이성질체인 레보설피리드(levosulpiride)로 기능성 소화불량 증상에 사용합니다. 설피리드도 저용량(50 mg, 150 mg/day)의 경우는 위, 십이지장궤양 치료에 허가되었습니다만 정신과에서 항정신병약으로 사용하는 곰마틸정은 200 mg가 기본단위입니다). 일차진료 현장에서 150 mg/day 정도로 사용되는 경우가 많습니다.

이 약물은 도파민 D_2수용체와 도파민 D_3수용체를 주로 저해합니다. 소량에서는 시냅스전뉴런의 도파민 자가수용체를 저해함으로써 도파민 방출을 증가시키며, 다량일 때는 시냅스후뉴런의 도파민 D_2수용체를 저해하여 항정신병약으로서의 기능을 하는 신기한 특성을 지니고 있습니다.

부작용은 도파민 D_2수용체를 저해하기 때문에 정좌불능(akathisia, 좌불안석증이라고도 하며 가만히 있지 못하고 제자리걸음을 하거나 몸을 전후좌우로 흔드는 증상) 등의 추체외로증상이나 고프로락틴혈증이 있고 특히 고령자에서는 100 mg/day 정도의 적은 양이라도 부작용이 나타날 수 있습니다.

아까 말했듯이 내과 선생님들은 위장약으로써나 '증상이 확실하지는 않지만 신경증(neurosis).....?'이라고 생각이 될 때, '그럼 일단 도그마틸(Dogmatil®)로 처방해볼까'하는 생각이 드는 약이지만 부작용을 꼭 기억해야 합니다.

저는 간기능이 떨어져 있는 환자의 식욕부진이나 가벼운 오심 증상에 100 mg/day 이하의 소량으로 처방하는 경우가 있습니다(설피리드는 주로 신장에서 배설됩니다). 고령자의 경우는 30 mg/day 혹은 50 mg/day 정도로 처방하고 있습니다.

어떤 환자는 설피리드 150 mg/day을 복용하고나서 들썩들썩거리며 안절부절 못하는 증상이 생겼다고 담당의사에게 말했더니 '약으로 인해 그런 일은 없다. 그 증상은 하지불안증후군(restless legs syndrome, RLS)이다'라고 하며 클로나제팜(리보트릴®)을 처방했다고 합니다. 그런데도 효과가 없어 클로나제팜으로 인한 어질어질한 상태로 제게 상담하러 왔습니다. 설피리드를 줄이면서 경과관찰 해보자고 안심시킨 후 설피리드를 50 mg/day로 감량했더니 안절부절 못하는 증상이 소실되었습니다. 이 케이스는 설피리드에 의해 정좌불능증이 유발된 증례였습니다.

✛ 소아·청소년에게 항우울제 처방은?

소아 · 청소년에게 항우울제 처방은 약물 사용에 대한 이익이 위험을 상회할 것인가를 고려해야 하는 어려운 일입니다. 24세 이하에서는 항우울제를 고용량으로 시작했을 때 자해 위험성이 유의하게 높아진다고 알려져 있고,[1] 자살사고 및 자살시도를 야기할 수도 있다는 이야기도 있어 참으로 무섭습니다.[2]

그래서 저는 아이들에게 항우울제를 처방하지 않습니다. 이런 상황이야말로 한방의학적인 치료가 등장할 차례라고 생각합니다. 다만 개인적으로 지금까지 진료를 봤던 소아 · 청소년의 절대적인 수가 어른에 훨씬 못 미치기 때문에 경험을 더 쌓을 필요가 있다고 생각됩니다.

---

1   Miller M, et al. Antidepressant dose, age and the risk of deliberate self-harm. JAMA Intern Med 2014; 174(6): 899-909

2   Hetrick SE, et al. Newer generation antidepressants for depressive disorders in children and adolescents. Cochrane Database Syst Rev 2012; 11: CD004851

3-7

향정신약에 대해서
벤조디아제핀

항불안제나 수면제로써 빈번하게 활용되는 벤조디아제핀계(benzodiazepine) 약물과 졸피뎀(스틸녹스(Stilnox®)), 조피클론(이모반(imovane®)) 등은 벤조디아제핀과 구조가 조금 다르기 때문에 비(非)벤조디아제핀(non-benzodiazepine)이라고 부르지만 결합하는 수용체가 동일하므로 이 장에서 함께 다루겠습니다.

❖ 속효성으로 편리한 약물이라도 안이하게 사용하지 않아야

벤조디아제핀은 마치 알코올과 같이 중추신경계 억제제여서 가볍게 취하게 하는 약물이라는 인상을 가지고 있습니다. 술에 취해 폭력적으로 변하는 사람이 간혹 있는 것처럼, 벤조디아제핀도 '탈억제'라고 해서 이성의 통제에서 벗어나 난폭해지는 경우가 드물게 있습니다.

위험성이 높은 경우는 벤조디아제핀 복용과 동시에 술을 마신다거나 벤조디아제핀을 대량 투여 혹은 신경변성질환을 갖고 있거나 충동성이 높아 행동을 억제하지 못하는 경향을 가진 환자군입니다.[1]

인격장애도 포함하여 언급한 환자들에게는 벤조디아제핀을 절대로 처방하지 않도록 합니다! 벤조디아제핀을 한 번에 대량 복용한다거나 자해나 자살시도로 손목을 긋는다거나 하는 무서운 일이 발생 할 수 있습니다.

또한 벤조디아제핀은 4주 이상 매일 사용할 경우 약물의존이 생길 우려가 있으므로 의존성에 대해 설명하고 짧은 기한 내에서 복용하게 하며 증상이 없을 때는 함부로 사용하지 않고 증상이 발생하여 필요할 때만 약을 복용하게 하는 것을 권합니다.

---

1 Jones KA, et al. Benzodiazepines: Their role in aggression and why GPs should prescribe with caution. Aust Fam Physician 2011; 40(11): 862-5

이러한 약물에 대한 인식은 매우 중요하고, 더욱이 약물 내성과 금단증상을 고려한다면 안이하게 사용하지 않아야 합니다.

벤조디아제핀은 확실히 효과도 빠르고, 의사에게는 편리한 약일 수 있지만 굳이 사용하지 않도록 노력한다면 의사의 진료와 연구 능력이 향상될 것입니다. 마치 감염증 치료에서 전공의에게 '체온, CRP, 백혈구를 활용하지 않고 프레젠테이션을 해볼까요?' 라고 한다면 다른 병력이나 진찰항목을 좀 더 면밀하게 파악하고 필요한 항목을 골라내게 되는 것과 비슷하다고 할까요.

참고로 조울증에는 벤조디아제핀계 약물이 재발 위험을 높인다고 되어 있습니다.[2] 꼭 필요한 때를 제외하고 가급적이면 조울증에는 사용하지 않는 편이 좋겠습니다.

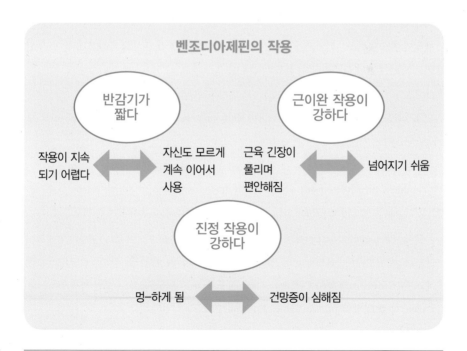

벤조디아제핀의 작용

반감기가 짧다

작용이 지속되기 어렵다 ⟷ 자신도 모르게 계속 이어서 사용

근이완 작용이 강하다

근육 긴장이 풀리며 편안해짐 ⟷ 넘어지기 쉬움

진정 작용이 강하다

멍-하게 됨 ⟷ 건망증이 심해짐

---

2   Stewart JA, et al. Can people wilh nonsevere major depression benefit from antidepressant medication? J Clin Psychiatry 2012; 73(4): 518-25

벤조디아제핀은 항불안제나 수면제로 사용되는데, 주로 각 약물의 반감기 차이로 구분합니다. 반감기가 짧으면 작용이 지속되기 어려운 반면, 자신도 모르게 계속 이어서 사용을 해버려서 약물을 끊는 것이 어려워지기도 합니다.

근이완 작용에 대해서도 주의가 필요합니다. 근육긴장이 풀리면서 편안해지는 반면, 넘어져 다치는 낙상사고 발생 위험이 증가합니다. 진정 작용도 마찬가지입니다. 잠들기가 좀 더 수월해지지만 건망증이 심해질 수 있습니다.

❖ 벤조디아제핀의 종류

벤조디아제핀은 약물의 종류가 매우 많아서 어느 약을 사용하면 좋을지 감을 잡기가 어렵습니다. 여기에서는 대표적인 약물들을 중심으로 이야기해보겠습니다.

1) 항불안제

항불안제로써 벤조디아제핀은 1~3시간 정도에 혈중농도가 최고로 도달하게 됩니다. 반감기는 길이에 따라 다음과 같이 분류합니다.

· 단기작용(short-acting): 클로티아제팜(clotiazepam, 상품명: 리제정(Rize®)) 에티졸람(etizolam, 상품명: 데파스(Depas®))
· 중간작용(intermediate) : 로라제팜(lorazepam, 상품명: 아티반(Ativan®)/로라반(Loravan®)/스리반(Slivan®)), 알프라졸람(alprazolam, 상품명: 자낙스(Xanax®), 콘스탄(Constan®), 브로마제팜(bromazepam, 상품명: 렉토팜(Lectopam®)/렉소탄(Lexotan®)))
· 장기작용(long-acting): 디아제팜(diazepam, 상품명: 바리움(Valium®)/세르신(Cercine®)/호라이존(Horizon®)), 클로나제팜(clonazepam, 상품명: 리보트릴(Rivotril®/랜드센(Landsen®)), 클록사졸람(cloxazolam, 상품명: 세파존(Sepazon®)), 플루라제팜(flurazepam, 상품명: 달마돔(Dalmadorm®/Dalmane®))
· 초장기작용(ultra-long-acting): 에틸로플라제페이트(ethyl loflazepate, 상품명: 빅손정(Bigson®)/빅탄정(Victan®))

2) 수면제

입면장애에는 초단기작용~단기작용을 사용하고, 수면이 지속되지 못하고 자는 도중 깨거나(중도각성)과 새벽녘 일찍 깰 때(조기각성)에는 중간형 또는 장시간작용을 사용합니다.

- **초단기작용(ultra-short-acting)** : 졸피뎀(zolpidem, 상품명 : 스틸녹스(Stilnox®)), 조피클론(zopiclone, 상품명 : 이모반(Imovane®)), 트리아졸람(triazolam, 상품명 : 할시온(halcion®)/트리람/졸민)
- **단기작용(short-acting)** : 브로티졸람(brotizolam, 상품명 : 렌돌민(Lendormin®), 릴마자폰(Rilmazafone, 상품명 : 리스미(Rhythmy®)), 로르메타제팜(lormetazepam, 상품명 : 로라메트(Loramet®))
- **중간작용(intermediate)** : 니트라제팜(nitrazepam, 상품명 : 벤자린(Benzalin®)/네르본(Nervone®)), 에스타졸람(estazolam), 상품명 : (유로진(eurozine®)), 플루니트라제팜(flunitrazepam, 상품명 : 로힙놀(Rohypnol®)/라제팜/루나팜)
- **장기작용(long-acting)** : 쿠아제팜(quazepam, 상품명 : 도랄(Doral®))

위에서 언급한 약물 중에서 졸피뎀(스틸녹스)에 대해 좀 더 이야기 하겠습니다.

많은 벤조디아제핀계 약물은 GABAA수용체의 어느 소단위(subunit)에도 결합하지만 졸피뎀은 α1소단위에 특이적으로 결합합니다. 그렇기 때문에 근육 이완 작용이 없어서 고령자에게도 사용하기 쉽다고 하는 이야기가 있습니다(역자주 : α1 소단위는 진정작용, 항경련작용, 기억상실과 관련 깊고, α2 , α3 , α5 소단위는 근육이완, 항불안작용과 관련이 있다).

하지만 실제로는 α1소단위에 단단히 결합함으로써 오히려 넘어지거나,[1] 수면 중 이상행동, 예를 들면 잠 자면서 먹는다거나 밖으로 걸어 나간다거나[2] 하는 그런 일들이 일어날 수 있습니다. 폐렴의 위험도 증가합니다. 벤조디아제핀계 약물보다 의존이 적은 '비벤조디아제핀계'로 부르고 있지만 그렇다고 해서 안전한 약물은 아닙니다. 졸피뎀은 과대 평가된 면이

---

1 Kolla BP, et al. Zolpidem is independently associated with increased risk of inpatient falls. J Hosp Med 2013; 8(1): 1-6

2 Morgenthaler TI, et al. Amnestic sleep-related eating disorder associated with zolpidem. Sleep Med 2002; 3(4): 323-7

있다고 생각되니 주의해서 사용하시길 바랍니다.

새로운 벤조디아제핀으로는 에스조피클론(eszopiclone, 상품명 : 루네스타(Lunesta®))도 있지만 유럽에서는 조피클론과 다르지 않다고 생각해서 새로운 약으로써 인정되지 않습니다(미국에서는 조피클론이 없기 때문에 에스조피클론을 판매합니다). 개인적으로 이 약은 상업주의적인 색채가 강하다고 느껴져서 별로 좋아하지 않습니다. 약값도 비싸다고 생각합니다.

덧붙여서 벤조디아제핀이 큰 활약을 할 수 있는 질환군은 알코올중독 및 금단증상의 치료와 긴장증(catatonia, 다양한 정신질환에서 나타나는 정신운동성장애)의 치료입니다. 이 질환들에서는 벤조디아제핀이 반드시 필요합니다.

벤조디아제핀의 대사는 CYP3A4가 주로 관여합니다. CYP3A4를 강하게 저해하는 대표적인 약물에는 클래리트로마이신(clarithromycin)이 있습니다. CYP3A4를 저해할 수 있는 항생제와 벤조디아제핀과 병용하면 벤조디아제핀의 혈중농도가 굉장히 높아질 수 있습니다. 덧붙여 말하면 벤조디아제핀 그 자체의 CYP저해작용은 거의 신경쓰지 않아도 괜찮습니다.

❖ 벤조디아제핀 의존 · 금단 증상

벤조디아제핀은 의존과 금단증상(withdrawal symptom)이 큰 문제가 되고 있습니다. 벤

디아제팜 환산표(디아제팜을 5로 기준)

알프라졸람 (alprazolam) 0.8	로라제팜 (lorazepam) 1.2	브로마제팜 (bromazepam) 2.5	클록사졸람 (cloxazolam) 1.5
에티졸람 (etizolam) 1.5	클로나제팜 (clonazepam) 0.25	클로티아제팜 (clotiazepam) 10	에틸로플라제페이트 (ethyl loflazepate) 1.67
트리아졸람 (triazolam) 0.25	조피클론 (zopiclone) 7.5	졸피뎀 (zolpidem) 10	브로티졸람 (brotizolam) 0.25
릴마자폰 (rilmazafone) 2	로르메타제팜 (lormetazepam) 1	니트라제팜 (nitrazepam) 5	에스타졸람 (estazolam) 2
플루니트라제팜 (flunitrazepam) 1	쿠아제팜 (quazepam) 15		

조디아제핀을 사용할 때에는 이러한 점에 충분한 주의를 기울여야 합니다. 무엇보다 중요한 것은 안이하게 처방하지 않는 것입니다. 금단증상을 잘 넘기며 약물을 감량하고 궁극적으로 끊기 위해서는 디아제팜(diazepam) 환산표를 참고합니다.

1) 약물감량법(Tapering)

금단증상을 무난하게 넘기며 약물을 감량하기 위해서는 당연하게도 천천히 감량하는 것이 중요합니다. '모즐리 정신과 처방 가이드라인(The Maudsley Prescribing Guidelines in Psychiatry, 이하 MPG)'에서는 벤조디아제핀의 감량에서 다음과 같은 방법을 제시하고 있습니다.

- **디아제팜 환산 50 mg/day까지는 1~2주마다 10 mg/day의 페이스로 감량합니다.**
- **디아제팜 환산 30 mg/day까지는 1~2주마다 5 mg/day의 페이스로 감량합니다.**
- **디아제팜 환산 20 mg/day까지는 1~2주마다 2 mg/day의 페이스로 감량합니다.**
- **약물의 중단까지 1~2주마다 1 mg/day의 페이스로 감량합니다.**

감량 막바지가 될수록 신중하게 감량합니다. 이와 함께 사용중인 벤조디아제핀의 반감기를 고려하는 것도 필요합니다. '한 번에 감량하는 양을 적게 하면서, 줄여나가는 시간도 천천히' 하는 것이 포인트입니다.

예를 들면, 반감기가 짧은 에티졸람(etizolam) 1 mg을 하루 3회, 총 3 mg/day(디아제팜 환산 10 mg) 복용하는 경우, MPG에 따르면 디아제팜 환산 1 mg/day의 페이스로, 즉 에티졸람 0.3 mg/day 씩 감량합니다.

평소 복용하고 있는 약물을 어느 순간 한 번에 줄이는 것이 아니라, 아침, 낮, 저녁으로 구분하여 조금씩 줄입니다. 처음에 점심 복용량을 0.25 mg으로 줄이면서 괜찮다면 약 2주 후에 아침이나 저녁 중 한쪽을 0.25 mg으로 줄이고 난 뒤에 다시 남아 있는 아침이나 저녁 복용양을 0.25 mg으로 줄입니다. 이러한 과정을 반복해서 약물의 감량을 진행합니다.

약물을 가루로 복용해도 괜찮다면 아침, 점심, 저녁 3회 각각을 0.1 mg씩 총 0.3 mg 줄이는 방법도 있습니다. 핵심은 약물 혈중농도의 급격한 저하를 가능한 한 피하는 것으로, 하루 주기 안에서도 균형 있게, 그리고 장기적으로도 천천히 내리는 것입니다.

그렇다고 해도 '모즐리 정신과 처방 가이드라인(MPG)'을 준수하면 무조건 예후가 좋다는 것은 아닙니다. 금단증상 상태를 보면서 감량의 폭을 그보다 더욱더 작게 해야 할 경우도 종종 있습니다. 아무리 천천히 감량해도 금단증상이 나타나버리는 환자도 있기 때문입니다.

2) 장기작용제로 교체

순수하게 약물용량을 줄이는 방법 이외에 앞서 소개한 디아제팜 환산표를 참고하여 약물을 디아제팜(상품명: 바리움(Valium®))이나 에틸로플라제페이트(상품명: 빅손정(Bigson®))로 바꿉니다. 이 두 약물은 반감기가 길어서 극단적인 금단증상이 나오기는 어렵습니다. 이 후 대체한 디아제팜과 에틸로플라제페이트를 천천히 줄여갑니다.

단, 약물 전체를 한 번에 바꾸는 것은 외래진료라 위험하다는 생각도 들고, 환자의 복약 패턴이 흐트러지게 되어 환자에게 거부감을 주기도 합니다. 오랫동안 하루 3회 복용하던 것을 단숨에 하루 1회 혹은 2회로 복용한다고 하면 환자는 더 불안해 할 수 있습니다.

그리고 이러한 교체에서 조금씩 감량해도 금단 증상이 나타나는 환자가 있기 때문에 디아제팜이나 에틸로플라제페이트를 사용한다든가, 단기작용을 하는 벤조디아제핀 금단증상의 마지막까지도 약물을 끊기가 어려워지는 상황이 발생할 수 있다고 생각합니다.

예를 들어 에티졸람(상품명: 데파스(Depas®))을 2 mg/day로 복용하고 있는 상태에서 0.25 mg을 줄이고 싶은데 초조감과 두통, 가슴 두근거림, 식은땀 등으로 약을 줄이지 못하고 있다면 그 0.25 mg을 디아제팜 1 mg으로 변경한 후 감량하고 경과를 살펴봅니다. 그래도 안 된다면 줄이는 양을 0.25 mg보다 더욱 작게 한 후 약물감량을 다시 시도합니다. 이러한 작업을 끈기 있게 반복해나가고 도중에도 충분한 미세조정이 필요합니다.

3) 벤조디아제핀 이외의 약물로 교체

벤조디아제핀을 벤조디아제핀 계열이 아닌 약물로 교체하는 경우가 있습니다. 자주 사용되는 약물은 트라조돈(상품명 : 트리티코/데시렐(Desyrel®))으로 수면제로 처방된 벤조디아제핀 교체에 주로 이용됩니다.

어느 정도 가감은 있지만 개인적으로 주로 시행하는 방법을 소개하겠습니다. 벤조디아제핀 약물을 복용중이라면 종류를 따지지 않고 그 해당 약물의 최소규격 1정(예를 들어, 니트라제팜이라면 5 mg정과 2 mg정이 있으므로 최소규격은 2 mg정이 됩니다)과 트라조돈 25

mg정을 교체합니다. 원래 최소규격으로 1정만 복용중인 환자 분이라면 0.5정(0.5 Tablet)으로 교체합니다.

바꾼 처방으로 수면을 취할 수 있는지 없는지를 살핍니다. 필요한 때에 쓸 수 있는 PRN약물로 트라조돈 25 mg정을 보조적으로 처방할 수 있습니다. 잠을 못 잤다면 다음날은 벤조디아제핀 1정을 줄인 채로 트라조돈을 1정 늘립니다(합계 50 mg/day). 벤조디아제핀을 감량하는 페이스는 1~2주로 마지막 1정이 되고 난 후에는 무리없는 감량을 위한 완충 단계로 벤조디아제핀 0.5정을 거칩니다. 이러한 방식으로 반복된다면 약물 감량 및 교체가 잘 진행될 수 있습니다.

장기작용제인 쿠아제팜(quazepam) 등은 약물 감량이나 교체 역시 어려운 경우가 많고 그럴 때에는 트라조돈이 아니라, 반감기가 더 긴 미르타자핀(mirtazapine) 7.5~15 mg/day를 사용합니다. 수면제 이외의 용도로 처방된 벤조디아제핀(항불안제)도 포함하여 생각해본다면 작용기전으로 보았을 때 발프로산(valproic acid)도 약물 교체 후보가 될 수 있습니다.

문헌상으로 가바펜틴(gabapentin, 상품명: 뉴로틴®), 프레가발린(pregabalin, 상품명: 리리카®)도 벤조디아제핀 뿐만 아니라 알코올 의존(중독) 등 여러가지 약물의존 치료에 이용될 수 있습니다. 다만 이들을 과거에 약물의존이 있었던 환자에게 사용하면 그 자체의 의존을 만들 수 있어 주의해야 합니다. 토피라메이트(topiramate, 상품명: 토파맥스®)도 알코올 의존 치료에 활용되며, 개인적인 임상경험에서도 효과를 본 적이 있습니다. 페로스피론(perospirone, 일본내 상품명 : 룰란(Lullan®))도 개인적인 경험으로 효과가 좋다고 생각합니다.

한방치료로 트리아졸람(상품명: 할시온정®) 0.5 mg/day을 산조인탕 3~6포로 서서히 줄여나간 경험이 있습니다. 일반적인 금단증상에 따른 불안, 초조감도 용골, 모려를 포함한 처방과 사역산 등 시호제의 적응증이 됩니다.

세심한 배려로 일하는 환자에서 수면제를 조절하거나 변경하는 것은 휴일 전 날에 조절하는 것이 무난합니다. 뜻밖에 잠을 너무 많이 자거나 늦게 잠들어 지각을 한다거나 수면을 충분히 못 취해서 업무 효율이 떨어지는 것을 방지할 수 있기 때문입니다.

3-8 향정신약에 대해서
항치매약물(인지기능개선제)

항치매약물(인지기능개선제)을 사용할 때 특히 주의해야 할 것은 루이소체 치매(Dementia with Lewy bodies)입니다. 루이소체 치매 환자는 약물 과민반응이 강하게 나타나는 경우가 많아서 약물에 첨부된 사용설명서대로 처방하면 부작용이 나타나기 쉽고 그러한 증상을 부작용이 아닌 치매 증상이 악화되었다고 착각하기 쉽습니다.

✥ 항치매약물의 종류

항치매약물(인지기능개선제)은 콜린에스테라제 저해제(cholinesterase inhibitor, ChEI)와 NMDA 수용체 길항제(N−methyl−D−aspartate receptor antagonist) 두 종류가 있습니다. 안타깝게도 어느 약물도 장기적으로 진행되는 치매 자체를 멈출 수는 없습니다.

콜린에스테라제 저해제
도네페질(아리셉트®), 갈란타민(레미닐®), 리바스티그민(엑셀론®)

NMDA 수용체 길항제
메만틴(에빅사®)

도네페질은 선택적 아세틸콜린분해효소(acetylcholinesterase, AChE) 저해제이고, 리바스티그민은 부틸콜린분해효소(butyryl cholinesterase, BuChE)도 함께 저해하며, 갈란타민은 아세틸콜린분해효소 저해에 더해서 니코틴성 아세틸콜린 수용체(nicotinic acetylcholine receptor)에도 함께 작용합니다.

이 세 가지 약물 중 어느 약물의 효능이 확연하게 뛰어난 것은 아니며 세 약물 모두 인지기 능저하를 1년 가량 늦출 수 있다고 알려져 있습니다. 루이소체 치매에는 이 중에서 리바스티 그민이 단연 좋은 효과를 보이며, 그 다음으로 갈란타민이 효과적이라고 합니다. 메만틴은 중등도 이상의 알츠하이머성 치매에 적응증을 가지는데, 루이소체 치매의 환시 증상에도 효과를 나타내는 것으로 알려져 있습니다.

여기서 항치매약물 사용에서 지켜야 할 대원칙 몇 가지를 살펴보겠습니다.

- 투여량을 낮게 시작하는 것이 최선의 선택이다.
- 꼭 최대 용량까지 사용할 필요는 없고, 효과가 나온 시점에서 증량을 멈춘다.
- 사용한 후 상태가 나빠진다면 부작용으로 생각하고 약을 감량한다.
- 콜린에스테라제 저해제는 환자에게 활력을 줄 수 있다.
- 메만틴은 환자에 따라 진정이 될 수도, 활력적이 될 수도 있다.
- 전두측두치매에 콜린에스테라제 저해제는 별로 효과적이지 않다.

❖ 항치매약물의 부작용

항치매약물은 그에 대한 부작용을 알아 두어야 치매증상의 악화와 부작용을 구별하여 치료를 진행할 수 있습니다. 약물 처방 후 경과를 관찰할 때 항상 부작용을 염두해둡시다. 대표적인 부작용 중 하나로 추체외로증상(extrapyramidal symptoms, EPS)이 있습니다. 콜린에스테라제 저해제에 전반적으로 해당되는 것인데, 뇌 안의 콜린을 증가시킨다는 것은 상대적으로 도파민을 줄이는 것이 됩니다. 이러한 콜린과 도파민의 균형은 파킨슨병의 증상 및 치료와 마찬가지로 중요합니다. 이 균형이 무너지면 추체외로증상이 생기게 되며, 특히 도네페질 투여 시 발생하기 쉽습니다. 루이소체 치매 환자에게 도네페질을 처방하면 추체외로증상이 생길 확률이 높고 이외에 생기는 부작용으로 흥분 증상이 있습니다.

흥분 증상도 도네페질에서 단연 많이 나타납니다. 전두측두치매(Frontotemporal dementia, FTD) 환자에게 투여시 환자를 더 흥분시키기도 하고, 상동행위(같은 행위를 일정 기간 반복하는 것)도 더 악화됩니다.

최악의 경우는 부작용으로 생각하지 않고 치매 증상이라고 생각하여 약물의 양을 늘리거나, 진정시키려고 항정신병약물, 특히 리스페리돈(risperidone, 상품명: 리스페달®)을 처방하는 경우입니다. 리스페리돈은 비정형 항정신병약물 중 추체외로증상을 발생시키기 쉬우며, 이 증상에 대한 대증요법으로서 항콜린제를 추가한다면 영문도 모를 처방이 되어버립니다. 콜린에스테라제 저해제와 항콜린제가 함께 투여되는 이상한 상황이 되는 것 뿐 아니라, 항콜린제는 인지기능저하를 초래합니다. 이렇게 되면 치매 증상일지 약물에 의한 부작용일지 판단이 서질 않게 됩니다.

제가 근무하는 병원으로 전원되어 온 루이소체 치매 환자의 처방전을 보면, 도네페질에 비페리덴(biperiden, 상품명 : 아톨정®)과 트리헥시페니딜(trihexyphenidyl, 상품명 : 트리헥신정®)이라는 항콜린제가 두 종류나 들어가 있는 경우도 있었습니다. 게다가 처방용량 모두 6 mg/day으로! 이렇게 항콜린제를 투약하면 그것만으로 인지장애가 나타나거나 정신상태가 흐려집니다.

❖ 항치매약물의 사용법

1) 콜린에스테라제 저해제

특히 도네페질은 저용량으로 시작합니다. 처음부터 3 mg/day는 많고, 1.5 mg/day나 그 절반의 0.75 mg/day로 시작하는 것이 좋겠습니다. 언제든 안전이 최우선입니다. 그리고 5 mg/day정도까지는 용량을 무리하게 늘리지 않는 것도 중요합니다. 만약 어떻게 해봐도 증상이 잘 안 잡히는 환자가 있을 때, 도네페질이 투여됐다면 일단 용량을 줄이거나 약물 투여를 중단하고 경과를 관찰해 봅니다. 그것으로 개선하는 경우도 많습니다. 또 도네페질은 반감기가 약 70시간이나 되기 때문에 다른 항치매약물로 전환할 때는 약물을 중지하고 3~4일 기다렸다가 투여해야 합니다.

부작용으로는 이미 언급한 것 외에도 도네페질에서 설사, 갈란타민의 오심·구토, 리바스티그민 패치제에 의한 접촉성 피부염이 있습니다. 또 잊어서는 안 되는 부작용은 심장독성입니다. 서맥으로 인해 낙상이 일어나 골절되는 등 이러한 부작용을 예방하도록 합니다.

2) NMDA 수용체 길항제

메만틴은 콜린에스테라제 저해제와는 다른 기전으로 작용합니다. NMDA 수용체(N-methyl-D-aspartate receptor)를 저해함으로써, 흥분성 신경전달물질인 글루탐산(glutamate)을 억제하는 기전입니다. 임상적으로는 초조나 공격성을 완화시킵니다.

약물에 첨부된 사용설명서에는 '5 mg/day부터 시작하여 서서히 늘려서 20 mg/day까지 증량하세요'라고 쓰여져 있습니다만, 저는 그 용량의 반인 2.5 mg/day부터 시작하고, 서서히 증량하여 어느 정도 충분하다 싶으면 그 시점에서 증량을 멈추는 경우가 많습니다.

약물 용량을 늘리면 반대로 공격성이 강해지는 환자도 있고, 약이 맞지 않는 환자는 5 mg/day에서도 흥분 증상을 보이기도 합니다. 따라서 무리하게 약물 용량을 늘리지 않는 것이 중요합니다.

메만틴은 초조감, 공격성, 환시 등이 있을 때 활용할 수 있습니다. 다만 약물을 사용하여 반대로 악화되는 경우도 있을 수 있습니다. 루이소체 치매에서 환각·망상이 악화됐다는 증례 보고도 있습니다.[1] 본래는 환자를 진정시키고 환각·망상을 가볍게 하는 효과를 가지지만 '악화되는 경우가 있다'라고 부작용도 함께 알아둡시다. 부작용의 하나일 수 있다는 생각을 하지 못한다면 '증상이 악화되었다'고만 생각해서 메만틴을 감량하겠다는 생각을 떠올릴수 없습니다.

그 외의 다른 부작용으로 졸림, 어지럼증이 일어나기 쉽습니다. 이 때문에 잠들기 전에 투여합니다만 너무 힘이 빠질 정도의 탈력감이 생긴다면 감량을 하고 경과관찰합니다. 또 다른 부작용은 변비로 꽤나 완고한 변비 증상이 발생합니다.

---

1 Ridha BH, et al. Delusions and hallucinations in dementia with Lewy bodies: worsening with memantine. Neurology 2005; 65(3): 481-2

3-9 향정신약에 대해서
항정신병약

일차진료에서 항정신병약(antipsychotics)을 사용하는 경우로는 치매 환자의 BPSD (behavioral and psychological symptoms in dementia, 치매행동심리증상)를 억제할 목적으로 사용하는 경우가 많다고 생각됩니다. 종합병원급 의료기관이라면 섬망(delirium)의 치료에도 활용될 것입니다.

이 장에서는 더 자주 활용되는 종류로 폭을 좁혀서 비정형 항정신병약(atypical antipsychotics)을 중심으로 설명하겠습니다.

❖ 비정형 항정신병약의 종류

항정신병약은 도파민 D_2수용체 저해 작용을 갖고 있으며, 뇌 속의 폭풍을 잠재우는 듯한 작용을 합니다.

'비정형' 항정신병약은 정형 항정신병약(typical antipsychotics)인 1세대 항정신병약과 비교하면 세로토닌 $5-HT_{2A}$수용체에 작용하기 때문에 부작용인 추체외로증상이 상대적으로 덜 발생합니다. 실제로는 비정형과 정형 항정신병약에 아주 커다란 차이는 없는 것으로 대규모 임상 시험을 통해 나타나 있지만, 사용 시 안전성 및 편이성을 감안한다면 역시 비정형 약물을 선택하게 됩니다.

진정계 : 리스페리돈(risperidone, 상품명: 리스페달®), 올란자핀(olanzapine, 상품명: 자이프렉사®), 쿠에티아핀(quetiapine, 상품명: 쎄로켈®)

비(非)진정계 : 아리피프라졸(aripiprazole, 상품명: 아빌리파이®), 블로난세린(blonanserin, 상품명: 로나센®), 팔리페리돈(paliperidone, 상품명: 인베가®)

분류외: 페로스피론(perospirone, 상품명: 룰란(Lullan®))

❖ 비정형 항정신병약의 사용법

위에 언급한 대표적인 비정형 항정신병 약물을 대략적으로 나누면 진정계와 비진정계로 나누어집니다. 초조와 흥분이 강하게 나타날 때 진정계를 사용합니다. 그러나 진정계에서도 용량을 상당히 줄이면 충분한 진정작용이 일어나지 않고, 비진정계에서도 용량을 올리면 어느 정도 진정을 시킬 수 있습니다.

진정계와 비진정계 항정신병약 모두 조현병(정신분열증) 이외의 목적으로 사용하는 경우 1일 1회 투여가 가능합니다. 보통 진정을 시키기 위해서 잠자기 전에 투약하며, 아리피프라졸 소량이나 블로난세린, 팔리페리돈은 정신 상태를 활성화시킬 수 있기 때문에 아침 식사 후 투약합니다. 블로난세린은 첨부된 약물설명서에서는 1일 2회 투여로 나오지만, 중장기적인 사용에서는 1일 1회 투여해도 문제가 없습니다.

1) 리스페리돈

리스페리돈은 비정형 항정신병약 중에서도 추체외로증상이나 고프로락틴혈증(뇌하수체의 도파민 D_2수용체를 억제하기 때문)이 발생하기 쉬운 약물입니다. 고령자는 1 mg/day도 용량이 많다고 느낄 수 있으며 0.25 mg/day 정도로 시작하는 것이 좋습니다.

특히 루이소체 치매 환자에게 사용하면 부작용이 즉각적으로 나타납니다. 몸이 딱딱하게 경직되어 쓰러지는 일이 빈번하게 발생합니다. 또한 신기능이 나쁜 경우 체내에 약물이 장시간 머무르게 됩니다. 크레아티닌 청소율(creatinine clearance)이 50 mL/min 이하인 경우에는 주의를 기울여 조심해서 사용합니다.

2) 올란자핀

올란자핀은 도파민 D_2수용체뿐만 아니라 다른 수용체에도 결합합니다. 고령자는 용량이 5 mg/day도 과해서 어지럼증이 발생할 수 있으며, 1.25~2.5 mg/day부터 시작해야 합니다. 고령자에게는 약이 조금 세다는 인상이 있어 개인적으로 노인 환자에게는 별로 처방하지 않습니다.

당뇨병에는 금기로 되어 있으므로 주의해야 합니다. 그리고 식욕이 증가하고 살이 찔 수 있습니다. 체중이 증가하지 않더라도 고혈당이나 지질대사 이상이 생기기도 하고, 췌장 β세

포의 사멸(apoptosis)을 올란자핀이 유도하는 것으로 생각되고 있습니다.[1]

또한 흡연에 의해 올란자핀을 분해하는 효소가 유도되어, 흡연 시에는 약물 효과가 감소하는 것으로 알려져 있습니다.

3) 쿠에티아핀

비교적 약의 세기가 가벼운 편에 속하기 때문에 사용하기 용이한 약이지만 역시 낮은 용량부터 시작합니다. 12.5~25 mg/day로 시작하는 것이 무난합니다. 이 약 또한 당뇨병에 금기이며, 마찬가지로 식욕이 증가하고 살이 찔 수 있습니다. 항정신병약 중에서 QT연장이 일어나기 쉬운 편이며, 이 QT연장이 올란자핀보다 발생하기 쉽다는 보고도 있습니다.

4) 아리피프라졸

도파민 D_2수용체 부분효능제(partial agonist, 도파민이 과잉 시 길항제로서 작용, 도파민이 감소 시에는 효능제로써 작용)로서 특유의 약물 특성 때문에 일차진료 현장에서 활용도는 떨어지는 편입니다. 1.5~3 mg/day에서는 정신 상태를 활성화시키고, 15~30 mg/day에서는 진정작용을 합니다. 기력이 약한 노인에게 소량 투여할 수 있으며, 섬망 치료에서 저활동형 섬망 환자에게 다소 많은 양인 18 mg/day을 투여하면 효과가 있을 것으로 보고 있습니다.

부작용은 소량에서도 정좌불능(akathisia, 가만히 있지 못하는 증상)과 오심·구토가 발생할 수 있습니다. 전자에는 프로메타진(상품명: 히마진®)이 효과를 보이고, 후자에는 극소량의 올란자핀이 효과적입니다.

'어째서 올란자핀일까?'라고 생각할지도 모르겠습니다만, 아리피프라졸의 오심·구토는 뇌의 구토 중추인 도파민 D_2수용체를 자극함으로써 발생합니다.

게다가 골치 아픈 것이 도파민 D_2수용체에 매우 강하게 결합하기 때문에 일반적인 진토제(구토 중추인 도파민 D_2수용체를 저해함으로써 효과를 발휘합니다)의 작용을 방해한다는 것입니다.

그래서 도파민 D_2수용체가 아닌 세로토닌 수용체에 결합하는 올란자핀을 사용하여 구토 중추를 진정시킵니다. 도파민 D_2수용체에 결합하는 경쟁에서는 이길 수 없기 때문에 다른

---

1 Ozasa R, et al. The antipsycholic olanzapine induces apoptosis in insulin-secreting pancreatic β cells by blocking PERK-mediated translational attenuation. Cell Struct Funct 2013; 38(2): 183-95

기전으로 작용하는 것입니다. 정좌불능증과 오심·구토 모두에 작용하여 완화 효과를 보이는 약물은 소량의 미르타자핀(레메론®)입니다.

5) 블로난세린

도파민 D_2수용체와 D_3수용체, 세로토닌 5-HT2A수용체를 억제하는 길항제입니다. 도파민 D_2수용체에 매우 높은 친화성을 가지고 있어서, D_2수용체에는 매우 단단히 결합하지만 생각보다 추체외로증상이 쉽게 일어나지는 않습니다. 진정작용이 강하지 않기 때문에 고령자에게 적합하지만, 고령자는 추체외로증상이 4 mg/day에서도 발생할 수 있기 때문에 역시 주의할 필요가 있습니다(고령자에게는 어떤 약에서도 발생할 수 있는 증상이기도 합니다).

6) 팔리페리돈

팔리페리돈은 리스페리돈의 활성대사물입니다. 리스페리돈과 마찬가지로 신기능이 나쁜 환자는 정상 성인에 비해 약물 배설이 지연될 수 있으며 리스페리돈보다도 위험할 수 있어서, 크레아티닌 청소율(creatinine clearance)이 50 mL/min이하의 중증의 신기능 장애 환자에게는 투여 금기로 되어있습니다. 약의 효과는 리스페리돈과 비슷하지만 진정효과가 크지 않은 것이 특징입니다.

팔리페리돈은 캡슐 제제지만, 캡슐 자체는 녹지 않기 때문에 대변으로 껍질 등의 잔재물이 나옵니다(그래서 '유령 알약(ghost tablet)'이라고 부릅니다). 사소한 것이지만 환자가 놀랄 수 있으므로 미리 설명해 두는 것이 좋습니다.

7) 페로스피론

페로스피론(룰란®)은 명확한 효과가 없는 것으로 유명합니다. 조현병(정신분열증) 치료제의 주요약물이 되기에는 약의 효능면에서 부족하고, 도파민 D_2수용체에도 잠시 결합했다가 금방 떨어지는 특성을 지닙니다. 소량이면 진정작용도 거의 나타나지 않고 많은 양으로 사용해도 아주 커다란 변화는 없지만 비진정계로 분류하기는 어려운, 경도의 진정작용이 있는 정도라고 할 수 있겠습니다. 약효가 어중간하다고는 해도 개인적으로는 이따금 사용하고 있습니다. 이 약물을 사용하는 포인트는 환각·망상 증상이 있을 때에는 사용하지 않는다는 것입니다(도파민 D_2수용체 저해작용이 기대되지 않기 때문). 오히려 세로토닌 5-HT$_{1A}$수용체의 부분효능제(partial agonist) 작용과 대사산물의 세로토닌 5-HT$_{2A}$수용체 저해작용을 목표로 사용합니다. 세로토닌 수용체에 단단히 오래 결합하기 때문에 소량 투여하더라도 세로토닌 수용체에 대한 작용은 충분하다고 생각할 수 있습니다. 따라서 소량으로 사용하는 것이 중요합니다. 첨부된 사용설명서에서는 일일 최대 48 mg/day까지 사용할 수 있다고 되어 있지만, 자기 전에 4 mg/day만으로도, 때로는 1 mg/day로도 효과를 기대할 수 있습니다.

세로토닌 5-HT$_{1A}$수용체의 효능제라고 하면, 위약효과(plecebo effect)가 아닌가 생각되는 탄도스피론(tandospirone, 상품명: 세디엘®)을 꼽을 수 있는데, 페로스피론 소량 투여는 탄도스피론보다 확연하게 눈에 띄는 효과가 있습니다. 또한 항불안작용이 있으며 가벼운 항우울작용도 가지고 있습니다.

개인적인 임상경험에서 불안증상이 강한 환자에게 페로스피론을 잠자기 전 1~4 mg/day로 처방하면 기대에 못 미치는 경우도 있지만 명확한 효과가 나오는 케이스도 있었습니다. 어떤 불안장애 환자 중에는 페로스피론 4 mg/day를 복용하면서 몇 년 만에 버스를 탈 수 있었다고 말하는 등, 이렇게 극적인 효과를 보이는 케이스가 이따금 있습니다. 섬망 증상이나 치매에도 가끔 사용하기 때문에 4 mg/day으로도 고령자에서는 추체외로증상이 나타날 수 있는 점을 주의해야 합니다.

비정형 항정신병약의 부작용

약제	진정작용	체중증가	추체외로증상	항콜린작용	저혈압	프로락틴상승
리스페리돈	+	++	+	+	++	+++
올란자핀	++	+++	±	+	+	+
쿠에티아핀	++	++	±	+	++	−
아리피프라졸	−	±	±	−	−	−
블로난세린	−	±	+	−	−	+
팔리페리돈	±	±	+	−	±	+
페로스피론	−	++	+	+	++	+++

Leucht S, *et al.* Comparative efficacy and tolerability of 15 antipsychotic drugs in schizophrenia: a multiple-treatments meta-analysis. *Lancet* 2013 Sep 14; 382(9896): 951-62

비정형 항정신병 약물에서 주로 나타나는 부작용을 표에 정리 했으니 참고하시기 바랍니다.

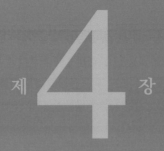

제 4 장

우선은 **한방의학**을 **이해하는 것**부터 시작해봅시다

환자를 지탱해주는 멘탈한방

이제부터 한방의학의 신경정신과 치료에 대하여 본격적으로 다루어 보겠습니다. 정신증상에 효과가 있는 대표적인 한약을 소개하고, 일차진료에서 다루어지는 정신과 영역에 대한 한방의학적 대응과 서양의학적 대응, 정신요법에 대해서 서술하겠습니다.

한방의학에서는 환자 개개인의 처방이 달라질 수 있기 때문에 여러 가지 다양한 치료 사례를 소개하였습니다. 이번 장에서 처음 나온 한약 처방에 대해서는 각 페이지에서 설명하고 있지만, 그 외의 한약 처방에 대해서는 제2장을 참조하십시오.

또한 일차진료의사 선생님들이 이해하기 쉽도록 하기 위한 목적으로, 소위 '신경증(neurosis)'이라는 용어를 사용하며 현재 DSM-5에서는 쓰지 않는 이전의 분류체계를 썼는데, 이점 양해 부탁드립니다(역자주: 신경증(neurosis)-정신증(psychosis) 분류는 ICD-9 및 DSM-II까지 유지되었습니다).

4-1 정신과 영역에서 사용되는 한약 정리

제2장에서 나온 한약 중에서 정신증상에 자주 활용되는 한약 및 구성 본초를 이번 장에서 정리하겠습니다. 물론 여기서 소개한 한약 외에도 정신과 영역에서 사용하는 것이 있으며 이후의 장에서 나올 때마다 소개하겠습니다(예를 들면, 신체화에는 해당하는 신체증상을 목표로 하여 한약 처방을 사용합니다).

후박, 자소엽, 향부자 〈우울증상을 완화〉

반하후박탕과 향소산이 대표적인 방제입니다. 반하후박탕은 특히 상부소화관의 운동을 원활하게 하며, 진해·거담 작용도 있습니다. 신체를 건조하게 만들 수 있기 때문에 마른 기침이나 심한 구갈, 탈수 경향이 있는 환자에게는 주의해야 합니다. 혹 신체를 더 건조하게 할까 걱정된다면 윤조(潤燥)시키는 약(맥문동탕, 감맥대조탕 등)으로 균형을 맞춰줍니다.

용골, 모려 〈두근거림을 완화시키고 가볍게 수면을 유도〉

용골, 모려가 포함된 한약 처방으로 시호가용골모려탕, 계지가용골모려탕, 시호계지건강탕이 있습니다. 불안으로 인한 두근거림이 강하게 나타나는 환자에게 적합합니다. 직관적으로 표현하자면 시호가용골모려탕은 열을 식히고 말리는 작용이 있고, 계지가용골모려탕은 복부를 따뜻하게 하며, 시호계지건강탕은 복부를 따뜻하고 촉촉하게 하는 작용이 있습니다.

감초, 대조 〈눈물이 잘 나오는 것을 완화〉

감초, 대조가 포함된 한약 처방으로 감맥대조탕이 있습니다. '금궤요략(金匱要略)'에서는 부인의 장조(臟躁)를 설명하며, 쉽게 슬픔에 젖어 눈물이 잘 나오고 마치 귀신에 홀린 듯이 정신이 없고 자주 하품을 하는 증상에 감맥대조탕이 효과적이라고 기록되어 있습니다.

이 조문에서는 슬퍼서 울고만 있는 여성이 무엇인가에 홀린 듯이 정신이 없고 하품도 많다고 하였습니다. 하품이 많다는 것이 재밌는 점인데, 이 처방은 이처럼 희노애락 등 감정이 격해졌을 때와 신체화 증상(somatization)에 효과적인 경우가 많습니다. 몸에 수분을 모아주는 처방이기 때문에 상황에 따라서 말리는 처방으로 균형을 맞추어 주는 것도 고려합니다.

복령, 계지, 작약 〈가벼운 진정작용〉

계지복령환이 대표적인 처방이지만, 이 밖에도 계지와 복령을 포함한 처방은 많이 있습니다. 계지와 복령은 기분을 조금씩 가라앉히는 작용을 갖습니다. 작약도 가벼운 진정 작용이 있고, 특히 시호와 지실이 함께 배오되면 그 작용이 더 발휘됩니다.

산조인, 조구등 〈가벼운 수면 · 진정작용을 유도〉

서양의학적 수면제에 비해서 직접적인 수면 유도 효과는 없지만 자연스러운 느낌으로 잠이 오도록 하는 이점이 있습니다. 산조인탕, 귀비탕, 조등산, 억간산 등이 좋은 예입니다. 조등산과 산조인탕은 처음 나왔기 때문에 아래에서 소개하겠습니다.

▎**조등산**: 조구등, 석고, 복령, 반하, 방풍, 국화, 인삼, 맥문동, 진피, 생강, 감초

주요 구성 본초인 조구등은 뇌의 혈관을 확장시켜 혈류 순환을 좋게 하고, 항간질 작용 및 정신 안정 작용을 가지며 고혈압으로 인한 두통, 현기증 등도 개선해 줍니다. 복령, 반하, 진피, 감초의 조합은 **이진탕**의 처방 구성인데 신체 여분의 수분을 날리며 부종이나 현기증을 개선합니다. 방풍, 국화, 석고는 열을 식히는 역할을 합니다.

고혈압이 관련된 두통, 현기증, 이명 등도 조등산의 적응증이 됩니다. 조구등은 불면 증상에 효과가 있지만, 조등산 과립엑스제는 그 작용이 다소 약한 느낌입니다.

▎**산조인탕**: 산조인, 복령, 지모, 천궁, 감초

산조인탕은 피로감을 느끼지만 쉽게 잠들지 못하는 환자에게 좋습니다. 지모의 보음(補陰) 작용이 더해져서 몸의 수분을 유지시켜주는 특징이 있습니다. 개인적인 경험으로 3포/day로는 효과를 볼 수 없는 경우도 많아서 6포/day로 해서 저녁식사 후에 3포, 자기 전에 3포를 복용하게 하고, 효과가 있다고 하면 용량을 줄여갑니다. 섬망 증상에도 효과를 나타내는 경우가 가끔씩 있습니다(생각해보면 섬망 환자도 피로감을 느끼지만 잠들지 못하는 것이니까요). 초조, 불안, 짜증으로 잠들지 못한다면 시호나 치자 등을 고려하는 것이 좋습니다.

시호 〈진정작용 ; 긴장을 풀어준다〉

시호는 정신과 영역에서 특히 중요한 한약입니다. 제2장에서는 따로 독립된 항목으로도 정리하였으니[102 페이지], 해당 항목도 참조하시길 바랍니다.

기본적으로 시호는 열을 식히고 말리는 작용이 있기 때문에, 환자의 상태에 맞추어 사용할지 말지를 정해야 합니다. 또 시간이 경과하면서 환자의 상태가 변할 수 있으므로, 한 가지 처방을 아무런 목표 없이 지속적으로 처방하는 것을 피해야합니다. 이것은 시호제뿐만 아니라 다른 모든 한약을 처방할 때도 해당됩니다.

도인 〈진정작용 ; 흥분을 가라앉힌다〉

특히 도핵승기탕이 흥분을 가라앉히는 작용을 합니다. 이 처방 뿐만 아니라 구어혈제(驅瘀血劑)는 치료 저항성 신체질환이나 정신질환에 좋은 선택지가 될 수 있습니다.

황련, 황금, 치자 〈강한 진정작용 ; 흥분을 가라앉힌다〉

청열(淸熱)약으로, 흥분 증상이 강하고 얼굴이 붉은 경향일 때 적응증이 됩니다. 이 역시 열을 식히고 말리는 작용이 있습니다.

✣ 사하제(瀉下劑)

한약 치료의 특징적인 사고 체계로서 '내리는' 방법(下法)이 있습니다. 주요 약물은 대황이며, 이런 사하(瀉下) 작용이 있는 약을 통해 증상을 개선시킬 수 있습니다. 특히 정신과에서는 향정신성 약물의 부작용으로 완고한 변비가 발생하는 환자도 많이 있는데, 변비 증상에 적용하였더니 신기하게도 정신증상까지도 개선되는 경우가 드물지 않게 있습니다.

그 동안 언급된 한약에서는 **도핵승기탕**과 **통도산**이 있고 두 처방 모두 구어혈제(驅瘀血劑)로서, 어혈(瘀血)을 대황과 망초로 대변을 통해 배출하는 작용이 있습니다[78 페이지].

대황에는 독특한 향정신성 작용이 있다고 알려져 있습니다.

한편 공격적인 성격의 처방이므로, 약해진 환자에게는 부담이 될 수 있습니다. 따라서 확실하게 보(補)하여 기력을 올려줄 필요가 있습니다.

이 외에 변비 증상에 대해 잘 사용되는 처방은 **마자인환**과 **윤장탕**입니다. 모두 먼저 언급했던 위에 있는 구어혈제보다 순하며 딱딱한 대변을 배출하기 쉽게 도와줍니다. 변비에 대한 한약은 여러 종류가 있고 상당히 효과적이므로 아무쪼록 사용해보시길 바랍니다.

| 마자인환: 마자인, 행인, 대황, 지실, 후박, 작약

마자인과 행인은 유분을 포함하여 위장관에 윤활제 역활을 합니다.

| 윤장탕: 마자인환 − 작약 + [당귀, 지황, 도인, 감초, 황금]

혈허(血虛)와 음허(陰虛) 증상이 강한 환자에게는 당귀와 지황이라는 보혈제(補血劑)를 포함하는 윤장탕을 고려합니다. 고령자는 기력도 약해져 있기 때문에 상황에 따라 보중익기 탕을 합방하면 더 효과적입니다.

다시 말하지만 치료에서 대원칙은 '부정거사(扶正祛邪)'입니다. 보(補)해야 할 것을 보(補) 하지 않고 사(瀉)하기만 한다면 환자의 기력이 결국 소모되고 맙니다. 그렇다고 해서 보(補) 하기만 한다면 사(瀉)하는 것이 부족하여 병이 좀처럼 개선되지 않습니다. 여기서 이 균형을 조절하는 것이 가장 어렵습니다(게임에서 강한 몬스터와 싸울 때에는 회복주문이나 회복도 구를 쓰면서 공격하듯이 회복과 공격을 적절히 조절해야 합니다).

4-2 우울

이제부터는 각각의 정신증상에 따른 한약치료 및 정신요법을 살펴보겠습니다.

일차진료에서는 우울, 불안, 신체화 세 가지로 배분하여 증상을 파악하고 진단 방향을 결정합니다[132 페이지]. 따라서 사용하는 한약처방 또한 그 배분 상태를 바탕으로 합방하는 경우가 많습니다.

저는 여러 개의 처방을 합방하는 것이 보통인데, 몇 가지 처방을 내는지에 관계없이 상한 선은 기본적으로 6포/day로 제한합니다(욕심을 내서 더 사용한다고 한다면 8포/day까지도 괜찮다고 하지만 보험제도에서 삭감당하지 않으려면 아마도 이 정도 양이 되겠습니다. 삭감 당한다면 성가신 일이 생기는 것이라...).

✢ 우울증상을 진찰하는 방법

우선 우울증상을 진찰하는 방법입니다. 흔하게 환자들이 호소하는 내용으로는

· 아무것도 하기 싫고 귀찮다.
· 취미활동 시간도 즐겁다는 생각이 들지않는다.
· 잠 자고 싶은데 잘 수가 없다.
· 쉽게 피곤해진다.
· 맛있는 것을 먹어도 맛있다고 느껴지지 않는다 / 식욕이 없고 말라간다.
· 머리가 돌아가지 않고 생각하는 것도 힘들다 / 책이나 신문을 읽는 것도 힘들다.
· 직장이나 일에서 자신이 다른 사람들의 발목을 잡고 있다고 생각한다.
· 차라리 사라져버리고 싶다.

라고 합니다. 진찰을 할 당시 긴장감이 있다거나 초조해 하거나 응답하는데 시간이 걸리기도 합니다. 또한 조울증을 선별하기 위한 스크리닝 검사를 반드시 실시해야 합니다[126 페이지].

✣ 어디부터가 치료 대상인가?

만일 우울증상이 있다 하더라도 '정상적인 우울'을 치료하는 것은 과잉진단에 의한 치료입니다. 우울증상을 경험하지 않는 사람은 없습니다. 어디까지가 정상적인 우울증상이며 어디부터가 치료 대상의 우울증상(우울증)인지 선을 긋는 것은 의외로 어렵습니다. 정신과 전문의도 고민하는 경우가 있습니다.

일차진료의사는 진단 시 우울증을 빠뜨리고 넘어가는 것보다 과잉 진단하는 경향이 있다는 지적이 있지만, 당연하게도 반복 진찰하면서 진단의 정확도는 올라간다고 하는 연구가 있습니다.[1]

참고로 우울증에서 재발률이 일반 유병률과 비슷하거나 높은지를 판단한 연구 자료가 있습니다.[2] 재발률이 유병률과 같다면 그것은 정상적인 우울증상을 우울증으로 오진한 것이라는 아이디어에 기초한 연구입니다. 이 연구에서 '증상 지속이 2개월 이내인 동시에 DSM 기준으로 정신운동 억제증상과 자살사고와 무가치감 / 죄책감이 없는' 군에서 재발률이 유병률과 같았다고 합니다. 이렇게 정상적인 우울증상으로 판단되는 경우, 항우울제의 치료는 과한 것일지도 모릅니다.

그러나 이것도 다양한 견해 중 하나이며, 치료 대상의 여부 역시 환자 개개인의 상황에 따라서 달라지는 것입니다. 정신과 전문의는 환자와 대면했을 때의 분위기를 민감하게 파악하여 진단에 참고합니다만, 타과의 의사 선생님들에게 그것까지 바라는 것은 조금은 무리라고 생각합니다.

그래서 일차진료 현장에서 '정상적인 우울과 비정상적인 우울증의 경계에 있는 우울증상

---

1 Mitchell AJ, et al. Clinical diagnosis of depression in primary care : a meta-analysis. Lancet 2009; 374(9690): 609-19

2 Wakefield JC, et al. When cloes depression become a disorcler? Using recurrence rates to evaluate the validity of proposed changes in major depression diagnostic thresholds. World Psychiatry 2013; 12(1): 44-52

은, 어떻게 하면 좋을까?'라는 생각이 드는 애매한 상황에서 한방치료를 선택하는 것은 나쁜 선택이 아닐 것입니다. 우울증 뿐만 아니라 정신질환에서는 원칙적으로 '일상생활이나 사회생활에서의 장애 정도'를 질환의 중증도로 생각합니다. 그럭저럭 일상생활을 해나갈 수 있는 증례는 한방치료의 좋은 적응증이 될 수 있습니다.

✣ 향정신성 의약품을 복용 중에는 운전을 하지 못 합니다

2014년 현재 일본에서는 대부분의 향정신약 의약품에 첨부된 사용설명서에 '자동차를 운전해서는 안 된다'라는 단서 조항이 있습니다. 이에 대한 설명을 의사가 게을리하여 환자가 사고를 냈다면 의사도 함께 책임을 질 수 있습니다. 따라서 '운전하지 않도록 설명했다'는 것을 진료기록에 남겨야 합니다.

권고등급이 한 단계 낮은 단서조항인 '운전 시 주의하십시오'라고 적혀 있는 향정신성 의약품은 설트랄린(졸로푸트®), 파로세틴(팍실/세로자트®), 에스시탈로프람(렉사프로®) 세 가지이고 나머지는 모두 '운전금지'로 되어 있습니다.

그래서 항우울제나 항불안제를 처방할 때 의사는 '운전하지 마세요'라고 밖에 말할 수 없습니다. 그래도 문제가 없는 경우가 훨씬 더 많긴 하지만 차가 없으면 직업활동, 일상생활이 되지 않는다는 환자도 많고, 실제로 위험부담을 안고 운전하는 사람도 있습니다.

한약 치료에는 그러한 제한을 두지 않기 때문에 그런 의미에서 처방하기 편리할지도 모르겠습니다. 물론 한약 치료로 약을 복용하고 나서 어지럽다거나 졸음이 오는 경우에는 운전해서는 안 됩니다.

✛ 우울증상에 대한 한약치료

1) 우선 기허(氣虛)의 유무를 확인

우울은 기본적으로 정신활동이 '기체(氣滯)'인 상태입니다. 따라서 이기제(理氣劑)를 활용합니다. 하지만 그 전에 먼저 기허(氣虛)의 유무를 반드시 확인해야 합니다. 기허(氣虛) 상태를 확인하는 방법은 **식욕부진**과 **신체의 피로감** 두 가지를 확인하는 것입니다.

신체의 피로감에 대한 질문으로 진찰 시 '지금 이 곳에 이불이 깔려있다면 바로 들어가 눕고 싶습니까?'라고 물어봅니다. 생명활동의 기능저하와 연관되는 증상이 있다면 보기약(補氣藥)을 포함한 처방, 예를 들어 보중익기탕 등을 합방하는 방법으로 기허(氣虛) 증상을 반드시 고려합니다. 기허(氣虛) 증상을 고려하지 않고 이기제(理氣劑)만으로 공격해서는 안 됩니다.

또 다른 질문 형식으로 '지금 상태는 기운 자체가 안 나는 것인가요? 아니면 기운은 있는데 뭔가 잘 풀리지 않고 답답한 느낌인가요?'라고 직접적으로 물어봅니다.

2) 이기제(理氣劑)를 중심으로 한 처방

빈번히 활용되는 처방으로는 항우울작용이 있는 후박·자소엽·향부자 등을 포함하는 **반하후박탕, 향소산** 같은 이기제가 중심이 됩니다. 위 처방에 합방하는 처방으로 다음과 같은 것들이 있습니다. 물론 여기서 말한 것 이외의 처방 조합도 있습니다.

· 긴장감이나 초조한 느낌 → 사역산류, 소시호탕류

긴장감과 초조한 느낌이 있을 때는 시호를 포함하는 처방이 적합하며 저는 개인적으로 사역산을 자주 활용합니다.

· 강한 식욕부진, 몸이 무거움 → 사군자탕류

식욕부진은 바로 소화관의 기허 상태를 반영합니다. 몸이 무거운 증상에는 황기, 시호, 승마를 포함하는 보중익기탕이 유효합니다.

· 마르거나 영양상태 불량 → 십전대보탕류

마르거나 영양상태가 불량한 것은 기혈양허(氣血兩虛)로, 이들을 보(補)하는 처방을 고려합니다.

· 기후나 날씨에 따른 증상 변화 → 오령산류

기후나 날씨에 따른 증상 변화는 수체(水滯)와 관련이 있습니다. 복령, 저령, 택사, 출 등을 포함하는 처방이 적합합니다.

· 음허(陰虛) → 온청음류, 육미지황환류

음허(陰虛) 증상은 무심결에 잊어버리기 쉽지만 항상 고려해야 합니다.

· 월경주기의 관여 → 사물탕류, 사역산류

여성은 월경주기에 따라 증상이 변화합니다. 그리고 내분비계의 균형을 조절하기 위해서, 사물탕류나 시호를 포함하는 사역산류를 고려하여 사용합니다.

참고로, 산후에 발생하는 병증들은 모두 혈허(血虛)나 어혈(瘀血)이 관련되어 있다고 생각되기 때문에, 반드시 이들을 고려한 치료를 실시합니다.

· 난치 → 구어혈제(驅瘀血劑)

난치성 증상은 어혈(瘀血)이 관련되어 있다고 생각되기 때문에 **구어혈제(驅瘀血劑)**를 적극적으로 사용합니다. 한증(寒證)이라면 **궁귀조혈음**(혹은 당귀작약산 합 계지복령환), 열증(熱證)이라면 **통도산**(혹은 통도산 합 계지복령환) 등을 활용합니다.

❖ 치료사례

저의 치료사례 중에서 몇 가지를 소개합니다. 이 책에 나오는 치료사례는 환자의 개인정보보호를 위해 여러 증례를 섞거나 구체적인 내용은 각색하였습니다.

40대 남성. 주소증은 모든 것이 귀찮고 식욕저하와 함께 몸이 무겁다고 하는 것. 일은 어떻게든 간신히 하고는 있지만 쉽게 피로해지는 상태였습니다. 평소 특히 더위를 많이 타거나 입이 마르는 증상이 있는 것도 아니고 살이 안 찌는 유형도 아닙니다. 날씨로 인해 증상이 변하지도 않습니다.

진찰을 해 보니, 설진(舌診) 상 약간 두툼한 느낌이며 설태(舌苔)가 얇게 끼어 있습니다. 혈액검사에서는 별다른 이상은 없고, 비타민 B_{12}, 아연, 갑상선기능도 정상 범위입니다.

기체(氣滯) 증상과 심한 기허(氣虛) 증상이 있다고 생각되어 반하후박탕 2포/day에, 보중익기탕 4포/day를 합방하여 처방했습니다. 1주일 뒤 표정도 밝아지고 피로감 역시 많이 감소했습니다.

이 환자는 식욕이 점점 감소하고 있었던 것과 몸이 무겁다는 점에서 이기제(理氣劑)인 반하후박탕 뿐만 아니라 보기제(補氣劑)인 보중익기탕도 함께 처방했습니다. 기허(氣虛) 증상이 있었기 때문에 보기제를 포함한 처방을 사용하는 것이 좋다고 판단했습니다.

기허(氣虛) 중에서도 '손발이 무겁다', '곧장 눕고 싶다', '식사를 하고나면 너무 졸리다' 등의 호소를 할 때, 보중익기탕이 효과적입니다.

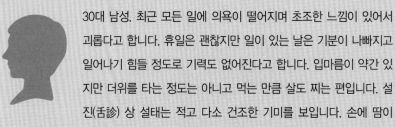

30대 남성. 최근 모든 일에 의욕이 떨어지며 초조한 느낌이 있어서 괴롭다고 합니다. 휴일은 괜찮지만 일이 있는 날은 기분이 나빠지고 일어나기 힘들 정도로 기력도 없어진다고 합니다. 입마름이 약간 있지만 더위를 타는 정도는 아니고 먹는 만큼 살도 찌는 편입니다. 설진(舌診) 상 설태는 적고 다소 건조한 기미를 보입니다. 손에 땀이 흥건하여, 이를 묻자 '긴장하면 손에 땀이 잘 난다'고 합니다. 혈액검사는 중성지방이 조금 높은 정도입니다.

기체(氣滯) 증상은 신체가 다소 건조하게 말라있는 모습을 보일 때가 많습니다. 따라서 사역산 3포/day에 반하후박탕 2포/day, 거기에 맥문동탕 1포/day를 처방하였습니다. 2주 후에 초조한 느낌이 사라지고 3주가 지나서는 매사 귀찮아하는 의욕 저하도 상당히 좋아졌으며, 입이 마르는 증상도 사라졌다고 합니다.

긴장을 잘 하며 초조한 느낌이 있는 것으로 볼 때 시호제가 적합하다고 생각했습니다. 개인적으로 익숙하게 쓰는 시호제인 **사역산**을 선택했습니다. 이 환자는 처음부터 입마름이 있었기 때문에, 그것이 악화되지 않도록 신체를 촉촉하게 해주는 맥문동탕을 소량으로 함께 처방하였습니다.

이외의 대표적인 치료사례들도 간략하게 소개하겠습니다.

긴장감과 식욕부진이 발생한 환자에게 **시박탕** 3포/day와 **사군자탕** 2포/day, 맥문동탕 1포/day를 처방한 적이 있습니다. 시박탕은 소시호탕과 반하후박탕이 합쳐진 처방으로 사(瀉)하는 것을 중시한 느낌이 있습니다. 이 처방은 신체를 건조하게 할 수 있으므로, 중장기적으로 사용한다면 윤조(潤燥)시키는 처방을 함께 고려합니다. 그래서 맥문동탕이 들어가 있습니다.

이 환자는 소화기에 기허(氣虛) 증상을 보이고 시박탕은 체력을 깎을 수 있기 때문에 보기(補氣)시키는 약이 필요하다고 판단했습니다.

육군자탕이 아니라 사군자탕을 사용한 이유는 육군자탕도 신체를 건조하게 하는 방향이기 때문에 시박탕과 합방시 신체를 너무 건조하게 하는 처방 구성이 되기 때문입니다.

월경이 가까워지면 가벼운 우울감 및 초조한 느낌과 함께 머리로 피가 쏠리는 듯이 상기되는 증상이 있는 여성 환자에게 가미소요산 4포/day와 감맥대조탕 2포/day를 처방한 적이 있습니다. 가미소요산에 포함되어 있는 박하는 가벼운 항우울 작용을 기대 할 수 있고, 당귀와 작약으로 몸이 허약한 여성을 도우며, 그리고 시호와 치자, 목단피로 짜증이나 초조한 느낌, 긴장이나 상기되는 증상의 완화를 목표로 합니다. 감맥대조탕은 격해진 희노애락의 감정을 부드럽게 하는 동시에 가미소요산의 신체를 건조하게 하는 작용도 완화시킵니다. 조금은 감초의 양이 많아지므로 주의가 필요합니다. 가미소요산 합 감맥대조탕 대신 자음지보탕을 사용해도 개선되었을 가능성이 있습니다.

우울감과 초조한 느낌은 섞여 있는 경우가 많고 그러한 환자들이 사역산 2포/day와 향소산 4포/day로 좋아지는 증례를 자주 경험했습니다. 사역산은 다양한 처방에 합방하기 쉽고 효과도 확실하게 나는 좋은 처방입니다. 욕심을 부려보면 사역산도 4포/day 정도 처방하고 싶지만 의료수가 비용과 건강보험 제도를 고려할 때 조금 겁이 납니다(과감히 양쪽 처방 모두 4포/day로 처방한 적이 있는데 지금까지 삭감당한 적은 없습니다).

이처럼 환자 각 개인마다 맞는 한약 처방이 다르고, 한약의 배분도 달라집니다. 이기(理氣)시켜 편안해질 수 있는 환자인지, 보기(補氣)나 생진(生津)을 고려해야 하는 환자인지 문진(問診)과 진찰을 통해 확실하게 치료의 방향을 결정합니다. 물론 병이 만성화 되어있는 경우에는 구어혈제(驅瘀血劑)의 사용이 중요합니다.

항우울제의 사용법

여기에서 서양의학적인 대처법에 대해서 간단하게 설명하겠습니다.

1) 항우울제 선택방법

항우울제는 다양한 종류가 있지만 효과면에서는 별로 차이가 없기 때문에 부작용이나 약물상호작용, 그리고 환자의 신체 상태에 적합한 것으로 선택합니다.

저는 불면 증상과 식욕부진이 눈에 띄는 유형이나 긴장감이나 초조한 느낌을 어느 정도 호소하는 상황이라면 재흡수 저해작용 없이 진정작용이 있는 항우울제를 사용합니다. 구체적으로 미르타자핀(레메론®) 7.5 mg으로 시작하고 점차 증량합니다.

초조감을 호소하지 않아서 재흡수 저해제를 처방해도 괜찮을 것 같다고 생각된다면 에스시탈로프람(렉사프로®) 등의 SSRI나 SNRI를 첨부된 사용설명서에 기재된 초기 용량의 절반으로 시작하고 점차 증량합니다.

내적으로나 외적 초조감이 강한 환자에게는 진정작용이 있는 항정신병약을 처음부터 소량 사용합니다만 이러한 경우에는 정신과 전문의에게 맡기는 것이 좋겠습니다.

항우울제의 투약으로 개선 정도가 적다고 하면 그러한 부분에 대해 한약치료를 실시하는 경우가 있습니다. 요즘은 '불안증상이 혼재되어 있는 우울증'이 상당히 많은데 그러한 경우는 뒤에서 언급할 불안증상에 사용하는 한약을 함께 처방하기도 합니다.

2) 불면증에 대한 대응

한방치료를 하더라도 불면증을 함께 호소한다면 트라조돈(트리티코®/데시렐®)이라는 항우울제 12.5~100 mg 정도를 취침 전으로 처방합니다. 트라조돈은 항우울제로 분류되지만 항우울작용은 부족하고 오히려 수면개선 작용이 우수한 신기한 약입니다. 벤조디아제핀을 사용하는 것보다 수면의 질을 향상시키고 의존성도 없습니다. 개인적인 사항이지만 저도 잠을 못 이룰 때는 트라조돈을 복용합니다.

라멜테온(ramelteon, 상품명:로제렘(Rozerem®))은 약물 반응의 개인차가 커서 약이 잘 드는 경우와 잘 듣지 않는 경우가 모두 관찰됩니다. 시험 삼아 저 스스로도 복용해보았지만 전혀 듣지 않았던 반면, 어떤 환자는 다음날 아침 늦게까지 잘 정도로 효과를 보는 경우도 있었습니다. 수면개선 효과를 자각할 때까지는 1~2주 소요되지만 안전성이 높아서 벤조디아제핀보다 훨씬 좋은 약이라고 생각합니다.

3) 항우울제를 중단할 시기

앞서 언급했지만 환자의 증상이 관해(remission)된 시점에서 동일 용량으로 반년 간은 약을 유지합니다. 그리고 난 후부터 천천히 약물을 줄여나갑니다.

항우울제를 중단하거나 변경할 때 갑자기 투여를 중지하면 안 되고 천천히 실행해야 합니다. 예를 들어 미르타자핀(레메론®) 45 mg을 복용하고 있다면, 7.5 mg씩 매회 감량도 2~4주 정도에 걸쳐서 해야 안전합니다.

파로세틴(팍실/세로자트®)은 5 mg씩 감량해도 중단증후군이 나타나는 환자가 있으며, 그때는 2.5 mg씩 감량하는 등의 더 세심한 배려가 필요합니다. '조금 밖에 감량하지 않았으니까 괜찮겠지'라는 선입견을 버려야 합니다.

❖ 우울증에 대한 정신요법

우울증에 대한 정신요법은 유명한 가사하라요미시(笠原嘉) 선생님의 '소정신요법(小精神療法)'을 인용하겠습니다. 소정신요법은 약물치료를 보완하는 기법으로 외래에서 15분 이내로 실시하는 정신요법입니다.

1) 급성기(病相期)의 소정신요법(小精神療法)

(a) 우울증상에는 여러가지가 있지만 해당 환자의 우울증상은 치료의 대상이 된다고 알립니다.

(b) 가급적 이른 때부터 심리적 휴식을 취할수 있게 주의를 기울입니다. 휴식은 평소 직장에서 보내는 시간을 단축하는 것이 가장 손쉬운 방법입니다. 건강한 사람에게는 휴식이 될 만한 휴양지 관광도, 급성기 우울증 단계의 환자에게는 심리적 피로를 가중시킬

수 있으므로 주의합니다.

(c) 항우울제 · 항불안제를 의사의 지시대로 잘 복용할 것. 약물에 대한 불안을 호소하는 환자는 언제나 적지 않게 존재합니다. 그에 대한 설득도 소정신요법의 범위 안에 속합니다.

(d) 예상되는 치유시점을 미리 제시합니다. 우선 3~6개월 정도를 미리 말합니다. 경증의 환자일지라도 자살사고를 품기 쉽다는 것을 유념하며 '언제가 될 지는 모르겠다'는 식의 기계적인 발언은 하지 않는 것이 좋습니다.

(e) 상당히 좋아졌다고 생각되는 단계에서도 이 병에는 기분의 변동이나 기복이 있고 자살사고로 발전하는 경우가 있음을 알리고 일희일비하지 않도록 전합니다.

(f) 치료 중 자살 · 자해를 실행하지 않을 것을 의사 본인과 약속합니다. 의사–환자 관계가 형성되면 자살은 그리 쉽게 실행되지 않습니다.

(g) 투병 중인 동안에는 인생의 중대사에 관련된 중요한 결정을 하지 않도록 합니다. 예를 들어 이혼, 퇴직 등은 치료 종료까지 연기하게 합니다.

2) 급성기가 대략적으로 끝났다고 생각될 때 소정신요법

(a) 심리적 '휴식' 중심에서 '사회복귀'로 초점을 옮깁니다. 의사가 지시적으로 환자가 가능한 하루 일과를 보여줍니다. 그 시기는 '불안'과 '우울한 기분'의 주관적 고통이 없어지고 외적 억제도 거의 전부 사라져서, '내적 억제(귀찮음, 무기력)' 만이 남아있는 상태이지만, 이러한 상태에서 조금도 변화가 없는 때입니다. 이 시기를 빠져나오게 하려면 약물만으로는 부족하며 충분한 '시간'이 요구됩니다. 결코 성급하게 게으르고 나태하다거나 히스테리 증상으로 취급하지 않도록 합니다.

(b) 2주 단위로 경과 관찰을 합니다. 면담 내용을 단조롭게 하지 않기 위해서 하루를 오전, 오후, 밤 셋으로 나누고, 본인 기분의 좋고 나쁨, 사회복귀 행동의 성취도 등을 'ㅇ△×'로 기입하도록 해서 요점을 말할 수 있도록 합니다.

(c) 조금씩 사회활동 및 가족생활에 대한 화제로 돌립니다. 인생, 사회생활, 가족관계 전반에서 볼 때 '우울증'을 하나의 전환점으로 볼 수 있는 관점을 환자에게 자각할 수 있게 하고, 이것은 또 만성화되었을 때 실시하는 정신요법에 대한 준비가 됩니다. 잡담이나 사소한 담소도 좋습니다. 우울증 치료를 위해 일상적인 잡담이나 담소를 나누는 것을 꺼리지 마십시오.

3) 만성화된 사람에게 소정신요법

(a) 우울증 · 조증 상태는 '반드시 낫는 병'이라고 기회가 있을 때마다 알려줍니다. 함부로 '신경증(neurosis)'이라든가 '인격장애(personality disorder)'라고 하지 않습니다.

(b) 가능하다면 질환의 예후를 나타내는 예상 경과 그래프를 제시하고 치료까지 앞으로 얼마나 많은 단계가 있는지 알립니다.

(c) 가족에 대한 격려도 잊지 않습니다. 만성화는 가족 때문이 아니라고 직접적으로 말해 주는 것도 필요합니다.

(d) 만성화된 사람도 면접 때마다 일상생활이나 사회생활에 관한 화제를 조금씩 꺼내어 이야기 하고, 이러한 '조금씩'을 쌓아나갑니다. 시종일관 증상 차원의 화제로만 이야기 하는 것을 피하고, 그 혹은 그녀라는 사람 자체에 좀 더 다가가도록 합니다.

4) 사회생활을 복귀한 사람에게 소정신요법

(a) 1개월이나 2개월에 한 번씩 정기적으로 진찰합니다. 직장 복귀 후 과잉적응 행동이 있는지 확인합니다.

(b) 너무 이르게 항우울제를 중단하는 것을 주의합니다.[1]

(c) 추후에는 '기쁨'의 감정을 회복하는 것이 목표라고 알려줍니다.

(d) 길어도 2~3주 사이에 마무리되지만 정동장애 끝나는 시점에서 나타날 수 있는 기분 동요에 주의합니다.[2]

(e) 아쉽게도 다른 여러 질환과 마찬가지로 이 병도 재발할 수 있습니다. 병은 재발했지만 그 시점에 많은 환자들이 순순히 의사에게 진료를 받으러 오지 않습니다. 또한 이 시기에 드물지 않게 자살사고가 생기기도 합니다. 이러한 자살사고에 대한 대처는 우리가 할 수 있는 자살예방 활동에서 중요한 항목 중 하나입니다.

(f) 우울증의 경험이 결코 '마이너스'만 되는 것은 아닙니다. 비슷한 고민으로 괴로워하고 있는 사람을 만날 경우 적절하게 조언하여 도와줄 수 있고, 때때로 그러한 경험을 바탕으로 문화, 종교, 예술 활동에 첫 발을 내딛게 해주기도 합니다.

---

1   근거 중심적으로는 관해(remission)된 시점에서 약 6개월간은 약물을 동량을 지속하고 그 후 점차 줄여나갑니다.

2   관해시기에 증상이 불안정하게 나타나는 것입니다. 특히 경조증과 유사하게 되는 경우가 있습니다. 해당 증상에 대해 양극성장애인지 아니면 회복의 과정에서 나타난 것인지 유심히 경과를 관찰해야합니다.

186

✛ 비유를 이용한 정신요법

나는 여러 비유를 이용해서 환자의 상태를 설명하고 치료 방향에 대해 이야기를 합니다. 몇 가지 사례를 소개하겠습니다.

초진이나 진료초기에는 이렇게 설명합니다.

'달리는 자동차에 비유하자면 지금의 상태는 차에 연료가 다 떨어진 상태입니다. 우선은 연료를 보충하기 위해서 달리는 것을 멈추고 휴식을 취합시다.'

진료의 중반이나 병이 점차로 회복되는 상태를 전달할 때는

'회복되는 도중에는 병세가 좋아지거나 나빠지거나를 반복할 것입니다. 비행기도 이륙해서 안정적인 비행에 들어갈 때까지 기체가 흔들리게 되는 것처럼 호전과 악화를 반복하며 회복기에 접어들게 됩니다. 단기적으로 보면 병세가 나빠진 것처럼 보일 수 있지만 장기적으로 볼 때 확실히 좋아지고 있는 상태입니다.'

휴식을 취하다가 다시 활동을 해도 되겠다 싶은 시기가 왔을 때는

'다시 자동차를 움직여야겠다 싶은 시기가 왔다면 차키를 돌려 서서히 시동을 걸어봅니다. 그동안 푹 쉬어서 연료도 충분히 비축해놨기 때문에 이제는 차키를 돌려 시동을 걸어 다시 출발할 수 있습니다.'

사회 복귀를 눈앞에 뒀을 때는

'보통 연료가 줄어들면 주유소에 들러 연료를 보충해야 하는데 당신은 지금까지 힘들게 참고 버티면서 주유도 하지 않고 계속 달려왔습니다. 우울증이 재발하지 않도록 연료가 떨어졌다고 생각될 때 빠지지 않고 부지런히 주유를 해줘야합니다. 더 이상 지속하는 것이 힘들고 위험하다고 생각된다면 물러서거나 그만 멈출 수 있는 용기를 가집시다'

라고 비유해서 이야기 합니다.

우리 의사들이 휴식이 필요하다고 환자에게 전하면 '쉬라고 해도 무엇을 해야 할지 모르겠다'며 곤혹스러워 하는 환자들도 많습니다. 저는 환자 성별을 불문하고 최소한의 집안일을 하라고 티칭합니다. 일상생활 안에서 쉽게 할 수 있을 것 같은 집안일부터 시작하여 조금씩 범위를 넓혀갑니다. 그렇게 집안일이 가능해지면, 일하는 때와 같은 시간에 일어나 외출하고 차를 마신다거나 가벼운 외부활동을 2시간 정도 해봅시다. 그러면서 직장 근처에도 실제로 가봅시다. 이러한 식으로 최소한의 일상생활에서 사회생활로 활동범위를 점차 넓혀가는 과정이 '휴식'과 '요양'이 의미하는 바라고 생각합니다.

환자 중에는 급성기를 벗어난 후에도 '의욕이 생기지 않습니다'라는 사람이 종종 있습니다. 그리곤 그 자리에 머무르게 되고 다음으로 나아가지 못하는 경우도 있습니다. 그 때는

'의욕이라는 것은 기다린다고 생기는 것이 아니라 우선 할 수 있는 활동을 반복하는 사이에 생겨난다'는 것을 일방적인 설득의 형태가 되지 않도록 전달합니다. 그러기 위해서는 위에 언급했던 '차키를 돌려 서서히 시동을 걸어봅니다' 같은 비유적인 전달법이 좋다고 생각됩니다.

'차를 타고 아무리 기다린다고 하더라도 차가 저절로 움직이지는 않습니다. 차가 움직이기 위해서는 차키로 시동을 거는 것이 필수적입니다. 의욕도 마찬가지입니다. 기다리고 있어도 의욕은 좀처럼 솟아나지 않습니다. 지금 차키를 돌려 시동을 걸어봅시다' 같이 말입니다.

차를 안 타는 사람이라면 예를 자전거로 바꿔서,

'자전거를 탈 때 아무것도 안 하고 있는 상태로는 달릴 수 없습니다. 우선 페달을 밟아봐야 합니다. 페달 밟기를 시작하는 것은 큰 힘을 쓰는 것이기 때문에 힘들게 느껴질지도 모릅니다만 지금 어느새 발을 젓는 단계까지 회복했습니다' 같이 우선 먼저 행동하는 것이 중요하다는 설명을 합니다.

'실패해도 좋습니다. 행동을 하는 것 자체에 의의가 있습니다'라고 함께 이야기 합니다. 행동을 거듭 되풀이하다보면 그 끝에 의욕이 생기는 것입니다.

❖ 우울증은 삶의 방식을 재검토 할 수 있는 기회

우울증은 환자에게 있어서 완전히 불필요한 것은 아닙니다. 인생의 여정을 오로지 생산력의 관점에서 보면 이 시기가 돌아가는 길이라고 생각될 수도 있겠지만 그 길로 돌아가기 때문에 볼 수 있는 경치도 있습니다.

이왕에 우울증을 겪는 만큼 이제까지의 삶을 다시 돌아볼 수 있는 기회라고 환자가 생각할 수 있게 조언합니다.

우울증이나 신경증은 사람으로서 좀 더 성숙해질 수 있는 기회이기도 합니다. 과거의 서투르거나 미성숙했던 삶의 방식을 똑똑히 바라보며 사람과 사람과의 관계를 소중히 여기고 도움을 구할 수 있게 되는 것이 우리 의료진이 기대하는 바입니다.

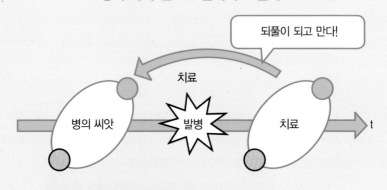

"병이 나기 전으로 돌아가고 싶어"

되풀이 되고 만다!

치료

병의 씨앗

발병

치료

t

• 치료의 목표는 '건강한 그 때로 돌아가는 것'이 아니다!
• 지금까지 인생을 살면서 무리하는 것이 거듭되어 병이 발병했다고 이해한다
• 병으로부터 배우고 이전 시절보다 성숙한 사람이 된다

종종 '병이 나기 전으로 돌아가고 싶다'고 말하는 환자도 있습니다. 하지만 그것은 병의 씨앗이 잠재되어 있는 상태로 돌아가는 것을 의미합니다. 그리고 똑같은 실수를 반복하여 질병의 싹을 틔워버리고 맙니다.

하지만 그렇게 받아들이지 않고 우울증 경험을 삶의 방식을 재검토하는데 도움이 되는 힌트로 받아들인다면 그것이 바로 정신과 의사가 말하는 '치료'의 의미가 됩니다.

우울증에 관한 지식을 풍부하게 하는 데는 호소카와텐텐(細川貂々) 선생이 쓴『남편이 우울증에 걸렸습니다』나 오노 유타카(大野裕) 선생의 인지요법의 관점에서 일반 독자를 위해서 쓴『우울증은 낫는다』가 읽기 쉽습니다. 전자는 우울증 당사자와 가족의 실제 체험이 만화로 그려진 책입니다. 환자의 입장을 조금이라도 더 이해하기 위해서라면, 교과서 같은 딱딱한 내용의 책을 읽는 것보다 이렇게 환자의 입장에서 써진 책이 유익할 것입니다.

4-3 불안 〈대상은 무엇인가?〉

❖ 불안의 대상을 알자

우울증상 다음으로는 불안증상입니다. 불안이 없는 사람은 없지만 일상생활이나 사회생활에 장애가 있다면 역시나 치료가 필요합니다. 여기서는 불안 대상의 차이에 따라 세종류로 나누어 보겠습니다.

· **불안신경증(anxiety neurosis) : 외부와의 관계성에 불안을 가짐**
· **심기신경증(hypochondriacal neurosis) : 자신의 신체에 불안을 가짐**
· **강박신경증(obsessive—compulsive neurosis) : 마음의 공백이나 여백에 불안을 가짐**

일차진료 현장의 의사선생님들이 감각적으로 알기 쉽도록 지금은 분류체계에서 사용하지 않는 '신경증(neurosis)'이라는 이전의 용어를 사용하여 설명하겠습니다.

불안신경증(anxiety neurosis)은 여러가지가 특별한 이유 없이 불안합니다. '괜찮으니까 걱정마'라고 하면 '알겠습니다'라고 대답하지만 역시 불안에 사로잡혀버립니다. 차분함이 사라지고 여러가지 일에 과민하게 되며 항상 긴장한 채로 불안에 매몰되고 마는 인상입니다.

심기신경증(hypochondriacal neurosis)은 자신이 이 병에 걸릴까 혹은 이미 걸린 것일까 과도하게 걱정합니다. 의사가 '괜찮아요'라고 반복해서 이야기해도 병에 대한 불안이 머리에서 떠나지 않습니다.

강박신경증(obsessive—compulsive neurosis)은 자신의 생각이나 행동이 어처구니 없다고 생각하면서도 동일한 생각을 떠올리거나 동일 행위를 반복합니다. '알겠다고 하지만 그만두지 못하는' 상태입니다. 마음의 공백이나 여백처럼 비어 있는 부분을 강박사고(obsessions)와 강박행동(compulsions)으로 채우는 질환입니다(역자주 : 불안신경증은 DSM—III까지 사용되었던 이전의 용어로 현재는 불안장애(anxiety disorder)로 바뀌었으며 지금은 공황장애(panic disorder)와 범불안장애(generalized anxiety disorder)로 구분됩니다. 마찬가지로 심기신경증은 건강염려증(hypochondriasis), 강박신경증은 강박장애(obsessive-compulsive disorder)로 바뀌어 사용되고 있습니다).

이러한 신경증들도 병세가 심해지면 **망상으로 발전**할 수 있습니다. '알고 있는데'라는 일정한 사고와 이해가 사라지고 '무슨 말도 안 되는 소리야!'라고 굳게 믿게 됩니다. **심기망상**(hypochondriacal delusion)은 제법 많이 있으며 닥터쇼핑을 하고 병이 없다고 설득해도 전혀 납득하지 않습니다. 우리들이 지내는 일상생활과 아무래도 다른 느낌이 든다면 정신과로 진료의뢰를 보내야 합니다.

✛ 불안증상에 대한 한약치료

이러한 불안, 심기증, 강박증에 대해 한약 치료를 적용한다면 죽여온담탕의 사용을 생각할 수 있습니다. 이 처방은 처음 나왔기 때문에 좀 더 설명하겠습니다.

┃ 죽여온담탕: 시호, 황련, 인삼, 반하, 죽여, 진피, 길경, 지실, 맥문동, 복령, 향부자, 생강, 감초

원래는 감기나 폐렴이 좋아진 후에도 열이 조금씩 계속해서 난다거나 기분이 오르지 않고, 기침이나 담(痰)이 많아서 잠들 수 없는 때를 위해 만들어진 한약처방입니다. '반하, 생강, 복령, 진피, 감초'의 처방구성은 이진탕의 의미입니다. 이진탕을 제외하면 소시호탕 같은 느낌이 있습니다.

죽여에는 **독특한 진정작용**이 있고 처방 이름에서도 있듯이 한방의학에서 말하는 '담(膽)'과 관련이 있습니다. 이 '담(膽)'은 '결단을 관장한다'고 합니다. 불안에 효과적인 처방으로서 **열을 식히고 신체를 건조하게 말리는 방향**으로 작용합니다(온담탕이라고는 하지만, 신체를 따뜻하게(溫) 하는 처방군에 속하지는 않습니다).

이 죽여온담탕을 능숙하게 사용하는 것이 불안증상에 대한 한방치료의 핵심이 됩니다.

1) 주요 한약(증상별로)

불안신경증에는 용골이나 모려를 주약으로 고려합니다(다음에 말할 신체화에도 이 약물들이 나옵니다).

추위를 타지 않고 목마르는 갈증이나 신체의 건조함도 없다면 시호가용골모려탕, 냉증에 의한 복통이나 대소변이 원활하지 않다면 계지가용골모려탕, 다소 몸이 차고 갈증도 있다면 시호계지건강탕이 자주 사용됩니다.

심기신경증에는 산조인, 용안육과 원지를 포함하는 귀비탕을 많이 사용합니다. 초조감과 긴장증상이 강하게 나타나면 시호, 치자를 가한 가미귀비탕을 처방합니다.

강박신경증의 한방치료는 위에서 언급한 질환 중 개인적으로 가장 어렵게 느껴지는 부분입니다. 한방치료와 SSRI로 함께 치료하는 경우가 많습니다. 불안신경증과 마찬가지로 용골이나 모려를 주약으로 삼고 있지만, 아무래도 신통치 않습니다. 강박신경증에서는 글루타민산 수용체 이상이 문제점으로 지적되고 있어, 그곳을 목표로 치료하는 방법도 한 선택지가 됩니다. 이러한 점을 활용하여 억간산을 사용할 수도 있습니다(억간산은 글루타민산의 이상 방출을 억제하는 것으로 알려져 있습니다). 혹은 용골이나 모려가 포함된 처방에 구어혈제를 합방하거나 합니다.

제가 강박신경증에 주로 사용하는 한약은 시호가용골모려탕 + 사역산, 시호가용골모려탕 + 통도산, 죽여온담탕 + 억간산 등입니다. 그러나 강박신경증에 매우 효과적이었다고 생각되는 환자 케이스는 많지 않았습니다.

2) 합방(合方)

주요 한약에 합방하는 처방은 우울증의 한의치료와 동일합니다.

· **긴장감이나 초조한 느낌 등 → 사역산류, 소시호탕류**
· **강한 식욕부진, 몸이 무거움 → 사군자탕류**
· **현저히 마르거나 영양상태 불량 → 십전대보탕류**
· **기후나 날씨에 따른 증상 변화 → 오령산류**
· **음허(陰虛) → 온청음류, 육미지황환류**
· **월경주기의 관여 → 사물탕류, 사역산류**
· **난치 → 구어혈제(驅瘀血劑)**

주의해서 봐야 할 것은 음허(陰虛) 상태가 불안을 야기하는 경우가 많기 때문에 확인 후 반드시 육미지황환 등으로 보음(補陰)시켜 줍니다. 실제로 유효한 사례도 보고되고 있습니다.[1]

❖ 치료사례

> 20대 여성. 직장에서 심하게 질책 받은 것을 계기로 출근할 때에 불안해지고 심장 두근거림도 생기게 되었습니다. 어떻게든 일은 하고 있지만 불안한 느낌이 강하고, 집에서도 질책 받는 장면이 생각나서 손이 떨리는 일도 많아져서 몹시 괴롭습니다. 냉증으로 월경통이 심하나 입이 마르는 갈증은 없다고 합니다. 살이 희고 다소 출렁이는 물렁살이고 설진 소견에서 확연하게 치흔이 나타나 있습니다. 증상을 묻자 날씨가 나쁜 날은 몸이 무겁고 현기증도 생긴다고 합니다. 혈액검사에서 유의한 소견은 없었습니다.
> 당귀작약산 2포/day와 계지가용골모려탕 2포/day를 처방했습니다. 일주일 후에는 불안감이 가벼워지고, 두근거림도 훨씬 적어졌습니다.

일상적인 임상진료에서 흔하게 볼 수 있는 패턴입니다. 겉보기에 당귀작약산이 꼭 맞는 듯한 진찰소견까지도 그렇습니다. 혈허(血虛)와 수체(水滯) 증상이 분명하며 한증(寒證)이기도 합니다. 게다가 불안감과 두근거림이 있는 점에서 용골과 모려가 필요하다고 생각했습니다. 입마름은 없고 냉증이 있음을 고려하여 계지가용골모려탕으로 선택하였습니다. 만약 수체(水滯)에 해당하는 진찰소견이 없고, 오히려 입마름이나 건조한 증상이 있을 때는 계지가용골모려탕에 육미지황환을 조금 가하는 것이 더욱 효과적일 것입니다.

육미지황환은 전체적으로 식혀주는 처방이지만, 합방 시 소량만 사용하면 계지가용골모려탕의 계지와 생강에 의한 따뜻하게 데워주는 작용이 우세합니다.

---

1 石川利博 : 六味丸が有効であった神経症の7症例. Kampo Medicine 2013 ; 64(4) : 234-42

이 환자 케이스에서 포인트는 병력 중 '질책 받는 장면이 다시 떠오르고 손이 떨린다'는 것입니다. 이것은 가벼운 플래시백(flashback) 증상으로 생각할 수 있습니다. 최근에는 심적으로 큰 외상사건이 아닌 일상사건에서도 플래시백이 나타나게 되는 환자가 드문드문 있습니다. '일상적인 심리적 외상'이라고나 할까요. 증상은 격렬하지 않아서 좁은 의미의 플래시백에 해당하지는 않습니다. 플래시백이라고 할 수 있는지의 여부도 애매하지만, 일단 '넓은 의미의 플래시백'으로 두겠습니다.

가벼운 플래시백에 효과적인 한약으로 유명한 '칸다바시(神田橋) 처방'이라는 것이 있습니다. 사물탕과 계지가작약탕의 합방(合方)인데 정신과 의사인 칸다바시 조오지(神田橋條治) 선생님이 발견했기 때문에 그렇게 이름 붙이게 되었습니다(사물탕류와 계지가작약탕류 각각을 사용해도 효과가 있습니다).

당귀작약산은 사물탕에서 지황을 빼고 이수작용이 있는 본초를 가한 처방입니다. 저는 당귀작약산과 계지가용골모려탕을 합방한 처방을 마음대로 '칸다바시 처방의 변방(變方)'이라고 부르고 있는데, '수(水)'의 정체가 있을 때는 사물탕이 아니라 당귀작약산을 선택해 처방하고 있고, 이러한 처방법이 긍정적인 효과를 가져다주는 경우가 많았습니다.

가벼운 플래시백 증상의 문진으로 '옛날에 경험했던 기억하기 싫은 일이나 나쁜 기억이 머릿속에 떠올라서 괴로웠던 적이 있습니까?'라고 물어 봅니다.

PTSD (post-traumatic stress disorder)와 같이 커다란 외상을 안고 있는 환자는 정신과에 보내야 하지만, '일상적인 심리적 외상'이라면 일차진료 현장에서 칸다바시(神田橋) 처방으로 충분히 환자가 편해질 수 있습니다.

195

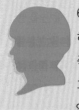

60대 여성. 친했던 이웃이 뇌혈관장애로 사망한 후 혈압을 자주 측정하게 되었습니다. 가족이 그만 측정하라고 말려도 '나도 고혈압으로 죽을지도 모르는데, 걱정이 돼서 그런다'고 합니다. 다소 우울한 경향과 식욕이 감퇴된 느낌이 있습니다. 신체증상을 강하게 호소하지는 않았습니다.

설진에서는 별다른 이상 소견 없으며, 혈액 검사도 정상입니다. HDS-R (Hasegawa-dementia-scale revised)은 만점이며, 시계 그리기 검사(Clock Drawing Test)도 실수 없이 해냈습니다.

귀비탕 4포/day 개시. 2주 후에는 몸이 편하게 됐다며 혈압 측정도 하루에 1회를 해도 걱정하지 않게 됐습니다.

이 증례도 일상 임상에서 자주 만나는 패턴의 하나로 특히 초로기(初老期), 고령 여성에 많습니다. 가까운 친구가 뇌 혈관장애로 죽었다는 충격적인 사건으로 인해 건강염려적인 사고에 사로잡히고 말았습니다. 초조와 긴장감은 느끼지 못하고 오히려 힘이 없는 상태입니다. 먹는 양도 줄어들고 바로 귀비탕을 써야 할 것 같은 증례입니다.

이것으로 개선되지 않으면 6포/day까지 증량하거나, 몸이 너무 가라앉거나 차지지 않도록 소량의 죽여온담탕을 더하거나, 구어혈제인 궁귀조혈음을 가하는 것을 고려합니다.

다만 이런 심리적인 호소가 이어진 후에 치매 증상을 보이는 환자도 있기 때문에 시간을 두고 HDS-R 재검사를 하는 것은 아주 중요합니다.

다른 치료 증례에 대해서도 간단하게 소개합니다.

아이들의 불안신경증에 육미지황환 4포/day와 시호계지용골모려탕 2포/day를 처방하는 경우가 있습니다. 음허 증상이 나타나면 온청음류나 육미지황환류가 들어가야 합니다. 다만 이들 보음제만으로는 약의 효과가 미미하다고 생각됩니다.

불안과 우울증상이 공존하는 환자에게 반하후박탕 4포/day와 시호계지건강탕 2포/day로 호전되었던 증례가 있습니다. 불안과 우울증상에 대한 첫 번째 선택으로 반하와 자소엽 처방에 용골과 모려 처방을 합방하는 발상입니다. 반하후박탕은 신체를 건조하게 할 수 있기 때문에, 지나치게 건조하게 되지 않도록 촉촉하게 하는 방향으로 작용하는 시호계지건강탕을 합방하였습니다. 설태가 두껍게 껴있고 건조한 경향이 없으며, 냉증에 해당하는 증상도 없다면 후자에 시호가용골모려탕도 괜찮겠습니다.

최근에 불안과 우울증상 모두 강하게 뒤섞여 있는 환자들을 많이 볼 수 있습니다. 불안과 우울 증상 중 어느 쪽이 주요 증상인가에 따라 합치는 처방의 종류도 변하게 됩니다. 이런 환자는 치료저항성인 경우가 많습니다.

❖ 불안증상에 대한 향정신약

1) SSRI

항우울제로써 사용되는 SSRI가 특히 효과적입니다. 개인적인 경험으로는 SNRI와 NaSSA는 SSRI에 비해서는 효과가 다소 떨어지는 느낌이고, 적어도 더 효과적이지는 않다고 생각합니다. 환자가 약에 대해서도 불안해 할 수 있기 때문에 부작용을 고려하여 소량으로 시작합니다. 설트랄린(졸로푸트®) 또는 에스시탈로프람(렉사프로®)이 불안증상에 사용하기 용이한 약물이라고 생각합니다.

벤조디아제핀계 약물은 반드시 필요한 상황이 아니라면 처방하지 않습니다.

2) 프레가발린

진통제로 주로 활용되는 프레가발린(리리카®)은 실제로 항불안작용도 가지고 있으며, 개인적으로 종종 사용하고 있습니다. 다만 프레가발린에 의해 어지럼증 등의 부작용이 있을 수 있기 때문에 적은 용량부터 안전하게 증량해 가야 합니다. 고령자는 25 mg/day 정도의 소량부터, 일반적인 경우에도 25~50 mg/day부터 처방하는 것이 안전합니다.

프레가발린 약물 사용에서 위험한 점은 남용할 소지가 있다는 것입니다. 특히 과거에 약

물남용의 기왕력이 있는 환자의 경우에는 주의해야 합니다.[1]

어지럼증 이외의 부작용으로 인지기능 저하가 대표적입니다. 복시도 있을 수 있으며 부종이나 심부전도 주의해야 할 부작용입니다. 프레가발린을 복용하고 있을 때, '발이 붓는다'거나 '쇼핑을 하러 가는 것만으로 숨이 찬다'는 호소가 있다면 약물의 용량을 감량하거나 중지하는 것이 적절합니다.

3) 기타

심기신경증(현재 진단명은 건강염려증) 환자 중에는 설피리드(곰마틸®)에 신속하게 반응하는 환자도 있습니다. 의학적인 증거는 없지만 개인적인 경험에서 얻은 신기한 증례입니다.

강박신경증에 대해서는 이전부터 삼환계 항우울제인 클로미프라민(clomipramine, 상품명:아나프라닐®)을 쓰는 경우도 많습니다. SSRI 약물로 경과가 좋지 않으면 클로미프라민으로 변경합니다. 그래도 안 된다면, 아리피프라졸(아빌리파이®)을 1.5~3 mg/day 정도를 추가합니다.

그 밖에도 메만틴(에빅사®) 등 공격적인 치료법이 있으며, 강박신경증의 서양의학적 치료는 다양합니다. 일차진료 현장에서는 처음에 처방한 SSRI로 효과가 좋지 않다면, 그 시점에서 정신과로 진료의뢰하는 것이 좋겠습니다.

1 Papazisis G, et al. Pregabalin abuse after past substance-seeking behavior. *Int J Clin Pharmacol Ther* 2013; 51(5): 441-2
   Gahr M, et al. Pregabalin abuse and dependence in Germany: results from a database query. *Eur J Clin Pharmacol* 2013; 69(6): 1335-42

❖ 불안증상에 대한 정신요법

불안에 대한 정신요법은 다양한 방법들이 있지만 저는 ACT (acceptance commitment therapy)라는 심리치료를 바탕으로 실시하고 있습니다. ACT는 제3세대 인지행동치료라고도 하며, 불교(명상)와 강하게 연관이 있는 것이 특징입니다. 조금 종교적인 색채를 띄기에 호불호가 갈릴 것으로 생각됩니다.

ACT는 증상 완화를 목표로 하는 것이 아니라, '증상과의 관계성'을 새롭게 바라보도록 하는 치료로, 우울증에도 물론 적용할 수 있습니다. 제가 시행하는 정신요법은 이 ACT가 근간이 되고 있습니다. 조금 자세히 설명해보겠습니다.

괴로움이나 고통을 해결하기 위해 우리가 사용하는 방법의 대부분은 오히려 또 다른 고통을 낳고 맙니다. 그리고 이것이 그 고통을 더 심각하게 만들어 버리는 일도 있습니다. 이러한 비유가 적당할지 모르겠지만, 깊은 바다에 빠져 몸부림 치고 바둥거리게 되며, 몸부림 칠수록 더 깊게 빠져들어 가라앉아 버리는 것과 같은 상황입니다.

ACT는 이러한 고통에 환자 스스로가 잘 대처할 수 있게 되는 것을 목표로 하고 있습니다. '고통이 없어지는 것'이 아니라 '고통에 대처한다'는 점이 중요합니다.

반대로 증상에 잘 대처하지 못하는 경우는 머리가 증상에 사로 잡혀, 그 증상으로부터 어떻게든 도망치려 하거나 그 증상을 억제하려고 기를 쓰고 애쓰다가, 결국은 막다른 길에서 마음의 여유가 없어지게 되는 것입니다. 증상의 테두리 밖으로 나오면 불안한 기분으로 가득차서 증상 밖으로 나오지 않게 되고, 그렇게 되면 일상생활이 자기 뜻대로 되지 않게 됩니다.

증상에 사로잡힌 대처행동은 단기적으로는 환자를 도와줍니다. 위의 예에서도 '밖으로 나오지 않는다'라는 행위는 그 시점에서 단기적으로는 도움이 될 수 있습니다만 장기적으로는 오히려 일상생활의 범위가 좁아지게 됩니다.

증상과 관련된 행동은 환자들이 나름대로 생각해낸 대처행동양식(coping)입니다만, 결국 장기적으로 보면 환자에게 있어서 마이너스가 되어버립니다. 그것은 환자들이 나름대로 적극적으로 대처하려고 애쓰는 노력의 증거입니다. 그러나 결과적으로 자신을 괴롭히고 맙니다. 임시변통의 대처를 반복하다가 어느 사이에 꼼짝할 수 없게 됩니다.

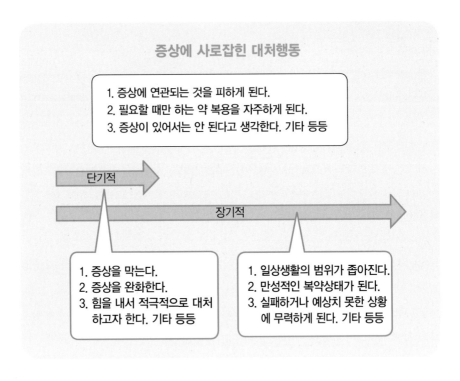

ACT에서는 그렇게 자신을 구속하고 굴레가 되는 행동을 좀 더 가치있는(더 나은 삶으로의 나침반 같은 것) 행동으로 바꾸어가는 데에 도움을 줍니다. '너는 네 인생을 어떻게 살고 싶은거야? 넌 어떤 방향으로 나아가고 있어?' 라는 가치를 추구합니다.

실제로 환자가 앓고 있는 고통스러운 생각과 감정은 증상 차원에서도 문제가 되지 않거나, 풍족하고 충실한 생활을 방해하는 것이 아닐 수 있습니다. 생각은 생각이고, 감정은 감정일 뿐, 그 이상, 그 이하도 아닙니다.

물론 사고나 감정은 행동에 영향을 미치겠지만 행동을 지배하고 있는 것은 결코 아닙니다. 이 부분을 확실히 알아두도록 합시다.

ACT는 기분을 좋게 하는 방법이 아니라, 어떤 기분이라도 그것을 억지로 없애고자 하지 않고, 있는 그대로 느껴보고 내버려 두는 것입니다. 일본에서의 표현으로 말하자면 '있는 그

대로(あるがまま)'입니다. 이것은 원하지 않는 사고나 감정을 받아들일 수 있는 여유 공간을 적극적으로 만들어가는 치료방법입니다.

또한, 괴로움과 고통, 힘들다 하더라도 자신이 가치있다고 생각하는 것을 목표로 두고 살아가기 위해 필요한 행동을 하는 것을 응원합니다. ACT에서는 환자가 가치있는 것을 깨닫고, 그것을 향해서 '꾸준히 실행'하는 것이 중요합니다. 행동 그 자체는 실패할 때도 있겠지만, 꾸준하게 지속하는 것이 가치를 향한 길이 됩니다.

저는 환자를 볼 때 자전거를 탈 수 있게 되었을 때의 기억을 상기시키고는, '그 과정과 똑같다'고 말합니다. 말로 설명하는 것만으로 자전거를 탈 수 있게는 되지 않습니다. 자전거를 타는 행동을 지속하는 것, 페달을 계속 밟고 나아가는 것으로 자전거를 실제로 탈 수 있게 됩니다. 치료자의 역할은 '보조바퀴'에 비유할 수 있습니다.

치료자는 환자의 현 상황을 부정적으로 파악해서는 안 됩니다. 증상이나 행동적으로 부적응한 면이 있을 수 있지만, 환자 나름대로 노력한 결과로 그렇게 된 것이고, 마찬가지로 환자의 가족도 어떻게든 해보려고 애쓴 결과가 지금의 상황이라고 생각하는 관점이 필요합니다.

'맞닥뜨려 보면 증상은 막강합니다. 당신은 지금까지 여러 방법으로 대처해왔지만 이겨내지 못한 채로 여기까지 와있습니다. 그러니 이제는 증상과 싸우지 말고 상대와의 새로운 관계를 만들어보지 않겠습니까?'라고 제안하는 것이 증상을 받아들이는 방법을 모색하는 데 있어 중요합니다.

ACT에 관해서는 다양한 책이 나오고 있지만, 성화서점(星和書店)에서 나온 '알기 쉬운 ACT'라는 입문서가 제일 이해하기 쉽게 쓰여졌습니다.

정신과 이외의 치료사례 : 기허 증상으로 인한 허열(虛熱)

50대 남성. 바쁘게 일을 하고 있었는데 최근 37~38℃의 발열이 계속되어 종합병원을 방문하여 여러가지 검사를 실시했음에도 원인을 알 수 없다고 들은 후 본원을 소개받아 방문하였습니다.

환자는 피곤한 기색으로 진료실에 들어왔습니다. 약간 비만 체형으로 복장이나 외모 등은 동 나이대와 비슷하며 인상이 혈허증를 연상시키지는 않았습니다.

'뭔가를 하면 쉽게 피로해진다', '곧장 눕고 싶은 기분이다', '열이 나면 머리가 멍해진다'고 호소하는 환자로, 목소리는 다소 작은 편이며 시간대나 날씨에 따른 증상 변화는 없다고 합니다. 식욕은 조금 떨어졌지만, 맛있는 음식을 먹을때 맛있다고 느끼고, 취미시간도 가지고 있는 것 같습니다. 불면 증상은 없지만 몸이 무겁고 먹으면 쉽게 살찌는 체질인 것 같고 대소변 문제는 없다고 합니다.

신체 진찰에서 설진(舌診)은 극히 보통. 하지부종은 없으며 요골동맥으로 맥진((脈診) 시 맥박은 60/min 정도이며 다소 침맥(沈脈) 양상입니다.

기허 증상에 의한 허열(虛熱)이라고 생각해서 우선은 보중익기탕 4포/day를 처방했습니다. 2주 복용 후 조금 편해졌다고 하고 주위 동료들도 상태가 좋아졌다고 평가합니다. 청열제는 추가하지 않고, 그대로 동 처방을 유지하기로 했습니다.

허열에 기본적으로 청열제를 사용하는 경우도 있지만, 보중익기탕에는 약간의 청열 작용이 있으며, 또 이 환자의 경우에는 보법(補法)에 비중을 좀 더 두려고 해서 청열제를 굳이 추가하지 않았습니다.

4-4 신체화 〈신체라고 하는 극장 무대〉

정신과 진단기준인 DSM에서는 신체형장애(somatoform disorders)라고 합니다. DSM(정신질환 진단 및 통계 편람) 최신판인 DSM-5에서는 신체증상장애(somatic symptom disorders)로 새롭게 분류되는 것으로 바뀌어, 신체질환의 유무에 구애받지 않게 되었습니다. 실제 신체질환이 없더라도 고통을 동반하는 신체증상과 그에 대한 생각이나 사고, 감정, 행동에 초점을 두고 있습니다.

신체화 증상을 가진 환자는 '검사에서는 정상인데 왜 이렇게 고통스러울까? 치료법은 없는 건가?! 이제부터는 어떻게 해야 하나!'라는 앞날에 대한 불안과 사그라지지 않는 분노를 안고 있습니다.

다른 의사라면 검사에서 이상을 발견할지도 모른다는 생각에 다른 병원으로 가서 헛수고를 하는 경우가 허다하고, 그럴수록 초조함이 증가하여 의사에게 버림받았다고 느끼고 의료에 대한 불신에 빠지게 됩니다. 그러한 부정적인 사고에 빠져드는 사람이 많이 있습니다.

우리들 의사의 입장에게 본다면, 외견상 이상이 없는 신체화 증상에 대해 어떻게 대응하면 좋을지, 현대의료에서는 좀처럼 해결하기 어려운 문제입니다. 인지행동요법을 적극적으로 실시하는 것이 증상 개선에 도움이 된다고 밝혀지고 있습니다만, 질 높은 인지행동요법을 실시하고 있는 시설이나 기관이 많지 않습니다.

바로 여기서 한약치료가 등장할 차례입니다. 이러한 기능이상에는 한약이 일정 수준의 효과를 나타냅니다. 물론 한약치료도 어렵다고 생각이 들면 정신과에 진료의뢰를 합시다. 다만 그 때 '이 증상은 마음이 문제이기 때문입니다'라고 직접적으로 말하지 않는 것이 좋습니다. 때때로 정신과에 소개된다는 것이 환자에게 커다란 충격이 되는 경우도 있기 때문입니다.

예를 들어, 저는 만성적으로 고통을 받는 환자분께는 이런 식으로 설명합니다.

모든 사람은 자신을 보호하는 방어벽을 가지고 있으며, 그것이 작용해서 어느 정도의 고통과 아픔을 막아줍니다. 방어벽이 약해지면 막을 수 있는 자극이 적어지기 때문에 통증도 느끼기 쉬워집니다. 약해진 방어벽을 회복하기 위해서는 양생(養生)법이 중요하기도 하고, 정신과 약물이 도움이 되는 경우도 있습니다. 환자분의 방어벽 회복을 위해 저는 정신과에서의 의견을 들어보고 싶은데요...

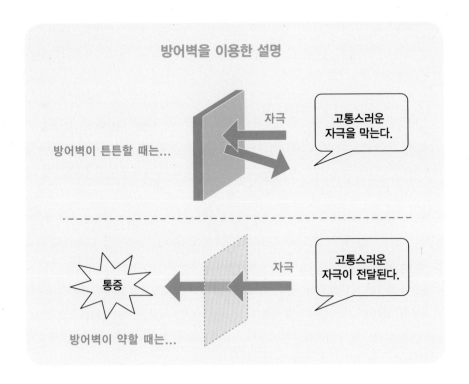

환자가 앓고 있는 증상을 환자가 가지고 있는 마음의 문제나 기분 탓으로만 돌리지 말고, 누구나 갖고 있는 방어벽의 기능저하로 표현해 봅시다. 그러한 배려가 환자의 충격을 완화시키고, 나아가 의료에 대한 불신으로 이어지지 않게 하는 길이라고 생각합니다.

❖ 신체화 증상

신체화 증상으로 다음과 같은 증상을 빈번하게 볼 수 있습니다.

1. 인두(인두폐색감)

2. 심장(가슴 두근거림(동계(動悸)), 흉통)

3. 위장(구토, 탄산(呑酸), 설사 · 변비)

4. 방광(빈뇨, 불쾌감)

5. 통증(두통, 복통, 요통)

6. 현훈, 어지럼증

이러한 증상에 대하여 제1장에서 언급한 기초이론을 바탕으로 환자의 상태를 파악하고, 제2장에서 언급한 한약의 작용을 기초로 처방약을 선택합니다. 그리고 적절한 양의 처방을 사용하고 경과 관찰해나갑니다.

주요 한약에 합방(合方)하는 처방은 우울증과 불안증상의 한방치료와 동일합니다.

· **긴장감이나 초조한 느낌 등 → 사역산류, 소시호탕류**

· **강한 식욕부진, 몸이 무거움 → 사군자탕류**

· **현저하게 마르거나 영양상태 불량 → 십전대보탕류**

· **기후나 날씨에 따른 증상 변화 → 오령산류**

· **음허(陰虛) → 온청음류, 육미지황환류**

· **월경주기의 관여 → 사물탕류, 사역산류**

· **난치 → 구어혈제(驅瘀血劑)**

환자의 상태에 따라 이러한 내용으로 합방을 고려합니다. 그럼 이제는 인두부터 차례대로 살펴봅시다.

❖ 인두(咽頭) (인두폐색감)

인두폐색감은 흔하게 볼 수 있는 신체화 증상으로 히스테리구(globus hystericus)라고도 합니다. 목에 무엇인가 걸려있는 느낌(이물감)을 호소합니다. 한방의학적으로는 식도의 운동이 정체되고 있다고 생각하여, 목 부위의 '기체(氣滯) 증상'을 시사합니다.

따라서 상부소화관의 기체에 작용하는 후박을 포함한 방제로 대표적인 반하후박탕이 사용됩니다. 이것으로 좋아지지 않는 경우에는 용량을 늘리고, 수체(水滯)나 어혈(瘀血)이 관여하고 있다고 생각되면, 시호나 작약을 포함하는 방제(시호제)를 합방해줍니다. 과립엑스제에서 반하후박탕과 소시호탕이 합쳐진 시박탕(柴朴湯)이 있어서, 이것도 좋은 선택지가 될 수 있습니다.

단, 반하후박탕이나 시박탕은 신체, 특히 호흡기계를 건조하게 하는 작용이 강하기 때문에, 환자의 신체가 건조하지는 않은지나 탈수 경향이 있는지를 판단합니다. 필요하다면, 윤조(潤燥)시키는 처방을 추가해서 시박탕 합 맥문동탕 등과 같이 처방합니다. 또한, 기체 증상에 대해서 이기제(理氣劑)로 치료를 할 때는 맨 처음에 '회복할 만큼 충분한 기(氣)가 남아있는가?'에 대해서 주의 깊게 생각해봅니다.

실제 치료 사례를 소개합시다.

20대 여성. 목에서부터 가슴까지 쭉 걸쳐져 꽉 막혀있는 느낌이 든다고 호소하여 이비인후과나 소화기내과에서 후두내시경 및 위식도 내시경 검사를 받았습니다. 검사에서 특별한 이상을 찾지 못하고, 저의 본원을 소개받아 진료하게 되었습니다.

우울증상은 없고 복통이나 대변 이상도 없습니다. 단, 피로·권태감이나 식욕부진이 다소 보이는 양상이며, 날씨나 기후 변화에 의한 증상변화나 몸이 무겁다거나 하는 증상도 특별히 없습니다. 월경시 증상변화나 초조한 느낌도 없다고 합니다. 진찰에서 입마름(口渴)도 없고 설진에서도 특별히 이상 없는 소견입니다. "손발이 무겁고, 금방 피곤해집니까?"라고 물으면, 그렇다고 대답합니다.

상부소화관의 기체 증상에 기허 증상도 같이 있다고 생각해서 반하후박탕 2포/day 와 보중익기탕 2포/day로 시작하였습니다. 이주일 후 재진 시 피곤함은 호전되었지만, 목의 이물감은 별로 변하지 않았다고 합니다. 보중익기탕은 그대로 유지하고, 반하후박탕을 4포/day로 증량했더니 일주일 후 호전되었습니다.

신체화 〈신체라고 하는 극장 무대〉

이 증례는 초기 용량을 정할 때, 반하후박탕의 양이 모자랐던 증례입니다. 반하후박탕의 증량으로 해결되었고, 또한 기허 증상이 겸해 있었기 때문에 반하후박탕만 복용하면 오히려 환자들이 더 지칠 수 있어서 보기(補氣)도 겸하여 보중익기탕을 합방하였습니다. 몸이 무겁거나 당장에라도 이불에 들어가 눕고 싶을 정도의 피로감에 대해서는 보기제(補氣劑) 중에서도 승제(升提)작용[58 페이지]을 가지는 보중익기탕이 자주 사용됩니다.

만약 환자분들에게 신체가 건조한 증후가 있다면, 사용하지 않거나 맥문동탕과 같이 윤조(潤燥)시키는 처방을 배합하여 줍니다. 반하후박탕과 맥문동탕은 상성이 잘 맞기 때문에 일반적으로 반하후박탕을 사용할 때 맥문동탕을 보조적으로 배합해주면 더 효과가 향상될 수 있습니다. 다만, 반하후박탕의 양이 꽤 증가하기 때문에 용량에 주의를 해야 합니다. 희노애락의 감정 변화가 심하고 하품을 많이 나오는 환자라면 맥문동탕이 아닌 감맥대조탕을 배합시키는 것이 효과적이겠습니다.

비슷한 나이대인 20대 여성. 같은 증상으로 본원에 내원하였습니다. 반하후박탕을 처방한 후 효과가 없어서 증량하였으나, 이후에도 변화가 없었습니다. 다른 증상이 겸해 있는지 문진했더니 '일어섰을 때에 현기증'이 난다고 합니다. 기후, 날씨에 의한 증상의 악화도 있는데 '어떤 증상인지 설명하기 어려운 느낌'이라며, 몸도 무겁게 느껴진다고 하였습니다. 그래서 반하후박탕 2포/day에 영계출감탕 4포/day를 합방했더니, 일주일 후에 증상이 호전되었습니다.

이 환자의 경우는 '수체(水滯) 증상'을 처음부터 놓치고 있었습니다. 기체(氣滯) 증상은 수체(水滯)나 어혈(瘀血) 증상과 함께 나타나는 경우가 있습니다. 제1장의 기초이론에서 '흐름의 정체(停滯)는 또 다른 정체를 낳는다'는 원칙을 이야기했습니다[21 페이지].

반하후박탕을 '수체 증상'에도 조금씩 주의하며 사용할 수 있겠으나, 역시 효과면에서 부족하고, 특히 어혈(瘀血) 증상을 목표로는 쓰임새가 별로 많지 않습니다. 이 환자는 '어지럼증'과 '몸의 무거움'를 호소하고 있어 수체(水滯)를 고려해야 합니다. 그래서 영계출감탕을 선택했습니다. 이 처방은 '어지럼증'을 목표로 사용하는 처방입니다. 이 증례는 어쩌면 영계출감탕만 복용했어도 나아졌을 수 있겠습니다.

몸이 무거운 증상에는 기허(氣虛)에 의한 경우와 수체(水滯)에 의한 경우가 있습니다. 몸이 나른하거나 피로감이 짙다면 기허에 의한 것이겠습니다. 기후나 날씨 변화로 증상에 변화가 있거나 부종이 있고, 설진에서 치흔(齒痕)이 있는 것이 명확하게 보인다면 수체에 의한 것이겠습니다. 잘 살펴봐도 어느 쪽인지 모르는 경우도 있어서, 그러한 때는 양쪽 처방을 모두 시도해보게 됩니다.

❖ 심장(가슴 두근거림(동계(動悸)), 흉통)

심장의 신체화 증상으로는 가슴 두근거림(동계)과 흉통이 대표적인 증상입니다. 이 증상을 주로 호소하는 환자 중에는 공황장애를 가진 분도 있습니다. 옛날에는 심장신경증이라고 불렸으며, 이러한 증상에는 용골이나 모려를 포함한 방제를 사용하는 경우가 많고, 특히 불안과 함께 두근두근 거리는 증상에 유효합니다. 복령, 계지, 대조도 정신안정 작용을 가지고 있으며, 가슴 두근거림에도 효과적입니다.

이러한 본초를 포함하는 시호가용골모려탕, 계지가용골모려탕, 시호계지건강탕 등이 자주 사용됩니다. 우울증상이 보인다면 향소산이나 반하후박탕 등을 더해줍니다.

또한, 영계출감탕도 사용됩니다. 영계출감탕에 계지가용골모려탕이나 감맥대조탕을 더해주면 영계감조탕이라는 처방에 가까워져 동계 증상에만 국한하지 않고 발작적으로 발생하는 여러 제반증상에 효과를 보입니다.

다만 감초의 양을 결정하는데 있어서는 주의가 필요합니다.

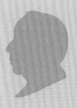

50대 남성. 직장 내 부서를 새로 배치 받은 후로 업무가 무척 힘들어 졌습니다. 출근시간이 되면 심장이 심하게 두근거리고 과호흡이 발생해서 구급차에 실려 가기도 했습니다. 하지만 신체질환은 아니라고 하며, 산업의학과 전문의로부터 정신과 진료를 권유를 받아 내원하였습니다.

기후나 날씨가 좋고 나쁜 것에 관계없이 출근 전에는 가슴 두근거림이 심해진다고 합니다. 몸이 무겁다거나 냉증은 없으며, 식사도 맛있게 하고 취미시간도 가지며 지낸다고 이야기합니다. 추위나 더위를 잘 타지도 않고 입마름도 없습니다. 설진상에도 특별한 소견이 없습니다.

시호가용골모려탕을 4포/day로 시작했습니다. 2주 후에는 심장 두근거림이 가벼워졌습니다. 그 다음은 호전과 악화가 반복되는 양상이었기 때문에 사역산을 2포/day 추가했고, 그 뒤 증상이 훨씬 좋아졌습니다. 이후 다시 새로운 곳으로 근무 배치부서 전환이 이루어졌으며 증상은 소실되었습니다.

위 증례는 심장 증상의 전형적인 증례입니다. 시호가용골모려탕이 잘 맞을 것 같은데 만족스러운 효과가 나지 않을 때나 좀 더 증상을 억제해주길 바랄 때, 시호제에 시호제를 합방시키는 것이 이상하다 생각할 수도 있겠으나 사역산을 더해주면 좋습니다(구어혈제를 추가해도 됩니다). 사역산과의 합방은 상당히 큰 처방이 되어 계지가작약탕이나 시호계지탕 등도 포함한 한약 구성이 됩니다.

입마름이 있다면 시호가용골모려탕뿐만 아니라, 감맥대조탕 등의 윤제(潤劑)를 합방시키는 것이 좋을 것입니다. 입마름이 없어도 공황발작이나 희노애락 등 감정이 격해지는 증상에 대하여 감맥대조탕을 소량 혼합하면 효과적입니다. 만일 기허 증상이 있다면 보기제(補氣劑)도 고려합니다.

흥미로운 것은 다시 한 번 배치부서 바꿔서 더 바쁘고 힘든 새로운 부서로 이동했음에도 불구하고 증상이 소실되었다는 것입니다. 환자는 자신의 특성을 발휘할 수 있는 부서에서

'업무에 매우 충실히 임했습니다'라고 말했습니다. 자신이 하는 일에 대한 의미를 찾아내어 충실히 일했던 것이 증상 소실에 가장 영향을 크게 미쳤다고 생각되었습니다.

20대 여성. 회사에서 업무 중 전화응대를 잘못하여 강하게 질책 받았고, 그 후 전화만 울리면 심장 두근거림이 멎지 않게 되었습니다. 추위를 타거나 하는 냉증은 전혀 없고 오히려 더위를 탑니다. 입마름은 없으며 설진상 조금 건조한 편입니다. 현재 손은 따뜻하고 약간 땀이 나고 있습니다. 긴장하면 땀이 난다고 합니다. 월경시의 증상의 변화는 없고 월경통도 크게 신경 쓰이지 않는다고 합니다.

시호가용골모려탕을 4포/day로 처방했습니다. 2주 후 '좀 가벼워졌지만…'이라고 하며 생각만큼 호전되지는 않았습니다. 환자가 마른 편이라서 원래 먹어도 그다지 살찌지 않는 유형인가를 묻자, 그렇다고 대답합니다. 이 점을 고려하여 시호가용골모려탕을 2포/day로 줄이고, 육미지황환을 4포/day를 추가해서 처방했습니다. 그러자 2주 후, '많이 편해졌습니다'라고 하며 증상이 호전되었습니다.

이 증례는 '음허(陰虛) 증상'의 존재를 보지 못하고 넘어갔기 때문에 처음 치료 시에 호전되지 않았다고 생각됩니다. 설진 소견상 건조한 정도가 미묘하고 입마름도 없었기 때문에 음허로 변증할 수 없었던 것이 아쉬웠던 증례입니다.

이 환자에게 계지가용골모려탕이나 시호계지건강탕은 맞지 않았을 것 같습니다. 이러한 처방은 신체를 따뜻하게 하는 쪽으로 구성되어있기 때문에, 원래 냉증이 아닌 환자분에게 사용하면 상열감이나 간질성폐렴 등의 부작용이 나올 가능성이 있습니다.

만일 월경에 관련된 문제가 있다면 보혈약이나 구어혈약을 포함한 처방을 합방하고, 긴장감이나 초조한 느낌이 강하다면 시호나 작약을 포함한 처방(사역산이나 가미소요산등)을 합방합니다. 우울증상이 있다면 반하후박탕과 향소산을 고려해야 합니다.

❖ 위장 (구토, 탄산(呑酸), 설사·변비)

스트레스를 배로 받아들이고 소화기 증상을 나타내는 환자는 매우 많습니다. 이러한 증상 중 유명한 것이 과민성대장증후군입니다. 또 다른 증상으로는 먹은 음식물이 역류해서 신물이 올라오는 탄산(呑酸)이나 심인성구토 증상이 있습니다.

1) 심인성구토

심인성구토는 스트레스로 인해 음식물이 상부소화관을 통과하는데 장애가 생기는 것이며 결국 음식물을 토해 버립니다. 정신안정과 이수작용을 가진 복령과 소화관의 운동을 원활하게 해주는 지실을 포함하고 있는 복령음과 복령음 합 반하후박탕을 중심으로 활용합니다. 스트레스가 상당하다면 복령음보다는 시호를 포함한 대시호탕이 좋은 선택 처방이 됩니다(복령음에 사역산 등을 합방해도 좋습니다). 만약 기허증상이 보인다면 육군자탕 등을 합방하는 것을 고려합니다.

2) 탄산

비슷하게 복령음을 위주로 하여 위산을 억제하는 본초인 황련이나 황금을 활용합니다. 복령음이나 복령음 합 반하후박탕에 황련해독탕을 소량, 또는 반하사심탕 혹은 소시호탕류를 합방합니다.

불안증상도 있는 환자에게는 소시호탕에 용골과 모려가 더해진 시호가용골모려탕을 처방해서, 복령음 4포/day + 시호가용골모려탕 2포/day로 처방합니다(모려는 제산 작용도 있습니다). 식욕부진이 있다면 사군자탕에 진피와 반하를 더한 육군자탕을 처방하여 복령음 3포/day + 육군자탕 2포/day + 황련해독탕 1포/day로 처방합니다. 황련해독탕은 1포라도 충분히 효과가 있습니다.

꼭 복령음만 사용하는 것은 아니고 반하사심탕이나 소시호탕류 처방으로 해결하는 경우도 있습니다. 다만, 지실이 포함되어 있는 처방이 소화관 통과장애에 좀 더 효과적이리라 생각됩니다. 반하사심탕은 황련, 황금, 건강으로 위에서 하부소화관까지를 고려한 처방이며, 위염이나 설사 증상 등이 있다면 복령음보다도 반하사심탕 쪽이 적합하겠습니다.

3) 과민성대장증후군

설사 · 변비 증상은 이전에는 위장신경증이라고 불리다가 지금은 과민성대장증후군이라는 병명이 붙여졌습니다. 설사형, 변비형, 교대형으로 나뉩니다. 정신적인 부담이 증상 악화 요인이 되므로, 그에 대처할 수 있는 시호, 대조, 감초 등을 주로 사용합니다.

설사가 주를 이루고 있다면 위엔 언급한 반하사심탕에 감초와 대조를 포함하는 감맥대조탕을 합방합니다. 다만, 합방 시에 감초의 양이 꽤 많아지므로 이에 대한 주의가 필요합니다.

복통이 심하면 작약이나 계지가 필요하기 때문에 계지가작약탕(불안, 동계도 있을 경우, 용골과 모려가 첨가된 계지가용골모려탕)을 주된 처방으로 하고 반하사심탕으로 보조합니다. 이 처방은 배가 차게 되면 악화되는 유형입니다. 설사형 환자는 배가 차지면 악화되는 한증인 경우가 대부분입니다.

설사가 심한 경우, 저령(豬苓)이나 택사(澤瀉)가 포함된 오령산(五苓散)이나 위령탕(胃苓湯), 상태에 따라 인삼탕(人蔘湯)이나 진무탕(眞武湯), 또는 그 합방을 사용하기도 합니다. '한증(寒證)'이 아니라면 계비탕(啓脾湯)을 사용할 차례입니다. 위령탕과 계비탕은 처음 나온 처방이기 때문에 여기서 설명을 하고 넘어가겠습니다.

위령탕(胃苓湯): 오령산(五苓散) + 평위산(平胃散)

위령탕은 오령산과 평위산을 합한 처방입니다. 평위산은 출, 후박, 진피, 생강, 대조, 감초로 구성됩니다. 출, 후박, 진피로 복통과 설사를 완화하며, 진피, 생강, 대조, 감초로 위장 상태를 조절합니다. 오령산보다는 설사를 완화하는 작용이 강하고, 복통이나 위장 증상의 고려가 된 처방입니다.

계비탕(啓脾湯): 사군자탕(四君子湯) + [계지, 택사, 산약, 연육, 치자]

계비탕의 사용목표는 사군자탕이 필요하면서 만성적인 설사 증상을 가진 환자입니다. 이 처방은 따뜻하게 하는 작용은 거의 없습니다. 산약은 소화기능을 향상시켜 설사 증상을 개선하고 호흡기 기능저하도 회복시킵니다. 신체를 촉촉하게 해주는 작용도 있습니다. 치자도 소화기능을 향상시킵니다. 연육은 소화기능 향상에 더해서 정신안정 작용을 가지기 때문에 불면에 사용하는 경우도 있습니다. 연육의 특징은 요로생식기계의 문제(유정, 대하, 부정기 출혈)를 개선시켜 주는 것입니다.

이것들을 환자의 상태에 맞게 사용하는 것이 필요합니다.

변비형이나 교대형이라면 작약이나 지실을 포함한 사역산이나 당귀, 치자, 목단피를 포함한 가미소요산 등의 시호제를 이용합니다. 계지가작약탕에 대황을 더한 계지가작약대황탕도 변비 증상에 효과적입니다

가미소요산에 대해서 아사다 소오하쿠(浅田宗伯) 선생은 '대변비결(大便秘結)하여 항시 시원하지 않다는 것, 어떤 병이라도 얽매이지 않고 이 처방을 이용하여 대변쾌통(大便快通) 하여 여러가지 질병을 치료한다'고 기술하였습니다. 상기(上氣)증이나 긴장감, 초조감이 강할 때는 목단피나 치자가 유용하므로 사역산보다 가미소요산을 활용합니다.

설사형 과민성대장증후군이 1~2주의 단기치료로 호전되는 경우는 적으리라 생각됩니다. 동일한 처방으로 5주간 계속해서 치료해야 효과가 나타난 사례도 드물지 않습니다.

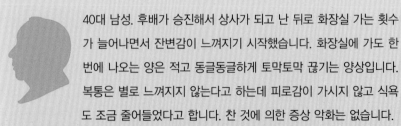

40대 남성. 직장 내 부서를 새로 배치 받고 어느 정도 경과한 후부터 하루에도 자주 변의(便意)가 생겨서 화장실에 몇 번이나 가게 되었습니다. 내과에서 진찰을 받아도 문제없다고 해서 정신과 진료를 권유 받고 본원에 내원했습니다. 변의는 회사에 가는 날 아침에 많고, 휴일에는 별로 신경이 쓰이지 않는다고 합니다. 연변~설사 상태이며 맥주 등 찬 음식물을 섭취하면 악화됩니다. 식욕부진 증상도 없고 건강합니다만, 진찰하는 도중에도 부글부글하는 복명(腹鳴)이 들립니다.

반하사심탕 2포/day에 감맥대조탕 1포/day 추가해서 처방했습니다. 3주 후 점점 호전되면서 그 후에도 계속 동일처방으로 치료하여 증상이 사라졌습니다.

설사형이며 찬 것으로 증상이 악화되는 유형입니다. 전형적인 사례라고 판단하여 반하사심탕에 감맥대조탕을 추가해서 처방했습니다. '복명이 있다면 반하사심탕'이라는 교과서적인 문구가 처방 선택에 힌트가 됩니다. 감맥대조탕은 감초의 양이 많기 때문에, 저는 약물 첨부문서의 내용 그대로인 3포/day로 처방하지 않습니다. 최대 2포/day로 처방하고, 거기에 혈액검사로 추적검사(follow up) 합니다.

40대 남성. 후배가 승진해서 상사가 되고 난 뒤로 화장실 가는 횟수가 늘어나면서 잔변감이 느껴지기 시작했습니다. 화장실에 가도 한 번에 나오는 양은 적고 동글동글하게 토막토막 끊기는 양상입니다. 복통은 별로 느껴지지 않는다고 하는데 피로감이 가시지 않고 식욕도 조금 줄어들었다고 합니다. 찬 것에 의한 증상 악화는 없습니다.

사역산 4포/day에 육군자탕 2포/day를 처방했습니다. 2주 후에는 대변이 거의 정상화되었으며 잔변감은 아직 조금 남았지만, 6주 후에는 나머지 증상도 사라졌습니다.

이 환자는 변비형으로 스트레스도 심한 상태여서 사역산을 선택했습니다. 기허 증상을 고려해서 육군자탕을 같이 처방했습니다. 이 조합을 설사형 환자에게도 활용해서 호전된 사례가 있습니다. 한약의 작용으로 미루어보면 설사가 악화될 것이라 생각할 수 있지만, 악화되는 경우는 드물며 이 때 시호의 작용이 크리라 생각됩니다.

10대 여성. 중학교에 들어가고 나서부터 학교를 가는 날 아침이 되면 복통과 설사가 심해진다고 해서 병원을 찾았습니다. 형제 중에 정신질환자가 있고 부모님은 그 자녀에게만 계속 매달린다고 합니다.
휴일은 건강하게 생활한다고 하고 차가운 주스를 마시면 복통이 악화된다고 합니다. 식욕은 보통이며 나른함이나 기분 저하도 없다고 말합니다.
계지가작약탕 4포/day에 감맥대조탕 1포/day를 함께 처방하였습니다. 2주 후 복통은 가벼워졌지만 설사 증상은 아직 있는 상태입니다. 계지가작약탕을 2포/day로 줄이고 오령산 2포/day로 처방을 바꿨습니다. 감맥대조탕 1포/day는 그대로 유지했습니다. 그렇게 처방하자 2주 후에 설사 증상도 많이 좋아졌습니다.

무엇 때문인지 원인을 알 수 있을 것 같은 설사형 환자 유형입니다. 하지만 설사 증상은 꽤나 끈질기게 사라지지 않았고 오령산을 처방하고 나서야 증상이 잡혔습니다.

어린아이의 복통에는 소건중탕이 유명한데 이 처방은 계지가작약탕에 교이를 더한 것입니다. 소건중탕이 아이들에게 복용하기 쉬운 면은 있지만 복용량이 증가하기 때문에 저는 계지가작약탕을 어린아이에게도 사용합니다.

요즘 아이들은 학교에서 받는 스트레스도 상당히 많고 너무 신경을 써서 지쳐버리는 아이들도 있습니다. 저는 긴장을 많이 하고 지친 아이, 등교거부 낌새가 있는 아이에게는 자주 사역산과 보중익기탕을 같이 처방합니다. 한증이 있는 아이라면 사역산을 계지가작약탕으로 변경합니다.

❖ 방광 (빈뇨, 불쾌감)

1) 평활근 연축으로 의한 빈뇨

특별한 이상은 없는데 몇 번이나 화장실에 가게 됩니다. 그리고 무엇이라고 설명하기 힘든 불쾌감이 있습니다. '전립선이 비대한 것도 아니고, 음...' 그러한 상황입니다. 이러한 증상의 대부분은 요로계의 평활근 연축, 즉 해당 부위의 기체 증상이 관여하고 있다고 생각합니다.

여기서 활용할 수 있는 한약 처방은 이기제(理氣劑)가 중심이 됩니다. 후박을 포함한 반하후박탕, 작약이나 시호를 포함한 사역산이나 가미소요산 등이 좋은 예입니다(사역산에는 지실도 포함되어 있습니다). 환자가 한증을 나타낸다면 당귀사역가오수유생강탕을 고려해도 좋습니다.

저의 경험으로 전립선비대증(benign prostatic hyperplasia)은 아니지만 환자의 호소가 전립선비대증과 유사하다면 저령탕이 도움이 됩니다. 저령탕은 열을 식혀 체내의 수분을 유지하는 쪽으로 작용하는데, 이것은 복령의 정신안정 작용과 활석의 수렴 작용의 효과가 나타나는 것이라고 생각합니다. 증상에 따라 이 처방에 시호제를 추가할 수도 있습니다.

이외에도 '요로계의 부정수소(indefinite complaint)에는 청심연자음'이라는 교과서적인 구문이 있습니다.

▌청심연자음: 황금, 맥문동, 복령, 차전자, 인삼, 황기, 감초, 연육, 지골피

황금과 맥문동이 포함되어 있기 때문에 음허(陰虛) 경향의 환자에게 사용할 수 있습니다. 지골피도 열을 식혀 신체를 촉촉하고 윤택하게 하는 작용을 합니다. 또한 인삼이나 황기로 소화기능의 개선 작용도 있습니다. 복령과 차전자는 주로 이수작용을 담당하고 있습니다. 이 처방에서 가장 큰 특징의 본초는 연육입니다. 특유의 정신안정 작용을 가지고 있으며, 특히 요로생식기계가 연관된 문제 증상에 매우 효과적이고, 허열이 있으며 다소 피로감을 느끼는 환자에게 활용됩니다.

2) 방광 이완으로 인한 빈뇨

빈뇨의 유형으로 먼저 언급한 평활근 연축 이외에도 방광의 근력이 느슨하게 저하되는 유형이 있습니다. 의식적으로 노력해도 소변이 좀처럼 나오지 않다가 재채기 등 복압상승으로 나와 버리는 복압성 요실금과 같은 유형을 말합니다. 이러한 환자는 시호와 승마, 황기를 포함한 보중익기탕으로 방광의 평활근을 튼튼하게 해줍니다.

고령자이며 '음양양허(陰陽兩虛)'로 신경반사가 저하된 경우에는, 보중익기탕에 팔미지황환을 같이 처방합니다. 팔미지황환은 고령자에게 자주 처방되는 한약처방으로 적응증을 잘 파악하고 있는 것이 중요합니다[100 페이지]. 한증일 경우는 당귀작약산과 당귀사역가오수유생강탕 등을 함께 처방합니다.

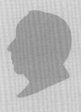

40대 남자. 건강검진을 하고 나서 PSA (prostate-specific antigen, 전립선암 종양표지자) 수치가 높다고 해서 걱정이 되어 잠을 잘 수가 없었습니다. 초음파 검사에서는 이상이 없다고 합니다만 최근 배뇨시에 위화감을 느껴 잠깐 동안에도 화장실에 몇 번이나 가게 되었습니다. 평소 위장상태가 좋은 것은 아니지만 그렇게 나쁜 것은 아닙니다. 손발에 화끈화끈 열감이 있으며 입 마름도 있습니다.
설진에서 혀는 약간 건조한 정도이며 손은 따뜻합니다.
청심연자음 4포/day로 시작했는데, 입마름이나 손발의 열감은 편해졌습니다만 화장실 가는 것은 별로 호전되지 않고 약간 건강염려증적인 모습도 나타나서 청심연자음 2포/day에 귀비탕 4포/day를 추가했고, 4주 후 편해졌다고 합니다.

이 환자 증례는 음허(陰虛) 증상입니다. 위장 기능이 판단하기 애매했지만, 불면증도 있어서 청심연자음을 사용해 보았습니다. 그것으로 허열은 호전된 것 같았으나, 주요한 증상은 좀처럼 완화되지 않았습니다.

충격적인 사건이 있고 걱정하느라 잠을 잘 수 없게 되었기 때문에, 산조인이나 원지라고 하는 본초가 떠올라서 귀비탕을 처방했습니다. 허열은 이미 청심연자음으로 해소가 되었기 때문에, 가미귀비탕이 아닌 귀비탕을 처방했습니다. 처음부터 저령탕을 사용해도 괜찮았을

지도 모르겠습니다만, 청심연자음에 시호제를 함께 처방할 수도 있겠습니다.

사족이지만, 임상적으로 신체에 영향을 미치지 않는 전립선암은 상당히 많고 일생을 얌전하게 있는 유형도 꽤 있습니다. PSA 검사에서 발견된 전립선암의 거의 대부분은 과잉진단에 해당된다는 보고가 있습니다.[1]

정신과 이외 치료사례 : 이완형 신경인성방광

80대 여성. 입원 중에 하복부 통증을 호소했습니다. 진찰해보니 복부 아랫부분이 배꼽보다 부풀어 올라 있어 방광에 소변이 차 있을 것으로 생각되었습니다. 환자분에게 물어보니 소변이 나올 기미가 안 느껴진다고 합니다. 또한, 일류성 요실금(over flow incontinence)이 있었습니다. 도뇨를 해보니 소변이 콸콸 나와서 총 합계 2 L나 나왔지만 요의는 전혀 없었고, 매일 도뇨가 필요하여 간호사도 힘들어졌습니다.

약으로 인한 증상은 아니었고 이완형 신경인성방광으로 진단되어 디스티그민(distigmine bromide)이나 우라피딜(urapidil(상품명: 에브란틸(Ebrantil®))을 시도해 보았지만 반응이 없었습니다. 비뇨기과에 협진의뢰를 했는데, 기질성이 아니기 때문에 치료는 어렵다는 답변이 왔습니다.

환자는 침대 위에서 지내는 시간이 많고 움직이는 것도 귀찮으며 금방 피곤해진다고 합니다. 걸어다녀도 비틀거리며 넘어질 것만 같고, 추위를 심하게 타서 본인도 신경을 쓰고 있습니다. 허벅지나 천골 부위의 부종은 확인되지 않았습니다.

이완형 신경인성방광은 방광의 수축기능 저하와 지배신경의 기능저하에 의해서 발생합니다. 병력을 감안할 때 음양양허(陰陽兩虛)로 판단되며, 병태도 고려하여 보기(補氣)작용에 승제(升提)작용(근육을 튼튼히 하는 작용)을 겸비한 보중익기탕 2포/day와 음양양허에 대하여 신경반사를 개선하는 팔미지황환 2포/day를 함께 처방했습니다. 3주 후에는 요의가 다시 돌아오고, 2주 후에는 스스로 배뇨가 가능해져서 도뇨를 하는 횟수가 일주일에 1번 정도로 감소하게 되었습니다. 그 후 팔미지황환을 1포/day로 감량했습니다(장기투여로 인해서 신체를 따뜻하게 하는 작용의 과잉을 방지하기 위해서).

---

1   Wilt TJ. et al. Prostate cancer screening and the management of clinically localized disease. BMJ 2013; 346: f325

❖ 두통

통증의 한방치료에서는 '수체(水滯)'나 '한(寒)'이 관여되어 있는지를 반드시 확인하는 것이 중요합니다. 주위사람들에게 인간 일기예보기로 불릴 정도로, 날씨나 기후에 민감하게 다리가 붓는다거나 추워지면 악화되고 따뜻해지면 덜하다 등의 환자의 호소를 놓치지 맙시다.

1) 일반적인 두통

일반적인 두통은 혈류를 좋게 하는 것과 수체(水滯)를 개선하는 것, 그리고 근육의 긴장을 완화하는 것이 큰 목표입니다. 만성이 되면 어혈(瘀血)이 관여되기 때문에, 그것도 함께 개선하기 위해 노력해야 합니다. 자주 사용하는 한약은 두통에 특화되어 만들어진 것 같은 느낌을 주는 천궁다조산입니다.

> **천궁다조산**: 천궁, 형개, 방풍, 박하, 향부자, 백지, 강활, 다엽, 감초

천궁, 형개, 방풍, 백지, 강활이 혈관을 확장하여 혈류를 개선하고, 이로 인해 진통작용을 나타냅니다.

천궁다조산을 기본으로 하여 이기(理氣)를 원하면 향소산, 혈압이 높으면 조등산, 수체가 관여하고 있으면 오령산이나 반하백출천마탕, 스트레스가 심하면 사역산이나 가미소요산 등 시호제, 어혈이 관여하고 있다면 계지복령환이나 도핵승기탕 등을 함께 처방합니다.

수(水)와 혈(血)이 모두 이상이 있다면 소경활혈탕, 열이 머리로 끓어오르듯 머리가 아프면 황련해독탕을 합방시켜도 좋겠습니다. 여기에 예로 든 한약처방은 각각의 단일처방으로도 효과를 판단할 수 있습니다.

어깨결림 등의 근육 긴장이 심하고, 후두부로 이어지는 두통 유형이라면 갈근탕이 유효한 경우도 많습니다(여기서 드디어 등장합니다!)

▍갈근탕: 갈근, 마황, 계지, 작약, 감초, 대조, 생강

마황과 계지가 같이 조합되면 강력한 발한작용과 진통작용을 보입니다. 작약은 근육 긴장을 완화하는 작용도 있지만, 과도한 발한을 막아줍니다. 갈근과 감초도 근육 긴장을 완화하며, 특히 갈근은 어깨 근육 긴장에 효과적입니다. 생강과 감초, 대조는 위장을 고려한 약으로서 포함되어 있습니다.

감기약으로써는 오한, 발열과 두통, 어깨결림이라는 신체 표면의 증상이 나타나며, 동시에 땀이 잘 나지 않을 때 사용할 수 있습니다. 이미 땀이 많이 나는 환자분들에게 갈근탕을 투여하면 더욱 땀이 흘리고 체력을 소모하므로, 경우에 따라서 사용금기입니다! 갈근탕의 쓰임새를 정확히 이해하지 못하면 오히려 상태가 나빠질 수 있습니다.

한방의학에서 감기 치료는 외사와 정기가 함께 있는 '실증(實證)'의 경우, 증상이 신체표면에 집중되어 있는 초기에 체온을 높여 땀을 흘리게 하는 것이 기본원칙입니다. 따뜻한 음식을 먹고, 따뜻하게 껴입고, 이불 안으로 들어가 땀을 냅니다. 갈근탕도 발한요법의 한 가지 방법입니다. 다만 이미 땀을 대량으로 흘렸거나, 고령자나 약해진 환자에게 발한요법을 시행하면 더 쇠약해질 수 있으므로 주의가 필요합니다. 요컨대, 정기(正氣)가 허(虛)하게 되면 강력한 발한요법은 안 된다는 것입니다.

갈근탕은 어깨결림을 치료하는 약물로도 사용할 수 있으며, 많은 경우에 갈근탕에 영계출 감탕을 합방하여 이수작용을 더욱 강하게 해서 활용합니다. 그래도 수체(水滯)가 풀리지 않는다면 갈근탕 합 영계출감탕에 부자를 소량(0.5~1.0 g) 첨가해봅니다.

그 외의 합방 활용례는 천궁다조산과 같습니다. 저는 갈근탕에 소경활혈탕을 함께 처방하여 어깨결림으로 오는 통증이나 저림에 대처하여 활용합니다.

2) 편두통

편두통에 활용하는 대표적인 처방은 이미 모두들 친숙한 오수유탕입니다. 오수유탕은 오수유, 인삼, 대추, 생강으로 이루어진 심플한 처방입니다. 주로 위장이 차가워서 일어나는 편두통에 적합합니다. 두통에만 한정하지 않고 위가 차가워서 일어나는 딸꾹질이나 복통 등에도 효과가 있습니다. 편두통이 발생하는 때마다 복용하도록 하는 경우는 1포 만으로는 듣지 않는 경우가 많아서, 2~3포를 발생 즉시 복용하도록 합니다.

합방하는 방법은 추위를 심하게 타는 한(寒)증이라면 당귀사역가오수유생강탕 등의 거한제(祛寒劑)를, 어혈이 있다면 구어혈제(驅瘀血劑)를 합방합니다. 입마름이 있거나 배뇨량이 적은 환자에게는 오령산도 후보가 됩니다. 스트레스가 강하게 관여하고 있다면 시호제 중에서 사역산이나 가미소요산, 시호계지탕을 고려합니다.

이와 같이 한방은 질환명 만으로 처방이 정해지지 않고 함께 동반되는 증상에 따라 한약 처방이 결정됩니다. 그것이 바로 한약 처방이 어려우면서도 재미있는 점입니다.

정신과 이외의 치료사례 : 욕창

70대 남자. 집에서 엎드려 쓰러져있는 것을 발견하고 종합병원으로 이송되었습니다. 며칠이나 쓰러져 있었는지는 명확하지 않지만, 앞가슴에 4×2 cm , 양 무릎에 2×2 cm의 욕창이 있었습니다. 소화관 출혈과 비타민B12결핍이 쓰러진 원인이었습니다. 병원에서 초기 신체관리가 끝난 후 본원에 전원으로 되었습니다. 발밑이 여전히 흔들린다고 하고, 추위를 호소하며 옷을 여러 벌 껴입고 있었습니다. 혈액검사에서는 알부민 수치와 헤모글로빈 수치 저하를 나타내고, 욕창은 황색 괴사조직으로 덮여있었습니다.

욕창은 개방성 습윤요법(랩요법)으로 관리하며, 회복에 도움이 되도록 십전대보탕 4포/day를 처방하였습니다. 일주일 후, 양성 육아조직(granuloma)이 생겨나고 감염징후는 없었습니다. 그 후에도 경과는 양호해, 6주 후에는 욕창부위가 폐쇄되어 치료를 종료했습니다.

욕창은 환자가 움직이지 않는 조건에서 영양상태 악화와 혈류장애로 발생합니다. 기혈양허(氣血兩虛)증이며 경과가 나아지지 않는다면 구어혈제로 혈류를 개선시켜봅시다. 특히 종아리 부위의 욕창은 정맥류로 인한 혈류장애가 발생하여 치료가 잘 안 될 수 있기 때문에 구어혈제를 적극적으로 병용합니다.

⁜ 복통

신체화 증상으로서 복통은 갑자기 오는 파도처럼 쥐어짜는 듯한 산통(colic pain)이 많습니다. 소화관이나 자궁, 요로 등의 평활근이 연축하게 되고, 거기에서 기능이상(氣滯)이 발생하는 것으로 작약, 감초, 대조, 시호 등의 사용을 고려하게 됩니다. '한(寒)'이 관여하는 경우도 많아서, 그런 때에는 건강과 산초(촉초), 오수유를 포함하는 거한제(祛寒劑)를 합방합니다.

저의 개인적인 느낌으로는 두통보다 복통 쪽이 더 치료하기 쉬웠던 것 같습니다.

1) 냉(冷)증에 의한 복통

냉증에 의한 복통에는 계지가작약탕이나 대건중탕을 주로 활용합니다. 여기에 감맥대조탕을 합방할 수 있습니다. 신체 전반에 걸쳐 냉증이 있다면 당귀작약산과 당귀사역가오수유생강탕을 합방합니다. 당귀사역가오수유생강탕에는 오수유가 포함되어 있어 오심, 구토 증상을 치료합니다.

설사 증상이 함께 동반된다면 인삼탕이나 진무탕을 합방합니다. 인삼탕을 사용할 때는, 구갈(입마름)이나 배뇨량이 적지는 않은지 등의 탈수 유무를 확인합니다. 설사 증상이 더욱 심한 수양성 설사이면서, 배뇨량도 감소하고 신체의 냉증 정도도 심하다면 진무탕이 나올 차례입니다.

2) 냉증이 아닌 복통

냉증과 관여되지 않거나 관여도가 적다면 시호제를 주로 활용합니다. 시호계지탕은 소시호탕과 계지가작약탕을 합방한 것이기 때문에 이를 활용할 수도 있지만, 저는 사역산과 시호가용골모려탕을 함께 사용하는 경우가 많습니다. 환자의 상태를 고려하여 적절히 다른 처방을 합방합니다.

3) '위염'과 같은 통증

이른바 '위염'과 같은 통증에는 위산과다를 고려하여 오적산에 황련해독탕 소량을 합방합니다.

오적산은 많은 가지수의 본초 구성되어 있어서, 여러 처방을 합방한 것과 같이 위장약이 되기도 하고 감기약이 되기도 합니다. 오적산에 제산작용이 있는 황련과 치자를 첨가하는 의미로 황련해독탕을 소량을 합방시킵니다. 이 처방은 느긋하게 복용할 필요가 있습니다.

통증이 심하다면 사역산이나 시호계지탕을 합방하고 난치성 질환이라면 어혈을 고려하여 구어혈제를 합방합니다.

같은 위염 증상이라도 위의 냉증이 있으며, 공복 시에 통증이 생길 때는 안중산이 먼저 효과를 보일 수 있습니다.

안중산: 계지, 현호색, 모려, 소회향, 감초, 사인, 고량강

현호색, 사인, 소회향, 고량강으로 진통 작용을 목표로 하고, 모려는 제산 작용을 위해 구성되어 있습니다. 주로 위의 냉증에 의한 통증이나 가슴 부위의 속쓰린 증상에 사용합니다. 마찬가지로 냉증이 관여하는 월경통에도 효과적입니다.

다만 안중산은 약간이지만 따뜻하게 하는 작용이 있으므로, 염증소견이 있는 경우는 악화될 수도 있습니다(이런 경우에는 황련이나 치자가 사용되어야 합니다). 안중산을 사용할 때는 냉증이 키워드가 됩니다. 오오타위산(太田胃散)이라는 대중적으로 널리 사용되는 의약품은 안중산을 기본으로 만들어진 약입니다.

위산부족으로 인한 소화불량으로 식사량이 감소했다면 소화기의 기허증입니다. 그럴 때는 육군자탕이 좋습니다. 복부팽만이 있다면 지실이나 후박의 작용을 기대하며 복령음이나 반하후박탕을 합방하여 소화관운동을 개선합니다. 냉증과 무른변이 있다면 신체의 내부를 따뜻하게 하는 인삼탕을 합방합니다.

정신과 이외의 치료사례 : 월경통

제가 단골 주치의로 보는 40대 여성 환자. 월경곤란증 때문에 종합병원에서 노르에티스테론 에티닐에스트라디올(상품명 : 루나벨(LUNABELL))을 처방받았지만 통증이 완화되지 않아서 월경 시에는 움직일 수 없을 정도였습니다. 다른 좋은 방법이 없을까 하고 고민 중에 상담을 받고 한방치료를 받기로 했습니다.

냉증이 심하고, 잘 부으며, 월경주기가 긴 전형적인 한증(寒證)이며, 설진에서도 가장자리에 확연한 치흔설(齒痕舌)이 보입니다. 이런 경우는 당귀작약산이 적절한 처방일 것이라고 생각하여, 4포/day로 복용을 시작하였습니다. 그리고 아플 때는 배를 따뜻하게 해달라고 티칭했습니다.

두 번 정도 월경통 양상의 변화가 있었지만, 통증은 전혀 가벼워지지 않았습니다. 따뜻하게 해주는 것은 좋은 것 같다고 합니다. 당귀작약산을 2포/day로 줄이고, 대건중탕 6포/day를 추가했지만 이것으로도 호전되지 않았습니다. 그 외 여러가지 치료를 시도해 봤지만 뜻대로 되지 않았습니다.

어느 날, 환자가 월경통이 심하고 토할 것 같다고 이야기 했습니다. 여기서 다시 힌트를 얻어 오수유탕을 처방하기로 했습니다. 통증이 생길 때 2~3포를 한 번에 복용해달라고 티칭했는데, 얼마 후 기분 좋을 정도의 효과를 발휘했습니다.

'편두통에는 오수유탕'이라고 하는데 냉증와 오심·구토 증상이 중요합니다. 특히 내장의 냉증으로 찬 것을 먹으면 통증이 생기는 것이 포인트입니다. 오수유는 제토(制吐)작용, 내장을 따뜻하게 하는 작용, 이수작용, 소화관 움직임을 개선하는 작용을 합니다. 두통에 한정하지 않고 몸이 차게 되면 아프고 토하는 환자에게 처방합니다. 마찬가지로 이번에도 그러한 증례입니다.

❖ 요통 등의 근골격계 통증

요통에서 냉증이 관여하고 있는 경우라면 오적산을 많이 처방합니다(3포/day로는 효과가 약할 수 있습니다). 수체(水滯) 증상이 강하고 '영차~' 소리를 내면서 일어날 정도로 무거운 느낌의 요통이라면, 따뜻하게 하면서 이수(利水)시키기 위해 건강, 복령, 출로 구성된 **영강출 감탕**(苓薑朮甘湯)을 사용합니다. 복통이나 구토가 있다면, 오수유를 포함한 당귀사역가오수유생강탕이 좋을 것입니다. 이 처방들을 단독으로 사용해도 되고, 오적산에 합방해도 좋습니다. 어혈(瘀血)이 관여하고 있다면 구어혈제를 합방시킵니다.

요통이 만성화되어 걸을 수 없게 되거나 근육량이 감소한 환자, 노화로 인한 요통 환자에서는 혈허(血虛) 증상을 동반할 수 있습니다. 이러한 경우는 **십전대보탕**에 **소경활혈탕**이나 **대방풍탕**을 합방합니다.

요통 이외의 통증도 좀 더 살펴봅시다. 하나와 토시히코(花輪壽彦) 선생은 '여성, 냉증, 여러 번의 불필요한 수술(polysurgery)'을 받은 과거력이 있다면 어떤 통증이라도 우선 당귀사역가오수유생강탕을 사용했습니다. 심인성의 만성 동통에 대하여 여성이라면 당귀사역가오수유생강탕을, 남성이라면 계강조초황신부탕을 우선 고려한다고 이야기합니다.

계강조초황신부탕은 정신적인 요인으로 인한 신체통증(근골격계)에 효과적입니다.

▌ **계강조초황신부탕**: 계지, 생강, 대조, 감초, 마황, 세신, 부자

의사가 처방하는 엑스제제에는 이 처방이 없기 때문에 **계지탕**(계지가작약탕에서 작약의 양이 적은 처방)과 **마황부자세신탕**의 합방으로 대신 사용합니다. 신체 표면을 이수(利水) 시키면서 동시에 따뜻하게 하여 진통효과도 목표한다는 느낌일까요. 오오츠카 게이세츠(大塚敬節) 선생도 이 처방의 활용에 대해 '여러 가지 증상이 복잡하게 얽힌 질환에 잘 이용된다'고 말하였습니다.

추워질 때 통증이 증가하는 신체통증에는 계지가영출부탕 혹은 계지가출부탕을 활용하는 경우가 있습니다.

계지가(영)출부탕: 계지탕 + [(복령), 출, 부자]

계지탕에 이수작용과 신체를 따뜻하게 하는 작용을 더한 처방입니다. 냉증이나 날씨로 악화되는 신체통증에 사용하기 용이합니다. 복령이 더해진 계지가영출부탕은 크라시에 제약에서만 출고되고 있습니다.

냉증이나 수체(水滯) 증상이 나타나지 않지만 아프다고 할 때에는 향부자를 포함한 향소산 등의 이기제(理氣劑)를 사용해봅시다. 적절하게 보기(補氣)하면서 시호계지탕이나 대시호탕 등의 시호제나 통도산 등의 구어혈제를 천천히 사용해 나가는 방법도 좋겠습니다. 통증의 배경에 분노 감정이 있다고 한다면, 억간산이 효과적입니다. 분노의 신체화가 그 목표 대상이라고 할 수 있습니다.

요약하면 근골격계의 기체(氣滯)나 수체(水滯) 증상, 그리고 어혈에 의한 통증 등을 고려합니다. 아픈 곳이 바뀔 때는 기체 증상일 가능성이 높고, 동일한 부위가 찌르는 것처럼 아플 때는 어혈이 관계된 증상일 수 있습니다. 야간에 통증이 심해진다는 것도 어혈 증상과 비슷합니다.

50대 남자. 원래 허리가 아팠었는데 우울증이 발병해서 휴직까지 하게 되었습니다. 좀처럼 좋아지지 않아서 타병원에서 전원되어 왔습니다. 우울증 증상 자체는 거의 나타나지 않지만 요통은 계속되고 있으며, 일상생활을 하기는 어려워 보입니다. 복직하려고 하면 요통이 악화되어 움직일 수 없다고 말합니다. '이제 저런 직장에 돌아가고 싶지 않다'고도 하고 가족과도 협의한 결과, 퇴직하기로 하였습니다.

요통에 대해서는 따뜻한 욕탕에 들어가면 완화된다거나, 날씨가 나쁜 날에 악화된다는 것에서 오적산을 선택하였습니다. 6포/day로 시작했는데, 2주간 복용으로 약간 호전되었고, 4주 뒤에는 거의 신경쓰지 않고 움직일 수 있게 되었습니다.

이 환자의 경우는 심리적 부담으로 요통이 악화된 것을 쉽게 알 수 있습니다. 시호제를 사용할까도 생각해봤지만, 추위를 타고 수체(水滯) 증상이 명확했기 때문에 일단 오적산을 처방하기로 했습니다. 더 공격적으로 처방할 필요가 있다면 사역산을 추가할 수 있을 것이라 생각했습니다만, 오적산 만으로 해결되었습니다. 호전된 여러 요인이 있겠지만 일을 그만둔 것이 가장 좋았다고 생각합니다.

> 40대 여성. 시어머니와 같이 살게 되면서부터 요통이 생겨났고 혼자 거나 하면 초조해지고 허리도 아파진다고 합니다. 본래부터 추위를 타는 냉증으로, 통증은 몸을 따뜻하게 하면 조금 편해지는 정도입니다. 날씨에 따른 증상 변화는 없습니다. 분노의 신체화를 고려하여 억간산 4포/day에 계지가작약탕 2포/day를 함께 처방하였습니다. 일주일 후에 초조감이 가벼워지고, 2주 후에는 요통도 신경 쓰이지 않게 되었습니다.

시어머니에 대한 분노를 사무치도록 느꼈기 때문에 억간산을 선택했습니다. 효과를 강화하기 위해서 작약이 필요했기 때문에 계지가작약탕을 합했습니다. 냉증이 있어서 통증은 몸을 따뜻하게 하면 조금 완화된다는 정보가 있었기 때문에, 몸을 차게 할 수 있는 가미소요산은 사용하지 않았습니다. 올그락불그락 얼굴이 붉어지며 화를 내고 그다지 추위를 타지 않는다면 가미소요산이 적합했을지도 모릅니다. 또한, 당귀사역가오수유생강탕을 선택해도 호전되었을 가능성이 있습니다(이 정도는 추정할 뿐이며 직접 처방하지 않으면 모릅니다).

❖ 현훈, 어지럼증

어지럼증(dizziness)은 많은 환자가 걱정하는 증상이며 의사도 그 대처 방법을 고민합니다. 어지럼증에 대한 양약은 아데호스®(Adetphos®, ATP제재)나 메리스론®(Merislon®, 베타히스 틴메실산염)이 있으나, 효과가 있다는 사람은 그다지 많지 않은 것 같습니다. 한약도 마찬가 지어서 효과를 봤다는 사람도 있고 보지 못했다는 사람도 있습니다.

어지럼증의 주요증상으로는 내이의 내림프수종(endolymphatic hydrops) 등 '수체(水滯) 증상'을 나타내기 때문에 이수(利水)약을 중심으로 처방합니다. 추위로 악화되는 환자도 많 은데, 이러한 경우에는 거한제(祛寒劑)를 추가합니다. 증상에 스트레스가 관여한다면 시호 제를 고려합시다. 수체(水滯)와 기체(氣滯) 및 어혈(瘀血)은 병존하기 쉽기 때문에, 그것들이 함께 있는지 여부도 확실하게 문진하여 확인합니다.

용골과 모려에는 동요감을 개선시키는 작용이 있어서, '구름 위를 걷는 것 같다'고 표현하 는 환자에게 용골과 모려가 포함된 처방이 효과를 보이는 경우가 많습니다. '둥둥 떠다닌다' 는 환자의 호소 중에는 고혈압에 의한 경우도 있으므로 그 때는 황련해독탕이나 조등산을 사 용합니다.

1) 기립성 어지럼증

기립성 어지럼증에는 뭐니뭐니 해도 영계출감탕이 효과적입니다. '기허(氣虛) 증상을 강 하게 보충하고자 한다면 보기제(補氣劑)를 합방하거나, 대조, 용골, 모려를 포함하는 계지가 용골모려탕을 합방하는 경우도 있습니다. 냉증이 있다면 당귀사역가오수유생강탕 등을 고 려합니다.

2) 회전성 어지럼증

빙글빙글 도는 회전성 어지럼증에는 오령산이 효과를 보이는 경우가 많습니다. 영계출감 탕도 효과를 보일 수 있지만, 역시 기립성 어지럼증에 좀 더 효과적입니다. 반하백출천마탕 은 냉증이 있고 기허(氣虛)와 기체(氣滯)를 동반한 수체(水滯) 환자에게 처방합니다.

진통작용도 있기 때문에 어지럼증에 두통을 겸한 증상에도 좋습니다. 이수(利水)작용은 오령산 쪽이 우위라고 생각됩니다.

구토가 나올 만큼 강렬한 어지럼증은 오수유의 작용을 기대하며 오수유탕을 오령산과 함께 사용할 수 있습니다. 오수유탕 자체는 역시 어지럼증보다는 통증 쪽을 목표로 작용합니다.

3) 부동성 어지럼증

둥둥 떠다니는 것 같은 부동성(浮動性) 어지럼증 중에, 냉증이 강하게 나타나고 배뇨량이 적은 환자에서는 진무탕을 사용합니다. 용골과 모려도 좋은 선택지가 될 수 있습니다. 한증(寒證)이 나타나지 않고 신체가 건조한 증상도 없다면 시호가용골모려탕이 적합하고, 경우에 따라서는 진무탕과 계지가용골모려탕을 합방하여 복용하도록 하기도 합니다.

위와 같이 분류할 수 있지만, 명확하게 '이 증상에는 이 한약 처방!'이라고 할 수는 없습니다. 진무탕이 기립성 어지럼증에도 효과가 있을 수 있고, 오령산이 부동성 어지럼증에 효과가 있는 경우도 있습니다.

중요한 점은 주소증 이외의 증상까지도 면밀히 고려하여 한약처방을 선택하는 것입니다 (이것은 어지럼증에 한정하지 않고 항상 의식하고 있어야 합니다). 어느 장부로 기(氣), 혈(血), 수(水)의 이상이 있는지, 한증(寒證)이나 열증(熱證) 중 어느 쪽인지, 음허(陰虛)나 양허(陽虛) 증상은 있는지 등을 판단해 나갑니다. 대표적인 한약처방만을 일대일로 대응시키다 보면 개선률이 오르지 않는 때가 있으므로 그런 때에는 일단 주소증에서 잠시 눈을 떼고 다른 증상도 함께 보는 기분으로 처방을 하는 것이 좋겠습니다.

30대 여성. 비가 내리기 전날부터 강렬하게 빙글빙글 도는 어지럼증이 와서 토해버리는 경우도 있고, 밖에도 나가지 못하고 괴롭다고 합니다. 월경으로 어지럼증의 강도가 변하지 않는다고는 하지만 월경통이 심하다고 말합니다. 입마름(口渴)은 있습니다만, 배뇨량은 남들과 비슷합니다. 냉증은 조금 있을까 하는 정도이며, 추위로 어지럼증이 악화되거나 하지는 않습니다.

설진에서 혀는 약간 통통한 느낌이며 손은 별로 차갑지 않지만 손톱이 깨져 있는 것이 눈에 띕니다.

오령산 2포/day와 당귀작약산 4포/day를 함께 처방하였습니다. 일주일 후 어지럼증은 약간 회복되었다고 합니다. 그대로 계속 유지한 결과, 4주 후에는 '이제는 어지럼증보다 월경통이 더 불편하다'고 호소해서 당귀작약산을 궁귀조혈음으로 변경하여 오령산 2포/day, 궁귀조혈음 4포/day로 처방했습니다. 그랬더니 4주 후에는 어지럼증도 월경통도 호전되어 상당히 편해졌습니다.

이 환자는 수체(水滯)와 혈허(血虛)가 주원인으로 생각되어 오령산과 당귀작약산을 선택했습니다. 이때는 어혈(瘀血)에 중점을 두고 있지 않습니다. 당귀작약산에도 이수작용이 있기는 하지만, 조금 더 강하게 이수시키고자 하여 오령산을 추가했습니다. 그래서인지 어지럼증이 먼저 호전된 반면, 월경통은 초반에 개선되지 않았는데, 폭넓게 어혈을 고려한 궁귀조혈음으로 처방을 변경하였습니다. 이것이 잘 맞아 떨어진 것 같습니다. 당귀작약산 합 계지복령환으로 처방했어도 호전되었을지도 모르겠습니다.

40대 여성. 둥둥 떠다니는 느낌이 있어서 에스컬레이터를 타기도 무섭다고 이야기합니다. '구름 위를 걷는 것 같습니까?'라고 물으면 그렇다고 대답합니다. 날씨에 따른 변화는 없고 월경도 문제없다고 하고 추위를 타는 냉증은 조금 정도이며, 식욕은 다소 떨어진 상태입니다. 입마름(口渴)은 없고, 배뇨량도 보통입니다.

진찰 중에 밖에서 조금 큰 소리가 울렸더니 '흠칫!'하고 놀란 모양을 보이며, '조그마한 소리에도 놀라는 일이 있습니까?'라고 물었더니 그렇다고 합니다. 계지가용골모려탕 4포/day로 처방하였습니다. 2주 후 증상이 조금 가벼워졌다고 하고, 6주 뒤에는 에스컬레이터 타는 것도 괜찮아졌다고 합니다.

이 환자는 수체(水滯) 증상이 인상이 그다지 없었습니다. '작은 소리에도 놀란다'는 것은 용골이나 모려를 사용하는 단서가 됩니다. 냉증이 있고 식욕이 약간 떨어져 있었기 때문에 시호가용골모려탕 대신 계지가용골모려탕을 선택했습니다. 만약 지금 처방으로 호전이 잘 되지 않으면 일단 수체(水滯)의 존재를 가정하여 오적산 등의 이수약으로 시도해 볼 생각이었습니다.

이 외의 환자에서 반하백출천마탕 1포/day와 오적산 5포/day의 미묘한 조합으로 어지럼증이 호전된 증례가 있습니다. 또한 보중익기탕과 당귀작약산을 함께 복용하여 권태감과 회전성 어지럼증이 경감된 환자 증례도 있습니다. 당귀작약산은 보혈작용과 이수작용이 뛰어나지만 보기작용은 다소 부족합니다. 그 역할은 보중익기탕이 맡도록 했습니다.

❖ 신체화 증상에 대한 서양의학적 치료

신체화로 인한 통증에 대해 진통제나 진경제, 가슴 두근거림(동계)에 대한 β차단제 등의 대증요법적인 약물은 과하게 남용하지 않는다면 나쁘지는 않다고 생각합니다. 과다사용으로 인한 부작용의 일례로, 두통에 대해 NSAIDs만 사용하다 보면 오히려 NSAIDs가 두통의 원인이 될 수 있습니다.

그리고 여기에서도 벤조디아제핀 계열 약물은 쓰지 않도록 합시다. 신체화 증상은 만성화되기 쉬우며, 벤조디아제핀의 장기투여는 바람직하지 않습니다.

최근에는 통증에 프레가발린(pregabalin, 상품명: 리리카®)을 많이 사용합니다. 복용했을 경우의 이점과 위험성에 대해서는 앞서 말했습니다[197페이지].

SSRI 등의 항우울제도 치료에 사용되지만 부작용에는 충분한 주의를 요합니다. 건강염려적인 환자나 신체화 환자에게 처방할 때는, 특히 부작용에 대한 설명을 잊어서는 안 됩니다. 덧붙여서 오심 증상이 있다면 항우울제 중에서도 미르타자핀(레메론®)이 제토(制吐)작용을 가지므로 유용할 것입니다.

❖ 신체화 증상에 대한 정신요법

불안증상에 대한 정신요법에서와 마찬가지로 저는 ACT (acceptance commitment therapy)를 기반으로 한 정신요법을 활용해서 환자의 일상생활 속에서 '여유'를 가질 수 있도록 돕고 있습니다.

환자와의 관계에서 특히나 중요한 것은 신체진찰을 해야 한다는 것입니다. '신체화 증상을 가진 환자니까, 신체 진찰은 불필요해'라는 생각은 의사에게는 합리적으로 들릴 수도 있지만, 환자의 입장에서 보면 '의사에게 진찰을 받지 않았다/의사가 마주하지도 않았다'고 받아들일 수 있습니다. 매번 주의 깊고 신중하게 진찰 하는 것은 '환자의 증상에 대해 성실히 마주하고 있다'는 사인을 보내는 일이 되기도 합니다.

'치료 및 처치(手当て)'라는 단어에서도 알 수 있듯이 틀림없이 신체진찰이라는 행위로서 환자의 몸에 '손을 댄다, 터치한다'는 것은 치료로 연결되는 과정입니다.

환자들이 스스로 운동이나 재활하는 것도 매우 중요합니다. 특히 어지럼증과 두통에 대해서는 환자를 위한 체조나 양생법이 소개되어 있습니다. 아라이 모토히로(新井基洋) 선생의 「어지럼증은 누워 있어서는 낫지 않는다」, 「어지럼증 재활실천바이블」, 진노우치 다카유미(陣内敬) 선생의 「두통약 끊고 두통 치료하자!」는 참으로 도움이 될 수 있는 책입니다.

요통에 대해서도 일본 개그맨 트리오인 타조클럽(ダチョウ俱楽部)의 히고 카츠히로(肥後克広)씨가 쓴 '요통 포기하지 말아요!'라는 책의 체험담을 읽어보는 것을 추천합니다. '의사에게 약으로 치료 받는다'라는 수동적인 자세에서 탈피해 통증에 스스로 대처해보려는 주체성 획득은 신체화 증상 호전으로 이어질 수 있다고 생각됩니다.

4-5 치매 〈기억에서 사라져가는 "세계"〉

치매 환자는 모르는 것이 점점 늘어나고 무엇인가 바뀐 것 같이 느껴지는 세계에 대한 불안감으로 가득 차 있습니다. 환자 스스로도 막연하게나마 건망증을 인식하고 '향후 어떻게 되는 것일까'하는 의문과, 현재와 미래가 늘 불안하며 과거의 기억도 언제 흐트러져갈지 모른다는 공포에 빠지게 됩니다.

상실과 불안으로 위협을 받는 나날들은 치매의 행동심리증상(behavioral and psychological symptoms in dementia)을 낳습니다. 기억에 존재하는 '내 소유의 것'에 대해 침입해오는 사람에게 적대심을 갖는다거나, 아는 무엇인가를 찾으러 집 밖으로 나가버리는 일도 있습니다.

치매라고 하면 온전히 '기질적인 질환'이라는 인상을 받기도 하지만, 치매증상에 대한 심리적인 배경도 반드시 존재합니다. 특히 BPSD는 그러한 경향을 강하게 띄는 증상이며, 심리적인 배경을 고려하는 것이 증상 개선의 계기가 될 가능성을 포함하고 있습니다.

❖ 치매 증상에 대한 정신요법적 접근법

치매 증상에 대해서 '노망이 나면 아무것도 판단이나 이해할 수 없게 된다'는 오해가 있습니다. 그래서 유감스럽게도 환자에게 심한 말을 퍼붓고 배변 간호도 제대로 하지 않거나, 학대일지도 모르는 취급을 당하는 경우도 있다고 생각합니다.

하지만 '아무것도 판단하거나 이해하지 못한다'는 것은 결코 사실이 아닙니다. 또렷하게 구체적으로 '언제 누구와 무엇을 했는가' 하는 인식은 흐트러져 가는 경우가 많지만, 감정적인 부분은 확실히 남아 있습니다. 딸과 여행간 것을 잊어도 마음 수준에서 무엇인가가 남습니다. 사람과 사람 사이에 감도는 공기나 분위기, '사이 또는 관계(あいだ)'라고 표현하는데, 그것은 치매를 앓고 있는 그들 안에서도 유지되고 있습니다.

233

그것을 이해하면서, 치매 환자와 교류해나가는 것이 중요합니다.

BPSD는 단순한 문제행동이 아니라 환자 입장에서는 어쩔 수 없는 대처행동이라는 시점으로 바라보는 것이 대단히 중요합니다. 환자가 어떻게 살아왔는지, 그리고 지금 어떻게 살고 있는지, 그것들 모두를 포함하는 그 사람 고유의 대처행동이라는 것입니다.

현실적인 그들의 능력과 '이렇게 살고 싶다'고 하는 이상 사이에는 큰 격차가 있을 것입니다. 그 간극을 메우기 위해 몸부림치는 행위가 생겨납니다. 안타깝게도 그러한 몸부림은 실질적인 대처행동이 되지 못하고 주위로부터 '문제행동'으로 인식됩니다.

치매 환자를 간호하는 가족들은 피폐해져 갑니다. BPSD를 대처행동으로 이해한다고 해도, 가족들의 마음이 가벼워지는 것은 아닙니다. 그렇지만 아주 조금이라도 '그런 사정이 있을 수 있겠구나'라고 생각하게 된다면, 환자를 보는 시선이 조금은 변화할 수 있겠습니다. 그것이 어쩌면 환자를 둘러싼 '사이 또는 관계'를 부드럽게 해줄지도 모릅니다.

의사를 포함한 의료종사자는 이러한 것을 치매 환자를 대하는 '기술'로써 몸에 익힐 필요가 있습니다. BPSD를 필요 이상의 약물로 억제하는 것은 그들의 몸부림을 억누르고, 살 의욕마저도 꺾어버릴지 모릅니다(약물 자체를 부정하는 것은 아닙니다만, 약물을 대량으로 지속적으로 사용하는 것이 능사가 아니라는 것을 말하고 싶습니다).

환자들이 살아온 길이나 현재 상황을 파악해서, 지금 하는 행동의 동기를 생각하고 그렇게 환자를 바라보는 것이 의료인에게 요구됩니다. 이상이 심리적인 배경을 고려한 접근법입니다. 이 길의 선구자였던 고(故) 오자와 이사오(小澤勳) 선생의 말씀을 소개합니다.

치매 노인이 보고 있는 세상은 어떤 것일까? 그들은 무엇을 보고 어떤 생각을 하며 어떻게 느끼고 있을까. 그리고 그들은 어떠한 불편함을 가지고 살고 있는 것일까 ('치매 노인 입장에서 본 세계'로부터)

그런 것을 처음부터 마지막까지 생각했던 오자와(小澤) 선생이 쓴 「치매로 산다는 것」이나 「치매 케어 이야기」, 치매 당사자를 위한 「치매라고 진단된 당신에게」라는 책을 꼭 한 번 읽어봅시다.

최근의 책이라면 아사다 타카시(朝田隆) 선생이 편찬한 「이렇게 극복해내는 치매 케어」는 환자 가족의 고심스러운 점 등도 함께 실려 현장 감각이 풍부해서, 치매환자를 둘러싼 상황을 이해하기 쉽습니다.

치매에 한정하지 않더라도 의사의 메세지는 환자나 가족에게 잘 전달되어야 합니다. 그래서 의사를 위한 책 뿐만이 아니라, 환자나 가족을 위한 책도 읽고 '환자나 가족은 어떠한 점에서 고민을 하고 있는지', '어떻게 전달하는 것이 좋은지'를 알아두어야 합니다.

✣ 치매의 분류

현재 치매의 약 50%가 알츠하이머형(Alzheimer's disease, AD), 20% 정도가 루이소체형 (dementia with Lewy body, DLB), 마찬가지로 20% 정도가 뇌혈관성(vascular dementia; VaD), 나머지 10%는 다른 치매(전두측두치매(frontotemporal dementia, FTD) 등)가 차지한다고 알려져 있습니다.

다만 전두측두엽변성증 중 하나인 전두측두치매는 20대에서도 발병할 수 있는데 그 시점에서는 조현병이나 양극성 장애, 경계성 인격장애 등으로 오진되는 경우도 많습니다.

치매는 다른 정신질환과 마찬가지로 애매한 증상과 개념으로 구성된 여러 질환의 군집입니다. 이러한 치매를 확실히 진단하기 위해서는 뇌를 직접 보고 조사하는 병리학적 확정 진단이 필요하기 때문에, 생전에 진단이 어려운 경우도 많고, 또한 다른 유형끼리 유사성도 보일 수 있어 현실적으로 확실히 진단하는데 상당히 제한적일 수 밖에 없습니다.

그 중에서도 특히 감별진단해서 골라내야 하는 유형은 루이소체 치매와 전두측두치매 두 가지로 생각됩니다. 왜냐하면 전자는 약제 과민성이라는 큰 문제를 안고 있다는 점, 그리고 후자는 콜린에스테라아제 저해제가 거의 듣지 않는다는 특징이 있기 때문입니다. 이 두 질환을 배제하고 난 후에 비로소 '알츠하이머형 치매일까?'라고 생각해봅시다.

❖ 루이소체치매

루이소체치매(dementia with Lewy body)의 대표적인 증상으로 인지기능의 변화, 환시, 파킨슨증후군(parkinsonism)이 주로 나타날 수 있습니다. 인지기능의 변화는 하루 중 일부에서 나타나는 경우도 있고 수 일 단위로 나타나는 경우도 있습니다. 환시는 생생한 것이 특징입니다. 파킨슨증후군은 명확한 진전 증상(tremor)보다는 근육 경직(rigidity)이나 서동(bradykinesia)이 많다고 여겨집니다. 다른 증상으로 우울증의 선행, 자율신경증상, 렘수면 행동장애, 약제 과민성 등이 있습니다.

검사에서 CT/MRI로 전두엽이 위축되어 있는데 그것이 진행되면 증상이 전두측두치매와 유사하게 되기도 합니다.

루이소체 치매는 실은 알츠하이머 치매와 동일한 연속선 상에 존재하는 것 같이 아밀로이드 침착을 수반하는 경우도 많아서, 진행되면 알츠하이머 치매와 같은 증상을 나타내는 일이 있습니다. 반대로, 알츠하이머 치매 환자가 루이소체 치매가 되어 오는 경우도 있습니다.

뇌관류 단일광자 단층촬영(SPECT)에서는 후두엽의 혈류저하를 확인할 수 있습니다만, 모든 증례에서 나타나지는 않습니다(민감도 70%, 특이도 85% 정도로 의외로 낮습니다). 다른 대표적인 검사로는 자율신경장애에 주목한 MIBG 심근 섬광조영술(myocardial MIBG scintigraphy)에서 흡수저하를 보입니다(민감도, 특이도 모두 90% 정도).

치료에서 주의해야 할 것은 역시 약제 과민성입니다. 적은 양으로도 생각하지 못했던 부작용이 나올 수 있습니다. 항정신병약물이나 항우울제도 마찬가지입니다. 감기약으로도 이상하게 졸립게 되는 등 어떤 약물에 대해서도 과민하게 반응이 나타나는 환자분들이 많습니다. 따라서 위에 예를 든 것과 같은 증상이 있다면, 일단 루이소체 치매를 염두에두고 약물은 매우 적은 양부터 사용하는 배려를 해두어야합니다. 개인적으로 이러한 프로세스를 빠뜨린 적은 없습니다(물론 정확한 검사는 필요합니다).

치료약으로는 콜린에스테라아제 저해제 중 리바스티그민(엑셀론®)이 가장 효과를 나타냅니다. 환시에 대해서는 메만틴(에빅사®)이나 라모트리진(라믹탈®)이 효과를 나타내는 경우가 있으며, 라멜테온(로제렘®)도 환시가 개선된 보고 증례가 있습니다.[1] 또한 루이소체 치매의 우울증상에 대해서는 프라미펙솔(미라펙스®)이 유효할 수 있다고 합니다.[2]

❖ 전두측두치매

전두측두치매(frontotemporal dementia, FTD)는 전두엽이 일찍부터 손상을 받기 때문에 인지기능의 장애보다 인격변화나 행동변화가 먼저 나타납니다. 질환의 특성상 Going my way behavior라고도 일컬어지는데, 제 멋대로 하는 행동이나 반사회적 행동(절도행위나 거친 운전) 등을 볼 수 있습니다. 또한 의사를 마주 할 때 진찰실에서 팔꿈치를 괴고 있다거나 다리를 꼬고 있다거나 오만한 태도를 취하고 있는 경우가 종종 있습니다. 그 외에 단 것을 좋아하게 되는 등 식성의 변화도 볼 수 있습니다.

그 외에 상동행동(stereotyped behavior)라고 하여 일정기간 같은 행위를 몇 번이나 반복하는 행동을 합니다. 같은 산책 코스를 몇 번이나 돌고, 문을 몇 번이고 반복하여 여닫으며, 시간을 몇 번이나 확인하고, 같은 말을 계속 반복하는 등의 행동을 볼 수 있습니다. 다만 그러한 행동은 전두측두치매 뿐만 아니라 알츠하이머형 치매에서도 볼 수 있습니다.

전두측두치매는 전두측두엽변성증(frontotemporal lobar degeneration, FTLD) 가운데 하나로, 또 다른 임상유형으로는 의미치매와 진행성 비유창성 실어증 두 가지가 있습니다.

의미치매(semantic dementia)는 측두엽이 주로 침범당하는 치매로 의미 기억(semantic memory)에 장애가 옵니다. '주(主)사용 손이 어느 쪽입니까?'라고 물으면 '엉? 주사용 손이 뭔가요?'라든가, 일상생활에서 '냉장고가 무엇이죠?'하는 상태가 되어 버립니다. 이런 상태이므로 HDS-R 점수도 매우 나빠서 한자리 점수도 드물지 않습니다. 읽기에서 히라가나나 가타가나는 괜찮지만, 한자 읽기는 굉장히 취약해집니다. 영상검사에서 비대칭성 측두엽 위축을

---

1 Kasanuki K, et al. Effectiveness of ramelteon for treatment of visual hallucinations in dementia with Lewy bodies: a report of 4 cases. J Clin Psychophamacol 2013; 33(4): 581-3

2 Seppi K, et al. The Movement Disorder Society Evidence-Based Medicine Review Update: Treatments for the non-motor symptoms of Parkinson's disease. Mov Disord 2011; 26 Suppl 3: S42-80

볼 수 있습니다.

진행성 비유창성 실어증(progressive non fluent aphasia)은 좌측 우위로 실비우스열 주위 피질을 침범당합니다. 증상의 주요 요점은 '말을 잘 할 수 없다'는 점입니다. 즉, 말을 유창하게 할 수 없게 됩니다. 열심히 이야기하려고 해봐도 긴 문장을 말 할 수 없고 띄엄띄엄 말이 끊어지는 것이 특징입니다.

전두측두치매의 치료는 다른 질환보다 어렵다고 생각합니다. 정신병원에서 소개를 받고 오시는 환자분들을 진료하고 있기 때문에 더욱 그렇게 느껴지는 것일지 모르겠습니다만…. 콜린에스테라아제 저해제가 듣지 않는 경우가 많고, 오히려 증상이 악화되는 경우도 있습니다. 다른 경로로 작용하는 메만틴(에빅사®)도 유감스럽지만 마찬가지입니다.

치매의 흥분 증상에는 항간질약(항뇌전증약, antiepileptic)인 발프로산(데파킨 크로노®, 세레니카®)이나 카바마제핀(테그레톨®), 토피라메이트(토파맥스®) 등이 사용되는데, 전두측두치매에서는 이 약물들의 효과도 부족하다고 생각됩니다. 항정신병약물도 마찬가지로 충분하지 않습니다.

일부에서 항우울제인 SSRI가 탈억제 증상에 효과가 인정된다는 보고가 있지만, 흥분 증상이 강한 환자에게 SSRI를 사용하는 것에 개인적으로는 위화감이 듭니다. 다만 치료를 위한 선택지가 적기 때문에 시도해 볼 만한 가치는 있다고 합니다.

현실적인 치료는 항간질약과 항정신병약을 소량 사용해서 증상에 그럭저럭 대처하는 정도겠습니다(경우에 따라서는 SSRI도 사용).

❖ 치매의 감별진단

1) 우울증

치매와 감별해야 하는 주요 질환은 우울증인데, 최근에는 우울증에 대한 증상과 범위를 좀처럼 분명하게 말할 수 없게 되었습니다. 왜냐하면 우울증으로 진단받고 시간이 지나면서 치매, 특히 루이소체 치매로 이행될 수 있기 때문입니다(전구 증상으로 우울증상을 보입니다).

이따금 HDS-R 등의 인지기능검사를 실시하고 환시와 파킨슨증후군의 유무 등을 검사하여 치매는 아닌지 반드시 확인합시다. 그러나 실제 우울증이 나아지지 않는 경우에 '이것은 치매잖아'라고 스스로에게 면죄부를 주는 식으로 안이하게 생각해서는 안됩니다.

2) 뇌전증

감별진단 시 잊으면 안되는 질환이 '뇌전증(간질)'인데, 최근 60세 이상에서 뇌전증이 처음 발병하는 경우가 매우 증가하고 있습니다.

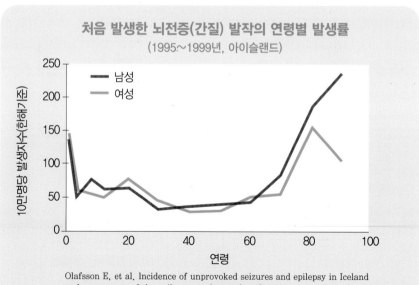

처음 발생한 뇌전증(간질) 발작의 연령별 발생률
(1995~1999년, 아이슬랜드)

Olafsson E, et al. Incidence of unprovoked seizures and epilepsy in Iceland and assessment of the epilepsy syndrome classification: a prospective study. Lancet Neurol 2005 Oct; 4(10): 627-34

특히 측두엽간질(temporal lobe epilepsy)은 치매로 오인될 수 있으므로 주의를 요합니다. 측두엽간질발작의 많은 경우에 동작을 멈추고 꼼짝 않는 채로 가만히 한 점을 응시합니다. 그리고 나서 입을 우물우물 하고 입맛을 다시거나 손으로 만지작거리거나 하는 등의 자동증이 나옵니다.

환자는 이러한 발작 내용을 전혀 기억하지 못하거나, 혹은 단편적으로 밖에 기억하지 못합니다. 환자는 이것을 자각적으로 '기억이 나빠졌다'고 표현하게 되고, 가족들도 '멍하니 있다', '말을 걸어도 구름 위에 떠있는 것처럼 주의집중을 하지 못한다'고 하며 지각이 둔해지고 노망이 난 상태로 인식됩니다.

따라서 치매와 감별진단해야 할 질환으로 간질을 항상 염두에 두고 적극적으로 문진을 해야 하고 역시나 뇌파, 특히 수면뇌파는 필수적으로 확인해야 합니다. 다만 치매와 뇌전증은 병존하기 쉬워서 '이것은 뇌전증이고 치매는 아닙니다!'라고는 단언할 수 없는 실정입니다. 그렇기 때문에 '치매인가?'하고 생각이 든다면 treatable dementia를 감별진단하여 배제하는 것은 물론이고 우울증이나 뇌전증에 대해서도 생각해봅니다.

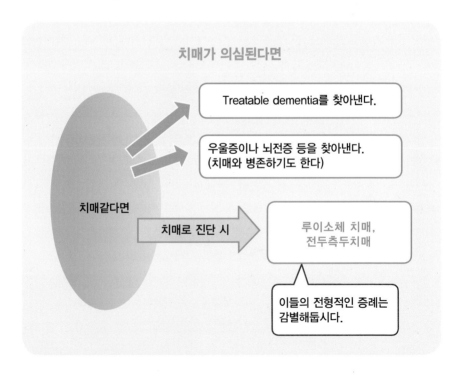

그리고 다음으로 최소한 루이소체 치매와 전두측두치매의 전형적인 증례는 확실히 진단할 수 있어야 합니다.

그리고나서도 무엇인지 모르겠다면, 루이소체 치매라고 간주하고(어디까지나 잠정적으로) 약은 소량부터 시작합시다. 'Do no harm'은 의사의 기본적인 신조이므로 해를 줄 수 있는 약물의 용량을 소량에서 시작하는 것이 무엇보다도 중요합니다.

❖ MCI에 대해서

알츠하이머 치매의 전구상태로서 MCI (mild cognitive impairment)라는 증상 개념이 있습니다. 최근 들어 그 범위가 확장되면서 과잉진단이 내려질 우려도 있는 어려운 부분입니다.

MCI는 원래 '경도의 기억장애는 있지만 일상생활이나 사회생활에 지장을 주지 않는다'는 것을 나타내고 있었지만, 기억 이외의 인지기능(시공간인지나 수행기능 등)도 포함하게 되어, 아형(subtype)이 몇 가지 생겼습니다. 이로 인해 복잡해지고 개념이 점점 확대되어서, 정확한 조기 진단과 치료가 어려워졌다고도 말합니다.

그런 이유로 MCI에 대한 콜린에스테라아제 저해제나 메만틴에 의한 치료는 인지기능 개선의 증거(evidence)가 될 수 없습니다.[1] 증상으로 유추하여 증후군 색채가 강한 MCI가 아닌, 순수한 알츠하이머형의 전구상태로서의 MCI 상태를 골라 낼 수 있다면 결과는 다를지도 모릅니다.

현 시점에서는 MCI라고 진단된다고 해서 당장 치료를 시작하는 것이 아니라, MCI는 주의를 요하는 사인 같은 것으로 여기고, 추후 생활상태를 확실하게 추적관찰하는 것이 중요하다고 생각됩니다. 그리고 역시나 인지기능이 떨어지는 것 같다고 한다면, 치료적인 개입이 필요할 것 같습니다.

---

1 Tricco AC, et al. Efficacy and safety of cognitive enhancers for patients with mild cognitive impairment: a systematic review and meta-analysis. CMAJ 2013; 185(16): 1393-401

진단이 애매하거나 무엇인지 모를 때는 무리하게 결정짓지 말고, 진단을 유보하는 용기를 가져야 할 것입니다. 환자와 가족에게는 '현재 증상으로는 정확한 진단은 어렵고, 현 단계에서 어느 쪽으로 향할지는 모릅니다. 적당히 치료하지 않기 위해서라도, 시간 경과에 따라서 확실히 경과관찰 하도록 합시다'라고 환자와 가족에게 전해둡시다.

✥ 치매에서의 관찰 항목

치매인지 아닌지를 관찰할 때 보는 항목을 예로 들어보겠습니다. MMSE나 HDS-R은 환자에게 문진을 하는 방식인데, 환자 상태를 관찰하고 치매가 의심되는 증상 리스트도 만들어져 있습니다.

치매 초기 징후 관찰항목(OLD)

며칠 인지 날짜를 모른다.	
조금 전의 일을 잊는 경우가 종종 있다.	기억, 건망증
최근 들은 이야기를 반복할 수가 없다.	
같은 단어를 말하는 경우가 종종 있다.	어휘, 대화 내용의 반복
언제나 같은 이야기를 반복한다.	
특정 단어나 어휘가 생각나지 않는 경우가 종종 있다.	
이야기의 맥락을 금방 놓친다.	대화의 구성능력과 문맥 이해 등
질문을 이해하지 못한 것을 대답으로부터 알 수 있다.	
대화를 이해하는 것이 매우 어렵다.	
시간관념이 없다.	
이야기의 앞뒤를 억지로 짜맞추려한다.	지남력장애 작화증, 의존 등
가족에 의존하는 모습이 보인다(본인에게 질문하면 가족을 향하는 행동 등).	

Hopman-Rock M, et al. Development and validation of the Observation List for early signs of Dementia(OLD). *Int J Geriatric psychiatry* 2001; 16(4): 406-14

이 리스트는 OLD (Observation List for early signs of Dementia)라고 불리고, 주로 알츠하이머형 치매를 선별하기 위해서 만들어졌습니다. '이야기의 앞뒤를 억지로 짜맞추려고 한다'든지 '본인에게 질문하면 가족 쪽을 향하는 의존적인 모습' 등 실제로 알츠하이머같은 행동이 나오게 됩니다. 이러한 관찰 항목은 환자 가족에게도 '이런 항목을 주의해서 봐주세요'라고 구체적인 행동 예시를 나타내면서 전달할 수 있습니다.

12개 항목 중 4개 이상 해당되는 경우 치매를 의심할 수 있습니다. 이러한 체크리스트로서의 기능 이외에도 치료자에게는 '이러이러한 것들이 앞으로 관찰 포인트구나'라고 가르쳐줍니다.

참고로 루이소체 치매라면 이 리스트 이외에도 앞서 말한 루이소체 치매의 특징을 알아둘 필요가 있습니다.

치매는 환자가 인생에서 만들어 온 섬세함과 우아함이라고 하는 천이 조금씩 풀려가는 증상입니다. 게다가, 그런 상태가 무엇을 한다고 해도 점점 진행되어 버리고 맙니다.

멋쟁이여서 항상 다채롭게 옷을 입었던 사람이 완전히 같은 느낌의 옷만 입는 날이 많아진다거나, 색의 조합이 어딘지 모르게 맞지 않는다거나 합니다. 아침 연속극을 항상 즐겁게 보고 화제로 삼았었는데, 단기기억 장애로 내용을 기억하지 못하고, 그런 상황들이 당황스러워서 보지 않게 되는 경우가 많습니다. 요리도 여러 가지 조미료를 활용하고 맛있었는데, 이제는 어딘지 모르게 불쾌하고 이상한 맛이 되어 가는 등의 일도 생깁니다.

섬세함과 우아함이 조금씩 침식되어 가는 것은 슬픈 일이고, 당사자도 그것을 막연하게 알아채고 불안해하고 있을 것입니다. 치매는 가혹한 병이고, 그렇기 때문에 풍요로운 인간관계가 필요하다고 생각합니다.

❖ 치매의 한방치료

치매로 인한 기능저하를 멈추게 해주는 마법과 같은 한약은 안타깝게도 존재하지 않습니다. 다만 인지저하의 내리막을 조금 완만하게 해줄 가능성은 가지고 있다고 생각합니다. MCI 수준의 환자에게 활용해 보는 것도 좋을 것이고, 또 치매환자가 기력이 없을 때나 BPSD 증상이 확연한 경우에 적용하는 것도 하나의 방법입니다. 치매 치료는 총력전으로 치루어야하기 때문에 무기는 다양하게 준비해 두는 것이 좋습니다.

1) 인지기능 저하에 대한 한약

노화로 인한 인지기능 저하 자체는, 기허(氣虛)도 있겠지만, 뇌의 위축이라는 물리적인 면에서 혈허(血虛)에 초점을 맞추는 것이 중요합니다. 또한 만성염증이 치매에 관여하고 있는 것으로 생각되고 있으며, 이에 따른 조직세포의 리모델링을 고려해서 어혈(瘀血)도 중요한 치료목표가 될 수 있습니다. 본초 수준의 실험에서 원지나 목향, 천마가 인지기능 개선효과를 가지고 있다고 알려져 왔기 때문에 이들을 고려합니다.

그렇다고 한다면, 활용되는 한약으로 당귀작약산, 귀비탕이나 가미귀비탕, 인삼양영탕, 반하백출천마탕 등을 꼽을 수 있습니다. 반하백출천마탕 이외의 처방에는 보혈약인 당귀가 포함되어 있으며 이것이 인지기능을 개선한다고 알려져 있고, 인삼양영탕에는 원지, 귀비탕과 가미귀비탕에는 원지와 목향이 포함되어 있습니다.

물론 다른 증상도 함께 고려하여, 수체(水滯)나 기허(氣虛) 등의 강도에 따라 처방을 선택합니다. 음양양허(陰陽兩虛)가 있다면 팔미지황환도 효과를 나타냅니다. 저는 기본처방으로 당귀작약산 혹은 당귀작약산과 귀비탕을 합방한 것을 자주 사용합니다. 현기증이나 부종이 있다면, 반하백출천마탕은 좋은 선택지가 됩니다.

구어혈(驅瘀血) 작용을 강하게 하고자 할때, 한증(寒證)이라면 당귀작약산과 계지복령환을 합방한다거나 궁귀조혈음(芎歸調血飲)을 처방하기도 하고, 열증(熱證)이라면 통도산(通道散)을 선택 할 수 있습니다. 다만, 고령의 환자에게 통도산을 계속 사용하면 체력이 약해질 수 있기 때문에, 보중익기탕으로 보기(補氣)해가면서 전체적인 처방 운용을 하는 경우도 있습니다. 혈관성 치매의 요인인 고혈압도 존재한다면 뇌혈관 확장작용이 있는 조구등(釣鉤

藤)이 포함된 처방인 조등산(釣藤散)을 합방하는 경우도 많이 있습니다.

또, 오타구로 요시로(大田黑義郎) 선생에 의하면, 을자탕(乙字湯)은 변비 경향의 경도치매환자에게 효과가 있다고 합니다. 대변이 시원하게 나오지 않고 증상이 불안정하다면 한 번 시도해 볼 것을 권하고 있습니다. 을자탕에 대해 소개하겠습니다.

▌ 을자탕(乙字湯): 시호, 승마, 당귀, 황금, 대황, 감초

항문부위나 외음부의 위화감, 소양감에 매우 잘 듣는 처방으로 알려져 있습니다. 이러한 증상에 정신증상이 추가되어 있는 경우에도, 좋은 선택지가 됩니다. 엉덩이 주변에 발생하는 영문을 모르는 증상에 사용하는 것이 포인트인데 그것이 환자의 주호소 증상이 아니어도 '좀 정신이 흐려지는게 치매온 것이 아닌가?'라고 묻는 환자에게 사용해 볼 수 있겠습니다.

2) 치매 환자의 BPSD 증상에 대한 한약

치매 환자의 BPSD 증상에 대해서도 한약은 유효한 경우가 있습니다. 항정신병약은 치매 환자의 사망률을 높일 가능성이 있기 때문에 반드시 사용해야 되는 상황이 아니라면 사용하지 않는 것이 좋습니다. 하지만 현실에서는 사용하지 않을 수 없는 상황도 자주 있습니다.

환자의 난폭한 행동 때문에 간호하는 사람이 곤혹스러워 질 때는 여러분이 잘 알고 있는 처방인 억간산(抑肝散) 또는 억간산가진피반하(抑肝散加陳皮半夏)를 사용합니다.

단, 행동이 거칠어졌을 때에 얼굴이 새빨갛게 되는 환자에게는 억간산이 맞지 않을 때가 있습니다(뇌혈관을 확장시켜 혈류를 증가시키므로). 그럴 때는 시호나 치자, 황련 등의 찬 계열의 본초를 포함된 처방을 사용합시다. 가미소요산과 시호가용골모려탕, 황련해독탕이 대표적인 처방입니다. 구어혈제(驅瘀血劑)로는 도인과 대황, 망초가 그 역할을 맡습니다. 처방으로는 도핵승기탕과 통도산이 바로 그것입니다.

활력이 없는 우울 경향의 환자에게는 보기제(補氣劑)를 적극적으로 합방합니다. 기허(氣虛) 인상이 꽤나 강하기 때문에, 이기제(理氣劑) 뿐만이 아니라, 제대로 보기제를 넣는 것이 포인트입니다.

불안증상이 있을 때에는 용골이나 모려를 포함하는 처방 등 불안에 사용하는 한약을 써봅시다. 또한, 환각, 특히 루이소체 치매의 환시 증상에는 억간산 혹은 억간산가진피반하의 효과가 확인되고 있습니다.

❖ 치료사례

> 60대 남성. 알츠하이머 치매로 통원 중인 환자로 당귀작약산 2포/day를 처방하고 있었지만, 활력도 사라지고 집에서만 있는 일이 많아졌습니다. 식사는 아직 어떻게든 하고 있지만, 먹으면 다시 이불로 들어가 버리고 맙니다. 추위를 타거나 입마름 등을 호소하지는 않습니다.
> 그런 상태에서 보중익기탕을 4포/day로 추가했습니다. 2주 뒤, 데이케어센터에 조금씩 다니게 되었다고 합니다. 그 후에도 극적인 변화는 아니지만 조금씩 외출 빈도가 늘어났습니다.

이 환자는 기허 증상이 전면적으로 나타나서 보중익기탕으로 처방하여 개선된 사례입니다. 이런 경우에는 한약은 신뢰할 수 있는 치료방법입니다. 보기(補氣)라는 관점을 조금 더 고려하면서 우울 증상에 대한 한방치료를 시행해 봅시다.

덧붙여서, 알츠하이머형 치매환자의 우울증상에는 항우울제가 좀처럼 유효하지 않다고 알려져 있습니다.[1] 그런데 흥미로운 것은 알츠하이머형 치매의 초조, 흥분 증상에는 SSRI인 시탈로프람(citalopram)이 유효했다는 RCT 연구(랜덤화 비교 시험) 결과가 나오고 있다는 것입니다.[2] 이 시험 결과에 따르면 인지기능은 저하되었지만, 공격성 부분은 시탈로프람으로 개선되었다고 합니다.

다른 약물의 사용에서도 그렇습니다만, 환자의 인지기능과 간호 편의성 중 어느 한 쪽을

---

1 Banerjee S, et al. Sertraline or mirtazapine for depression in dementia(HTA-5ADD). a randomised, multicentre, double-blind, placebo-controlled trial. Lancet 2011; 378(9789): 403-11

2 Porsteinsson AP, et al. Effect of citalopram on agitation in Alzheimer disease: the CitAD randomized clinical trial. JAMA 2014; 311(7): 682-91

선택하지 않으면 안 되는 상황도 있습니다. 상황에 따라서 달라지겠지만 간호하기 용이한 분위기를 만드는 것은 환자에게도 이득이 된다고 생각하면서 후자를 선택하는 경우도 많습니다(선택이 항상 올바른지는 모르겠습니다). 또 SSRI라면 공격성이 있는 환자 분을 오히려 더 부추길 것 같은 이미지인데 치매환자의 공격성을 완화하다고 하니, 그러한 점이 참으로 신기합니다.

공격성에 대해서 오자와 이사오(小澤勳)는 환자의 배경에 존재하는 우울과 불안한 양상을 고려하여 항우울제를 약간 사용하는 것이 좋겠다고 말하였습니다. 앞서 말한 바와 같이 '치매환자의 우울증상에 항우울제가 효과가 없다'고 한 연구결과가 있지만, 어쩌면 치매 환자가 증상으로 나타내는 '우울'은 전형적인 우울증 양상이 아닌, 존재론적이거나 혹은 염세적인 양상이 포함되어 있을지도 모릅니다. 그러니까 대규모 시험에서 항우울제가 효과가 없다고 판정될 수도 있다고 생각됩니다.

치매 환자에게 공격성이야말로 동전의 양면 같이 진짜 우울한 속성을 외부로 나타내는 증상일지도 모릅니다. 그러니까 항우울제로 공격성이 감소된다는 것은 어쩌면 우울증상에도 효과가 있다고 볼 수 있지 않을까요...

70세 남성. 루이소체 치매 진단을 받은 환자로 떨림 증상때문에 걷기가 불편하고 환시 증상을 신경과에서 진단받았습니다. 환시 증상 대처를 위해 소개를 받아 본원으로 내원하게 되었습니다.

억간산과 반하후박탕을 2포/day씩 처방하고, 조금이라도 좋으니 레보도파를 줄이도록 티칭했습니다. 4주 후에는 환시의 빈도가 줄었고 떨림 증상도 다소 가벼워졌다고 합니다.

'환시에 억간산'이라고 하는 전형적으로 패턴화된 처방법으로 결정한 처방입니다. 반하후박탕을 넣은 것은 진전 증상에 대한 대처이며, 억간산의 시호와 조구등, 그리고 반하후박탕의 후박이 진전 증상에 대해 효과를 나타냅니다. 환자가 건조한 증상이 없는 것을 확인하고 나서 처방해주십시오. 이 증례에서의 환시 증상 호전에 대해서 억간산이 효과가 있었는지, 레보도파 감량이 효과가 있었는지는 확실하지 않습니다.

사족입니다만, 루이소체형 치매나 파킨슨병 환자는 자율신경증상인 기립성 저혈압이 자주 발생할 수 있으며, 그러한 증상 발생 시에는 영계출감탕이 유효합니다.

4-6 불면증

불면증은 의사라면 누구나 흔하게 마주할 수 있는 증상입니다. 그렇다고 해서 가볍게 벤조디아제핀을 처방해서는 안됩니다. 물론 기저질환으로 수면무호흡증후군, 하지불안증후군, 갑상선 기능 항진증 등의 유무를 꼭 확인해야 합니다. 이러한 질환이 없고 이른바 원발성 불면증이라면, 불면 그 자체의 치료를 일단 시행합니다.

❖ 비약물요법

우선은 비약물요법으로, 이하의 내용을 지키도록 티칭합니다.

- 일찍 자는 것보다 일찍 일어나는 것부터 시작합니다(잠자는 시간보다 일어나는 시간을 일정하게 하는 것이 중요합니다).
- 오후 3시 이후에는 낮잠을 자는 일이 없도록 합니다.
- 이불과 침대는 잠 잘 때 이외에는 사용하지 않도록 합니다(예를 들어 침대에 앉아 책을 읽는다던가 하는 등),
- 잠 자기 1시간 전에는 컴퓨터나 텔레비전은 꺼두고 사용하지 않습니다.
- 잠자리에 누워서 스마트폰을 사용하지 않습니다!!(요즘은 '스마트폰 불면증'이 점점 늘고 있습니다)
- 아침에 일어나면 햇볕을 쬡니다.

이들을 제대로 실행한다면 수 주 이내에 수면리듬이 돌아오는 경우가 많습니다.

여기에 더하여 와타나베노리오(渡辺範雄) 선생이 쓴 「스스로 할 수 있는 불면극복 워크북(단기수면행동요법 자습서)」이라는 책을 읽어보라고 환자에게 티칭하는 것도 좋습니다.

✣ 불면증에 대한 서양의학적 치료

비약물적 요법으로 어떻게 해봐도 잠이 오지 않는다고 할 때에 처음으로 약물요법을 활용할 차례가 됩니다. 서양의학적 치료로 저는 개인적으로 벤조디아제핀을 그다지 잘 사용하지 않고 트라조돈(트리티코®/데시렐®)을 12.5∼100 mg 범위에서 잠자기 전에 사용합니다. 벤조디아제핀 계열의 약물보다 양질의 수면을 얻을 수 있을 거라 생각합니다.

조기각성 증상으로 수면이 산뜻하지 못한 경우에는 미안세린(볼비돈정) 5∼30 mg이나 미르타자핀(레메론®) 7.5∼15 mg 등으로 시도합니다. 수면위상이 지연되었다면 라멜테온(로제렘®)을 잠자기 전이 아닌 잠드는 시간에서 2시간 정도 전에 4∼8 mg을 복용하고 수면위상의 회복을 시도합니다.

단순한 불면증이라면 항정신병약물을 사용하지 않습니다. 하지만 정신질환에 속발하는 완고한 수면장애라면 쿠에티아핀(쎄로켈®) 12.5∼100 mg을 잠자기 전에 투여할 수 있습니다. 무엇인가 불안해서 잠이 오지 않을 때에는 페로스피론(룰란®) 1∼4 mg 투여가 효과적일 때가 있습니다.

✣ 불면증에 대한 한방치료

머리에 열이나 피가 몰리는 느낌의 상기증 형태로 잠을 잘 수가 없다면 열을 식혀주는 본초를 포함한 황련해독탕 1∼2포를 잠자기 전에 복용합니다.

신경이 흥분되거나 항진되어 눈이 말똥말똥한 채로 잠이 오지 않는다면 조구등, 시호, 복령을 포함한 억간산이나 억간산가진피반하가 효과적입니다. 저녁식사 후와 잠자기 전에 2포씩 혹은 잠자기 전 3포 정도를 복용합니다.

잠을 못 자는 것에 대해 계속 걱정하거나 똑같은 생각을 지속적으로 반복해서 잠을 잘 수 없을 때에는 귀비탕을 활용합니다. 여기에 짜증이나 초조감, 상기증, 얼굴이 화끈거리거나 빨갛게 달아오르는 증상이 더해질 때는 가미귀비탕이 좋겠습니다. 불안감이 강한 경우에는 용골이나 모려를 포함한 시호가용골모려탕과 계지가용골모려탕이 효과적입니다.

환자의 호소 중 자주 접하는 것이 '피곤한데도 잠을 잘 수가 없다'고 하는 표현입니다. 그런 분들에게는 산조인을 많이 함유한 산조인탕이 아주 잘 듣습니다. 다만 3포/day에서는 좀처럼 효과를 실감할 수 없기 때문에 첫 1~2주 동안은 6포/day로 저녁 식사 후 3포, 자기 전 3포 정도의 많은 양을 사용합니다(제 임의로 '산조인탕 펄스요법'이라고 명명하였습니다).

잠이 온다면 점점 양을 줄여갑니다. 산조인탕은 지모라는 열을 식혀 수분을 채워주는 본초를 포함하므로, 손발이 화끈거린다거나 입이 말라서 잠을 잘 수가 없을 때에도 좋습니다.

가미소요산도 상열감으로 신체가 화끈거리거나 잠들 수 없을 때 효과적이며, 입마름 등 진허(津虛) 증상이 보인다면 육미환을 기본처방으로 가감하거나 자음지보탕을 선택할 수 있습니다. 환자의 증상을 정밀히 진찰하고 구분하여 처방하도록 합시다. 불면증상에 어혈(瘀血) 증상이 있는 경우는 복령의 진정작용을 기대하며 계지복령환 1~2포를 자기 전에 투여하기도 합니다. 이렇게 같은 불면증이라도 플러스 알파가 되는 증상과 정보를 기반으로 사용하는 한약처방은 많이 달라집니다. 어쨌든 점점 잠이 온다면 조금씩 복용량을 줄여도 괜찮습니다. 특별한 금단증상 같은 것은 아직까지 경험하지 못했습니다.

4-7 마무리하며
사이(관계)를 메우는 약

❖ 공감보다는 인정을

정신과 치료는 약물이 활약하는 바가 크지만, 물론 그 밖에도 큰 역할을 하는 것이 있습니다. 정신과 의사는 언어를 통해서 환자를 떠받치는 존재가 되고자 합니다. 즉 '지지'라고 하는 것입니다.

이 지지야말로 정신요법의 근원인 것입니다. 이러한 지지를 나타내기 위해서는 일반적으로 '공감'을 하라고 입이 닳도록 말합니다. 그러나 저는 이렇게 생각합니다.

공감이란게 정말 잘 되는 걸까??

평소 공감이라는 것은 연민 같은 것 아닌가? 동정심 아닌가? 그렇게 느낄 수도 있습니다. 진정한 공감은 정말 어려운 것이라고 생각합니다.

저는 충수염으로 수술을 받은 기왕력이 있고(그것도 국가고시 시즌에), 충수염의 복통이나 프로포폴이 들어갈 때의 통증, 수술 후에 의식이 돌아와 배 안에 풍선이 들어와 있어서 뭐라 말할 수 없는 느낌을 선명히 기억하고 있습니다. 이러한 경험을 같이 한 환자에게는 '공감'할 수 있다고 생각합니다만(경험이 없는 환자는 어렵지 않을까요)...

그래서 저는 공감이 아닌 인정(validation)을 하고 있습니다.

인정이란 행위를 저 나름대로 해석하자면,

'환자가 처한 상황을 이해하고, 그러한 상황이라면 누구나 그렇게 괴로워하는 것도 무리가 아닐 것이라고 환자를 인정하는 것'

이라 생각합니다.

공감은 타이밍에 따라서는 오히려 역효과가 나는 일이 있습니다. 조심성 없이 쉽게 하는 공감(동정이나 연민)은 환자에게

'이렇게 괴로운 내 마음을 상황 좋은 네가 간단하게 이해할 수 있을까보냐!!'

라는 생각을 자극하는 경우가 종종 있습니다. 만성적인 신체질환을 가진 우울증 환자에게서 특히 이렇게 되기가 쉽습니다.

환자는 내 상황을 '알았으면 하는 마음'과 '간단하게 이해받고 싶지 않은 마음' 두 가지 모두를 갖고 있습니다. 교과서적으로 '좋아, 공감을 해보자'라는 태도가 아니라 환자의 상황이나 사정을 잘 살피고 현재 상태를 인정하는 데서 지지를 시작합시다.

❖ 환자의 호소를 그대로 따라하며 듣기

치료자에게 '인정'을 받는 것은 환자에게 안정감을 가져다줍니다. 그러기 위해서는 환자의 이야기 중에서 '알고 있는 것'과 '알지 못하는 것'을 확실히 합시다. 환자의 말을 되풀이하면서 모르는 부분을 더 자세하게 듣는다면 인정하는 것이 보다 쉬워질 것입니다. 그렇게 생각하며 물어보는 것이 매일의 진료 현장에서 중요합니다(나무라는 어조는 안됩니다).

자주 인용하고 있는 시모사카 코조(下坂幸三) 선생의 말을 소개합니다.

―― 환자와 가족들의 호소는 내가 그대로 따라한다는 생각으로 듣는다. 예를 들어 따라쓰기 교본책에서 글자를 모방해서 쓰는 감각을 떠올려봤으면 좋겠다. 그들의 이야기를 잘 따라갈 수 없을 때에는, 기다려 보라고 하고 (중략) 여러모로 설명을 듣는다.

(이어서) 그러면 그럭저럭 다시 따라갈 수 있다. 이러한 따라하는 듣기를 게을리 하면 환자와 몇 번을 만나도 반 정도만 이해한 채로 치료를 진행하게 된다. (중략) 의학계에서는 '환자에게서 배운다'는 슬로건이 유행하고 있지만, 내가 일상적으로 환자를 대할 때 행하고 있는 것은 그런 것이 아니다. 그들의 이야기를 '따라하고 되짚는 것을 반복'하고 있을 뿐이다.

이러한 반복 작업을 여러 해 동안 충실하게 해왔다. 즉, 환자와 가족의 호소, 각자의 주장을 듣고 그 요점을 반복하여 이러한 이야기인지 몇 번이고 확인한다. 이 언어적 확인은 극히 단순하게 환자와 가족을 대하는 기술이지만 아주 효과적이다.

자신이 말한 것이 치료자라고 하는 타인으로부터 발언되어 자신에게 다시 돌아오는 것은 일상적인 경험에 속하지 않는다. 신선한 체험이라고 할 수 있다. 그리고 누군가 내 이야기를 들어주었다는 데서 작은 안도감을 얻을 수도 있다. 게다가 환자-가족의 자기인지가 자기와 타인에게 보다 뚜렷하게 각인되는 첫 걸음이 된다(시모사카 코조 「심리요법의 상식」에서).

이것은 단순하지만 치료와 지지를 위한 가장 확실한 방법입니다. 따라 듣는 것을 반복하는데 할 수 없는 부분이 있다면 따라듣기를 할 수 있도록 질문을 해 봅니다. 그러다보면

'과연, 이런 상황에서는 그렇게 된 것도 무리가 아니겠구나'

하는 '인정'하는 마음이 생겨납니다.

또한 알지 못하는 부분에서 환자가 알리기 꺼려하는 내용을 무리하게 알아내려고 해서는 안 됩니다. 알지 못하는 부분을 발견하고 환자의 말을 경청하며 이해하려고 하는 것이 정신요법에 있어서 제일 중요합니다. 말을 듣자마자 곧바로 조언이나 지도를 하려고 하면 환자의 반발을 낳습니다. 환자의 이야기를 듣고, 따라하고, 반복해서 이야기를 확인하고, 그리고 이야기 끝에는 의사의 의견을 강요하는 것 같지 않도록 부드럽게 덧붙여봅시다.

❖ 치료자와 환자 사이(관계)에 있는 것

정신요법에서 큰 역할을 차지하는 것은 단어나 말 뿐만이 아닙니다. 그 때의 치료자와 환자의 '사이(관계)'에 의해서, 단어나 말이 가지는 의미와 색깔은 변할 수 있습니다. 예를 들어 '바보'라는 말을 '신명해(新明解) 국어사전'에서 찾아보면 다음과 같습니다.

──사람을 욕할 때 자주 쓰이는 한편, 편하게 마음을 놓는 관계의 사람에게는 친근감을 담아 어떤 비판할 때 사용되기도 한다. 예: 저 바보[=바보라고 말할 수 있는 사이의 사람]가 또 이런 짓을 하다니 / 바보바보[여성이 상대를 어리광부리는 태도로 비난하는 말] / 사람의 어떤 좋은 모습을 흐뭇하게 생각하면서 비꼬거나 스스로 비웃는 식으로 자조하여 말하는 경우가 있다. 예 : 저 친구나 나도 참 바보네.

이런 의미의 차이는 그 말이 오가는 두 사람의 관계성, 즉 '사이(관계)' 때문입니다. 치료자는 그 관계가 환자에게 있어서 안전한 것으로 인식되도록 방법을 모색합니다.

구체적으로, 말에 실리는 '분위기'가 치료에 아주 밀접히 관련되어 있습니다. 소리의 세기나 높이, 억양을 붙이는 방법, 표정, 몸짓 등등.. 그것들을 진찰 때마다 주의해서 진찰실이 환자분에게 있어 '안심할 수 있는 안전한 장소'임을 보여줍니다. 이러한 비언어적인 부분이 언어의 의미를 좌우합니다.

주의할 사항으로는 '안심할 수 있는 안전한 장소'라고 말했는데 그게 지나치면 환자가 의존적으로 되어버릴 수 있다는 것입니다. 의존하는 그 자체가 나쁜 것은 아니지만, 좋은 의존과 나쁜 의존이 있다고 할 때, 전자는 '스스로 응석부릴 수 있다'라고 말할 수 있고, 후자는 '응석부리도록 받아줘서 수동적이 되도록 유도된다'고 말할 수 있겠습니다. 나쁜 의존(응석받이)이 일어나지 않도록, 치료자는 환자의 '목발이나 지팡이' 같은 이미지라고 생각합시다. 환자가 필요할 때는 목발을 짚고 걸어가지만 치료가 되고 난 후에는 필요하지 않게 되는 그러한 존재가 가장 바람직하다고 생각합니다.

젊은 치료자나 과하게 열성적인 치료자는 그 열의가 예상과 달리 작용해서, 환자에게 목발이나 지팡이가 아닌 '휠체어'가 되어버립니다. 그렇게 되면 환자는 치료자를 완전히 의지하게 되어버리고 휠체어 없이는 생활할 수 없는 상태가 됩니다. 이것은 결코 치료적이지 않습니다.

❖ 치료약조차 정신요법이 될 수 있다

치료약도 마찬가지로 환자에게 있어서 목발이나 지팡이 같이 일시적이며 보조적으로 사용하는 방향이 되어야 할 것입니다. 벤조디아제핀도 그러한 목적으로 사용된다면 결코 나쁜 약이 아니라고 생각합니다(다만, '휠체어'처럼 장기적, 만성적인 의존상태가 되기 쉽다는 것은 인식하고 있어야 합니다).

많은 경우 치료자와 환자는 1∼4주에 한 번 꼴로 진찰실에서 만나며, 한 번의 진찰 시간은 충분한 시간인, 보통 15∼20분 정도가 되겠죠. 예를 들면 1주에 한 번 진찰하고, 그 시간이 다소 긴 시간인 20분이라고 합시다. 1주일은 10080분이기 때문에, 20분은 20/10080 = 대략 1/500에 해당합니다.

'일주일에 한 번, 20분'이라는 비교적 밀도가 높은 진료 현장이라고 해도, 전체 시간에서 본다면 단지 1/500만큼의 비율 정도밖에 되지 않습니다. 물리적인 시간으로는 치료자와 환자는 딱 그 정도만 접하고 있습니다! 이것으로부터 생각해보았을 때, 정신요법은 진료실 밖에서도 효과가 지속될 수 있는 것이어야 합니다.

바꾸어 말하면, 치료자와 환자간의 양호한 '사이(관계)'가 일상생활에서도 유지되는 것을 목표로 합니다. 그렇게 하는 것이 일상생활 속 사람들과 환자의 '사이(관계)'를 부드럽게 해나가는 것으로 이어지게 됩니다.

이러한 수단의 하나로 치료자는 환자에게 숙제를 내주거나 질환에 관계된 책을 읽어오라고 하기도 하는데, 환자쪽에서도 진료실이나 치료를 받고 있다는 것을 떠올리는 일을 매일 시행합니다. 그것들 중 하나가 '약을 복용한다'라는 행위입니다.

약물의 역할을 명확히 설명해서 '목발'이라는 일시적으로 사용한다는 이미지를 확실히 전달함으로써, 복용할 때마다 환자의 마음에 그러한 생각이 자연스럽게 흘러가도록 합니다. 이를 통해 약은 그 순수한 약효를 상회하는 효과를 가져오기도 합니다. 이를 바꿔서 표현하자면, 플라시보 효과(위약효과, placebo effect)를 최대한으로 발휘시킨다고 말할 수 있겠습니다.

'버파린®(Bufferin®)의 반은 부드러움으로 만들어져 있습니다'

(역자주: 일본의 대표적인 소염진통제로 주성분인 아스피린 또는 아세틸살리실산(acetylsalicylic acid, ASA)과 완충제산제인 디히드록시알루미늄 아미노아세테이트 탄산마그네슘(dihydroxyaluminum aminoacetate · magnesium carbonate)으로 되어 있습니다. TV CF에서 '두통에 바파린∼♪'이라고 하는 사운드 로고와 '절반은 부드러움으로 만들어져있다'는 광고카피로도 유명한데, 이는 아스피린과 부드러움을 담당하는 제산제가 같이 함유되어 있음을 나타내는 문구입니다.

이것은 유명한 광고카피인데, 약의 부드러움이라는 말만을 믿고 가볍게 넘어갈 사항은 아닙니다. 진찰 때마다 환자에게 약을 복용하고 난후의 반응이나 부작용이 없는지 확인하는 것은 약 복용을 유지하는데 중요한 전략이 됩니다.

그런 의미에서 한약은 설명하기 쉽다고 생각합니다. 증상이 조금씩 호전되었을 때

'한약은 당신이 스스로 치유하는 회복력을 북돋우는 작용을 합니다. 당신이 적절하게 양생(養生)함으로써 회복할 힘을 충분히 길렀기 때문에 호전된 것이죠. 그러니까 지금까지 환자 스스로 양생해온 것을 지속적으로 동일하게 해나갑시다. 그것이 회복하는데 가장 중요합니다.' 라는 식으로 환자분께 전달합니다.

'의사가 처방한 약을 먹고 호전 되었구나'보다는 '내가 양생을 한 것이 중요한 것이구나. 약은 그러한 회복 활동을 돕는 역할이다'라고 생각하는 편이 환자의 유연한 회복력을 높이는데 도움이 됩니다.

한약은 긍정적인 의미에서 신비로운 인상을 환자들이 갖고 있는 경우가 많아서, 이를 활용할 수 있도록 계획합니다. 물론 한약이 아닌 다른 약물로도 위와 같은 이야기를 함으로써 해당 약물이 지팡이나 목발 같은 보조적인 역할임을 은근슬쩍 전달할 수 있습니다.

말하자면 '치료약조차 정신요법이 될 수 있다'는 것입니다. 그렇게 되도록 목표를 정하고 궁리하면서 처방해하는 것이 최선의 치료일 것입니다.

환자가 지금까지 삶의 방식의 그릇됨을 깨닫고, 좋은 의미의 의존할 수 있는 삶을 살아가도록, 치료자는 환자의 호소를 따라하는 것을 위주로 인정하고 치료자—환자 '사이(관계)'를 조정합니다. 그리고 진료실 밖에서도 그러한 관계가 부드럽게 유지되도록 배려합니다.

이것이 정신요법의 기반이 되는 것은 아닐까요? 저는 ACT의 사고방식을 기본으로 하면서, 이러한 방침으로 환자와 만나고 있습니다.

의사는 환자에게 '희망'을 처방하고, 환자가 호전되어 의사로부터 멀어질 때, 그 수많은 '희망'들이 어느새 이별의 꽃다발이 되어 있는 그러한 관계가 이상적일 것이라 생각합니다.